功能性动作科学

格雷·库克（Gray Cook）

[英]　杰里米·霍尔（Jeremy Hall）　著

马特·库克（Matt Cook）

张丹玥 译

SFMA、FMS与FCS
的底层逻辑与运用方法

人民邮电出版社

北京

图书在版编目（CIP）数据

功能性动作科学：SFMA、FMS与FCS的底层逻辑与运用方法 / （英）格雷·库克（Gray Cook），（英）杰里米·霍尔（Jeremy Hall），（英）马特·库克（Matt Cook）著；张丹玥译. -- 北京：人民邮电出版社，2024.12
ISBN 978-7-115-63613-3

Ⅰ. ①功… Ⅱ. ①格… ②杰… ③马… ④张… Ⅲ. ①运动性疾病－损伤－预防（卫生）Ⅳ. ①R873

中国国家版本馆CIP数据核字(2024)第034520号

版 权 声 明

免 责 声 明

本书内容旨在为大众提供有用的信息。所有材料（包括文本、图形和图像）仅供参考，不能替代医疗诊断、建议、治疗或来自专业人士的意见。所有读者在需要医疗或其他专业协助时，均应向专业的医疗保健机构或医生进行咨询。作者和出版商都已尽可能确保本书技术上的准确性以及合理性，并特别声明，不会承担由于使用本出版物中的材料而遭受的任何损伤所直接或间接产生的与个人或团体相关的一切责任、损失或风险。

内 容 提 要

本书由3部分组成，第1部分对现代动作模式进行了深入分析，指出了动作评估对运动功能恢复与发展的重要作用；第2部分着重讲解了如何在充分了解和科学运用功能性动作系统的基础上，有策略、分步骤地实现提高动作质量，提升运动表现等不同的指导目标，同时提供了与客户进行有效沟通的方法和技巧；第3部分提供了关于打造团队，提升服务，拓展业务的商业性发展指导。

在本书中，作者跨越了康复、体能训练和健身的界限，为健身和康复专业人员提供了一种清晰的指导模式和沟通方式，也为物理治疗师、私人教练、竞技体育教练员或体能教练提供了实用的评估方法。

◆ 著　　　　[英] 格雷·库克（Gray Cook）　　　杰里米·霍尔（Jeremy Hall）
　　　　　　　马特·库克（Matt Cook）
　　译　　　　张丹玥
　　责任编辑　刘蕊
　　责任印制　彭志环
◆ 人民邮电出版社出版发行　　北京市丰台区成寿寺路 11 号
　　邮编　100164　　电子邮件　315@ptpress.com.cn
　　网址　https://www.ptpress.com.cn
　　北京七彩京通数码快印有限公司印刷
◆ 开本：700×1000　1/16
　　印张：20.5　　　　　　　　　　2024 年 12 月第 1 版
　　字数：326 千字　　　　　　　　2025 年 4 月北京第 3 次印刷
　　　　　著作权合同登记号　图字：01-2022-2380 号

定价：148.00 元
读者服务热线：(010)81055296　印装质量热线：(010)81055316
反盗版热线：(010)81055315

目录

序

▶ 当遇到动作障碍时，你做好准备质疑个人和专业人士的行为了吗？

▶ 你准备好学习和使用新的工具，去了解自己在动作中错过的内容了吗？

▶ 你准备好改变自己的动作文化了吗？

这些问题可能不容易回答，但如果你从事与动作有关的工作，无论你是临床医生、教练还是培训师，都应该知道专业人士必须做得更好。

2003年，我出版了我的第一本书《人体运动平衡》（*Athletic Body in Balance*），阐述了我在人体动作中看到的问题。同年，一位名叫迈克尔·刘易斯（Michael Lewis）的作家写了一本书，支持了我的观点，这让我想为动作的变革建立一个更好的样板。迈克尔·刘易斯的大作名为《魔球：逆境中制胜的智慧》（*Moneyball: The Art of Winning an Unfair Game*）。

当时的棒球已经变成了一种薪资统计游戏。薪资最高的团队成功率最高，薪资最低的团队成功率最低。没有别的可能性。比赛机构似乎只不过是一个用钱来解决问题的金融机构，而不是通过增强个人体质、完善性格、锻炼胆量和勇气，以及采用更好的竞争策略来解决问题。

在这场悲惨的演变中，歌利亚（Goliath）不断击败大卫（David），比赛看似越来越无聊……直到奥克兰运动家队（Oakland Athletics）改变了这一切。他们专注于那些真正重要却被忽视了的统计数据，并且改变了比赛文化。对我来说，刘易斯的书不只是一本关于棒球的书，它还关乎如何使相同的资源变得更加有效。

这正是我们利用动作所要做的事情。

我的合作伙伴和导师一直在世界各地教授和实施功能性动作系统，通过演讲和回答问题来获得报酬。有些人将这称为教育，但真正的价值体现在我们开始提出问题的时候。

当我们开始审核你、你的团队、你的初诊流程、你的程序和你的结果时，通常会揭露你的一些不必要的假设、你在上游出现的问题和对基本反馈回路的不当使用。正是这种相互指导的方式、开发个人系统的方式，改善了我们的经营状况，同时也能改善你的经营状况。

好的商业模式会系统地开发和重新开发产品或服务，以保持其价值和可持续性。系统化发展商业模式的核心是"衡量"，因为只有可以衡量的工作才能被完成。

在过去的40年，大多数金融超级大国似乎在言行上都秉持以下观点：为了获得持续成功，必须首先管理不利因素。

从统计数据来看，人类运动的商业模式是因管理不利而导致失败的示例之一。在过去的40年，我们在管理着自己运动商业利润率的同时，让世界上大部分地区的体育文化轻易地被侵蚀，并营造了一些康复、健身和运动表现方面的假象。

我们观察到，身体健康的人已从大多数变成了极少数。体育教育没有标准，军事体能标准也在系统性地降低，体育运动以利润为中心，不再为人们提供生活体验或性格发展支持。在这之下是一种无论最后健康状况或康复结果如何，保险都会支付所有费用的无良模式。这些趋势不能再继续下去，这就是我们如此迫切地教授功能性动作系统的原因。

功能性动作系统的早期采用者通过自己所掌握的信息和后续行动，帮助我们将功能性动作系统打造成为一个国际品牌。本书包含许多关于这些采用者的故事。我们认识到，我们的教育并没有达到期望的水平，训练水平也有所下降。

本书会提出很多问题。读者可以通过各种信息、行动和反思来回答这些问题，因为整个系统并非只和各种运动的专有动作模式相关，还和如何有效且高效地利用反馈相关。你要先学会倾听动作在告诉你什么，再采取相关行动……并对你做出的回应充满信心。

格雷·库克（Gray Cook）

前言

你的起点决定了你的终点

如果你正在阅读本书，你从事的职业可能与动作有关。无论是从事康复、体育教育、健身、运动训练工作，还是在高水平运动表现领域工作，你可能很想了解如何利用一套全新的创新策略或全新的思维方式来提高业务水平。我毫不怀疑本书包含的信息可以提升你的业务水平，使你远超竞争对手。

然而，最终使业务水平脱颖而出的不是创新技术和方法，而是你在实践中学习和使用的策略与系统。消费者对运动的看法和运动的体育文化很快就会发生变化——你需要定位自己，以进入一个充满新商机的世界，而这需要学习如何更好地利用手头实用的科学信息。

30年来，在改变视角来观察人类动作方面，我一直走在前列。这一切都始于我还是一名年轻的物理治疗师和力量教练时遇到的一个核心问题：是什么驱动着动作——形态还是功能？你的无意识运动决策过程是由结构和解剖学驱动的，还是功能和行为驱动的？很容易就回答"两者皆是"，但我们需要一个衡量二者的标尺。

我对这个问题非常纠结，因为当时在我所接触到的和运动相关的所有环节中，我了解到人们讨论的都是身体部位，而非动作模式。人们将各种程序、产品、计划和服务瞄准动作的特定部分，而没有认识到所有人都应该拥有的整体动作原型。我在"什么时候才能接受一个人丧失这些基本模式？"这个问题上苦苦挣扎。

我们不必回头观察早期智人来寻找一个完整的动作原型——因为我们每个人生命中前21个月发展演化出的动作序列中就包含这种原型。这种发展演化不是通过单个身体部位来衡量的，而是作为一系列的模式来衡量的，当我们从控制头部运动发展到能做翻滚、爬动、攀爬、跪下、蹲下、站立和迈步等动作时，每种模式都建立在前一个模式的基础之上。这一系列的模式代表了最自然的动作系统，而我们要在该系统上安装复杂的"应用软件"、整合强大的动作技能，而这些是由环境和活动所提供的。

当青少年经历青春期的快速发育，且肌肉骨骼系统与神经系统失去平衡时，动作模式会发生变形。当人们受伤后，可以预料到这些模式会丢失，至少是暂时性丢失。但是，康复完成之后或让患者重新回到他们原来的生活（健身、爱好或运动项目）中时，我们为什么不重新审视这些整体模式呢？如果他们原来的活动或生活方式一直使这些基本动作模式的质量降低怎么办？

在医疗保健领域，人们的假设是，如果活动范围和力量都不错，那么获得高质量的动作模式是有可能的。在健身行业，人们的假设是，简单地调整动作难度或找到某个练习正确的进阶方式，就能自动解决有问题的部分或动作模式。然而，我认为动作就像"煤矿中的金丝雀"（译者注：从1911年开始，金丝雀基本上成了英国每一座煤矿的标配。那时候矿工们在下矿井时会带一只金丝雀，金丝雀对瓦斯极其敏感，瓦斯稍微泄漏，它就会停止歌唱，浓度再高一些，金丝雀就会直接中毒身亡。现在煤矿中的金丝雀常被用于表示"危险的征兆"）——一个我们可以观察的微妙而敏感的指标，用来判断我们是否处于"有毒"的环境中，或者判断我们的行为和生活方式是否对身体健康不利。

当我和同事们开始寻找筛查动作的机会时，我们选择了一些看起来身体健康的人（这些人已经通过了体检并获得了运动许可），只观察他们是否能够完成一些基本的动作模式。我们发现，这些通过体检的人在进行一项简单的由7种动作模式组成的动作筛查时，约20%的人会在一种或多种模式中出现疼痛。

令人震惊的是，剩下的约80%的人中，许多人在这些基本动作的完成质量上有明显的异常。

我们不得不面对这样一个问题，即在系统的各个部分没有明显物理损伤的情况下，允许我们运行这些基本运动程序的内部操作系统肯定存在功能失调。如果这个系统无法始终如一地有效处理基本动作，那么尝试在该系统上安装更多程序能有什么好处呢？我们认为，如果不先尝试恢复基础系统的功能，采用传统方式来设计新的或更复杂的动作几乎没有什么好处，还会增加系统平台崩溃的风险。

几十年过去了，不幸的是，对待动作的一般方式在健康或健身方面并没有太大的变化。如果说有什么不同，那就是科技已经将我们带入一个未知领域，以最快速度和最高精准度对身体功能最微小的细节进行评估来迷惑人们。

我们越来越忽略亚里士多德很久以前提出的整体观点：整体大于各部分之和。

为了解人体而进行的探索不断让我们将关注领域缩小，我们发现自己开始争论哪个个体因素对促进健康或人类运动表现更为重要。我们对健康、健身和运动表现能力的短视做法切断了每个部分的联系，使我们没有一个统一的系统来帮助人们获得理想的身体状态。

我们知道整体大于各部分之和，但很少据此进行衡量和操作。我和同伴们在开发过程中遇到的挑战是如何客观地测量和描述真实的、高质量的人类动作是什么样的，或者描述它们看起来不该是什么样的。我们共同的目标是创造围绕动作的一种共同语言，并且开发出一种工具，能够准确、可靠地反映出身体是如何做出动作的。如果能够开发出一个系统，为动作建立一条定性的基准线，它可能会是帮助我们以更经济、可持续的方式管理运动的又一个工具。

功能性动作系统之所以出现，是因为我们想在量化完整人体动作的质量和数量方面，用更高的标准要求自己，并观察该标准是否能在不利的环境中得到使用。我们认为竞技体育、军事体育，甚至一些医疗保健和健身所处的环境是不利的，因为这些环境没有发生或甚至没有想要进行一场变革。那些决策者不想了解一个会损害传统形式或当前盈利模式的不同观点，尽管迟迟不做出改变会不断增加风险。

在过去的20年，尽管我们面对的现实是许多与健康和健身相关的行业内人士没有做出改变或没想要改变，但功能性动作系统根据从环境中收集的数据和反馈还是在不断发展。不过对你来说，这种情况实际上是有益的，因为这里蕴藏着新的机会，我们将在本书中介绍其中的一些机会。

功能性动作筛查（Functional Movement Screen, FMS）已作为一线运动筛查工具部署在小学体育课、私人训练工作室、职业体育训练营和军事基地。选择性功能动作评估（Selective Functional Movement Assessment, SFMA）已被临床医生作为一种工具，用于指导治疗，消除由功能障碍动作所引起的疼痛，而Y平衡测试（Y Balance Test, YBT）是关于量化运动控制的一个有价值数据点。

基础体能筛查（Fundamental Capacity Screen, FCS）使我们能够识别身体素质和动作能力现存的差距，从而采用可靠的、系统的方式指导实施更好的体能训练计划，这与我们在FMS和SFMA中的纠正策略相同。最近，我们采用了功能性呼吸筛查（Functional Breathing Screen, FBS）来检查所有人每天会进行17 000次的活动——呼吸，但呼吸的质量和意义很少得到应有的关注。

本书并不是介绍如何执行功能性动作系统的课程手册。本书把这个系统内部的逻辑联系起来，通过标准操作程序选择和应用系统里的工具。即使你只体验过一个筛查或一个评估，你也将看到把这些工具绑定在一起的纽带。当出现功能动作障碍时，整个系统都会提供信息并指导你的行动，让你追溯问题的根源，再沿着更好的成长与发展道路进步。

如果说一场流行病向我们展示了什么，那就是人们正在寻找运动机会。随着人们更多地了解自我康复和自我锻炼方面的知识，这些运动机会帮助人们获得更高程度的独立性。

大多数人能够意识到，当他们的动作模式不佳或带来疼痛时，从事新的体力活动会有潜在风险。但是如果没有明确的指标，我们中的许多人就缺乏审视自己"动作系统"完整性的能力，还缺乏预测自己对锻炼或运动所带来的压力的反应和适应能力。

因为我们的许多动作问题是在我们的意识或控制之外出现的，它们未经检查和处理，到发现时为时已晚。我们认为动作质量、平衡、协调和姿势是需要训练的素质，而睡眠不足、脱水、营养不良和心理压力等因素对这些素质的影响与缺乏活动一样显著。当你逐渐失去这些绝大多数属于潜意识的动作模式时，你就无法通过集中精力来收回它们——这时你需要重新调整行为、活动和生活方式，以恢复系统的平衡。

如果你同意这种认知——我们在学习如何运动时失去所有人都应具有的基本动作特征是不可接受的，那么在以后和运动相关的机会中，你将会完成出色的商业实践。用一种可以让人理解并且好执行的方式传递你对动作的认识，改变人们的生活和所处环境，是帮助人们变得更强壮和优雅地老去的一个深刻且可持续的方法。

> "第一条原则是，不能欺骗自己——而你是最容易被自己骗的人。"
>
> ——理查德·范曼（Richard Feynman）

主动学习之路

我们在进步之旅中，都听说过一些版本的10 000小时规则——有了基本的知识基础，只需要投入所需的时间来练习和掌握专业技能和能力。比如去学习，了解所有的关节、肌肉和神经，以及如何影响它们，然后进行练习。这就是掌握运动技能的简单方式，对吗？

真要是这么简单就好了。

我们知道事情并非如此简单，但许多人都是按这种方式去做的。我们所需的基本要素不仅仅包括更多的知识和更多的技能，还包括不断分析，以防我们将其中的2000个小时花费在可能对进步产生反作用的事情上。

我们花了30年的时间来学习和完善动作模式。希望这个模式能为你节省时间。

与任何单一系统所能描述或协调的事物相比，与人体打交道要更加复杂，但是功能性动作系统旨在提供一个模式来指导你的实践方向。策略和标准操作程序可以系统地识别最薄弱的环节，让你可以捕捉、厘清、安排和处理薄弱环节，直至它不再成为阻碍。不断重复这个过程来突破你在实践中的瓶颈，让你可以看得更清楚，让你能更有创造力、更具创新性、更关注当下。这是职业发展的核心。

在一个有很多机会来选择导师，跟随其学习的时代，我更愿意朝另一个方向前进。我仍然喜欢使用"徒弟"这个词，因为这个词不是关于导师的，而是更多关于学生如何学会内化和实践应用的。导师指导徒弟如何使用地图和指南针，但导师不负责确保徒弟具备某种能力。徒弟有责任在通往更高境界的道路上掌握和应用这些知识。我一直鼓励人们尽可能多地阅读、研究和学习，但每个人都需要在成为先知之前，踏上将这些信息付诸实践的个人学习之旅。

模仿成功的教练或临床医生的步骤和行动可以取得类似的成功，但围绕动作建立有影响力且持续的业务是没有捷径或诀窍的。当你所处的环境或遇到的障碍是前人并没经历过的时候，捷径和指示并不能为你提供帮助。他们发明的方法和技能可能不会带来在特定情况下你所需要或所期望的改变。在任何学习之旅中，走进死胡同和/或犯错误都是不可避免的，除非你在出发时就想清楚，当自己处于未知的领域时，该如何做出更好的决定，如何挖掘新的信息。当你没有办法回到通往目的地的道路上时就算失败了。

在这本书中，我希望与你交流如何利用功能性动作系统，创建你的个人全球定位系统（Global Positioning System，GPS），来了解不断变化的人类运动场景。我相信，无论你已经使用我们的工具和系统一段时间了，还是完全没有接触过这个领域，我们开发的产品都让你有机会通过一个新的、更完整的视角来看待动作以及自己的观念和行为。作为一名从业者，拥有一张更清晰的地图和一个更准确的指南针来指导你做决策时，成功会更容易一些。开始这一学习之旅最具挑战性也最必要的一步是了解你当前所处的位置，以及希望最终去哪里。

明确你在哪里，希望去哪里，这似乎是非常简单的问题，但大多数人都不会花时间正式对待这两个问题。因为这需要自我评估，通过问自己那些并不好回答的问题来建立自我认知。

▶ 我对待自己的工作有明确标准吗？决定我治疗、训练或指导方式的原则是什么？

▶ 为什么我要这么做？我的专业行为是由客观反馈引导的还是由我的个人偏见引导的？

▶ 我用什么标准来评估自己做出的决定，或者我认定客户/患者在短期或长期内变好了的标准是什么？

▶ 我是否做到了始终保持一致？我的工作效率是否如我所愿？

▶ 我是否准备好并且愿意做出改变？

就算你仅仅在脑海中思考这些问题，并试图诚实客观地回答，你也已经走在众人之前了。许多人的职业生涯都基于一些未经检验的信念或行为，总是走过场或盲目地跟随他人。当然，你也可以要求患者或客户思考类似问题，这样你就有相同的标准来要求自己了。

这不是一个只会发生一次的练习。如果目标是继续成长和发展，你应该在前进的每一步中都询问自己这些问题，无论是正式的还是非正式的。坚持对你的信念和行为进行批判性分析可能是一种痛苦的经历，但对你的自尊所造成的伤害远没有这些信念和行为未能带来进展那么危险。

随着越来越多的医疗保健、健身和运动表现领域的专业人士开始采用功能性动作系统，我们的视角也在不断变化，我们意识到早期的那些工作只触及所讨论问题的表面。对现代的、简化的动作方式进行平衡的唯一路径是创建一个可以与之相互协作的整体模式。因此，我们开始围绕整体动作模式打造一种新的语言，让每个人都能拥有相同的动作标准。

彻底透明＋算法思维

我们工作方向的演变是持续追求彻底透明原则和算法思维原则的直接结果。起初我并不知道应该如何描述它们，直到发现投资人雷·戴利奥（Ray Dalio）在其技术、娱乐和设计（Technology, Entertainment, Design，TED）演讲和著作《原则》（*Principles*）中介绍了这两个原则。虽然雷从财务和组织的角度提出了这两个原则，但这两个原则在健康和健身的背景下也同等重要。

彻底透明是指寻求可衡量的真相、沟通和问责。它要求我们为自己构建的系统、模型和流程（以及它们产生的结果）建立一个清晰的衡量标准，并以此来挑战我们的假设和偏见，以及我们工作的有效性。

引入了算法思维的系统是对抗证实偏见［译者注：证实偏见（Confirmation Bias）是指一种寻找确定性证据而拒绝或者忽视不确定性证据的心理倾向，也就是有些问题很容易在别人身上发现，但却很难认识到我们自己身上也存在］的最佳方法之一。算法思维可以帮助我们构建系统来收集可靠、客观的数据，并以一种有助于构建更好的决策模型和流程的方式来整理和使用这些数据。

大自然为我们提供了一套算法，能让我们的身体充满活力，可持续地保有这种生活方式。我们可以开发工具和系统对这套算法进行解码，同时消除决策中的证实偏见，这就能交叉检查我们目前看待动作的视角，以便快速清晰地看到商业竞争对手可能没有意识到的机会。

正如雷所说，有时你需要与共识背道而驰——尤其在你坚信自己是正确的时候。现在共识是，医疗保健获利的形式是通过一些流程和服务来帮助人们减少痛苦，但是很容易就会使他们遭受更多的痛苦。

健身和运动表现行业销售产品和服务，但如果客户在被销售产品和服务的过程中变得更加独立，这些产品和服务的销售商就无法获利。不幸的是，即使在孩子们人生的关键阶段，在体育课（如果它的形式还是像上课一样）中，关于培养他们的身体能力也没有一个可学习的标准。与其追逐那些前沿理念，认为我们需要运动科学实验室里的设备或需要从可穿戴设备中提取大量数据，也许我们更应该张开双臂，接受一些相反的概念。发展和保持出色的人类表现能力的要求非常简单：

- ▶ 处于一个频繁出现挑战的环境中，有机会在各种条件下工作；
- ▶ 有自学的机会；
- ▶ 失败时也能保证安全。

我们可以通过最真实的、愉快的体育活动或具有高度技术性、有监督的锻炼和训练来创造这些条件，但这两者都不依赖于最新、最好的运动器械或指导。提高运动表现能力和生产力的道路来自一张路线图，当面对经常被忽略的连接人类健康和运动表现之间的桥梁——"动作"的时候，这张路线图会改变你的视角、行为和行动。

通过功能性动作系统，我们获得了一个难得的机会即用我们的哲学理念培训超过60 000名专业人员，他们在全球范围内对我们的系统进行了"压力测试"。多年来，从收到的大量反馈中发现，我们最大的失败在于假定这个系统的理论和实践可以很容易地得到应用。

我们的目标一直是确保每个学员都能得到关于筛查的指导方法和强化措施，以便在重返自己工作岗位的时候可以很自然地使用它们，但试图将系统思维的基础教育融入一个继续教育的模式时，信息过载成了真正的难题。在很长一段时间里，我们向学员展示该如何进行筛查，让他们在回到自己的环境中后，可以使用我们设计的标准，并改变他们的工作方式，获得更好的成果。

我们没有意识到的是，当以我们计划好的方式（标准化，但适应性强的流程）来教授这个系统的时候，学员除了需要掌握技术知识之外，还需要信任这个流程并愿意用一个新的标准来要求自己。

关于动作，我们会问一些问题，但有时我们不会静心聆听动作要告诉我们什么。在自己的工作环境中，接受一种新的感知动作/行为的方式可能会令人生畏，因为这要求在一定程度上放弃之前被教导的思考方式。试图寻找一种方法，将一种解决局部问题的系统，升级为更具有战略性和系统性的系统，以提升动作质量，需要极大的谦逊。

许多人认为，投身于一个新系统会侵犯他们的专业性或破坏他们的权威。但事实上，相信这个流程实际上暴露了人都会犯错的事实，才是谦卑的体现。我们都带有一些可能会妨碍客观性的偏见，然后依赖舒服或是方便的习惯和方式来解决问题，这其实对我们无益。

那些似乎在正确的时间凭直觉选择正确行动的从业者通常已经达到精通的水平，在有意识或无意识的过程中构建了流程，迫使他们质疑自己在做什么、为什么这样做、该怎么做。尽管我们会努力在评估和干预中保持客观，但在缺乏方法来衡量或量化拼图的缺失部分时，就很容易用某些观点或偏见来填补逻辑和推理中的空白。之后，在我们应用自己的专业知识来解决问题，却没有一个客观的反馈回路来告诉我们是否走在正确道路上时，问题就会变得复杂化，我们会在之前假设存在的问题之上，再去加上新的假设，解释做的某些事情为什么有效或者为什么无效。

我们很幸运，因为许多技艺精湛的大师都在功能性动作系统上留下了他们的印记。这些专业人士支持我们谈到动作的时候，用一种常识性的方法来思考、表达和行动，这倡导了沟通和责任。

即使你刚刚开始职业之旅，或者不熟悉我们所做的每一件事情，但做到更清楚地观察动作，并将注意力和技能练习重点集中在改变动作上也是触手可及的。它只是要求你在摒弃单一工具和战术的过程中，以更高的标准来构建流程和系统，将决策和行动与整体计划联系起来。在追求这一目标的过程中，我们希望通过围绕运动科学建立的新标准，让你有信心以明智的、可持续的方式成长。

本书分为3部分，每个部分都建立在前一个部分的基础上，旨在用一种系统性的方法来设计你的蓝图，为你的客户、业务和经营带来持久变化。创造促进这些变化的环境需要一个灵活的制衡系统，它可以帮助你对自己的优势和劣势进行评估，也会通过闪烁的红灯告诉你"停下来，先看看这里。"

系统性地发现机会

本书第1部分介绍了支撑理念和方法的基本原则，帮助你意识到你目前所处的位置。第2部分概述了实施系统的过程和见解，将实施系统作为一个利用机会提高有效性和效率的策略。第3部分提供了一些专业人士的示例，他们利用这些策略来扩大自己的专业影响力，建立了健康和人类运动表现方面的成功事业和企业。

本书以实用的方式让你能一步步确立与客户或患者的合作，并最终开展业务和生意。如果你是FMS的新手，按顺序阅读这些章节将有助于你以合乎逻辑的顺序学习和实施我们最佳的实践成果，从而确保你在该流程中取得成功。如果你以前上过我们的课程，那么了解我们如何将这些系统组合成一个更完整、更全面的流程会很有价值。

一次执行完成所有部分是不可能的。事实上，某些元素可能感觉更像要你放弃现有行为和感知，这个过程需要时间。我们希望勾勒出一个变化的过程，建立在持续的实践和反馈之上，以确保你走在改进的道路上。

但是你需要参与这一过程，做一个怀疑论者，挑战事物，证明我们错了。采用这种方法会让你不断学习，而不是盲目地听从我们的建议或指导。你只是要提前了解这一点：我们自己曾多次尝试打破这些流程。

你从事的是服务行业，这意味着你需要处理好人际关系。如果你相信这种看法，即使不是服务的最终提供者，你也会成为一个有效的、令人满意的推荐人。你甚至不必知道如何进行FMS或SFMA——只需要知道自己的商机并抓住它。

本书与挑战认知和改变行为有关：

▶ 围绕营养、睡眠、恢复和活动来改变客户的行为；

▶ 围绕测试和评估，应用手法或运动干预，设计并教导生活方式和训练计划来改变你的职业行为；

▶ 围绕我们与客户沟通或向客户推销自己的方式、培训和教育员工的方式，以及建立动作文化来增强和促进健康和健身的方式，从而改变我们的商业行为。

如果你熟悉我们的工作，有些部分会更适合你：一名医疗保健从业者、私人教练或力量和运动表现专家所面对的特殊挑战。但是，在你去挑选那个你认为最贴合你的部分的时候，不要忘记整体大于各部分之和。

我们可能对自己的优势很有自信，甚至很长时间都不会重新评估它，当我们最终用强光照射它的时候，才会发现裂缝已经出现。如果你已经有一段时间没有对自己的工作流程进行批判性评估，尤其是在动作筛查方面，那么打磨这些被忽视的地方能带来的好处，我再怎么强调都不为过。

在研讨会上，我们会经常谈论创造"机会之窗"来改变患者和客户的认知，以推动他们实现身体能力目标。我们不仅可以通过指导来做到这一点，还可以让他们直面筛查结果。假设今天就发现了一个机会之窗，你可以自由地评估你在个人方面和专业方面的视角及行为，并获得实现目标所需的认知和策略。

我们花了将近30年的时间才熟练掌握了这套方法，但通过将这些经验付诸实践，你可以在很短的时间内获得持久的益处并取得成功。功能性动作筛查有助于专业领域内的早期采用者们整合出一个以动作为导向的方法，获得启发。现在，我希望这些从功能性动作系统中得出的观点可帮助你形成一个2.0版本的产品，这将对在私营机构工作的专业人士和早期采用者以及那些追求健康和健身的人产生重大影响。

采用系统化方法有时可能让人感觉进展缓慢，但你很快就会比那些想大幅删减这一过程的人领先一步。将这种方法运用到日常工作中可能是一项挑战（而且不可能一下就将该方法完全融入其中），但是任何可持续发展的最佳方式都是通过一点点计划、一点点思考、一点点行动，有时还需要一点点努力才能获得的。

我要求你在本书中至少找到一部分内容来帮你走出舒适区。没有不适就没有成长，如果什么都没有改变，那么什么都不会改变。将知识付诸行动对我们走向个人和职业成功至关重要；但我们不能忽视加利福尼亚大学洛杉矶分校名人堂篮球教练约翰·伍登（John Wooden）所说的话：“绝不要误把行动当作是成就。”

第1部分
意识

第1章
原则—策略—战术

"世间的方法可能有一百万甚至更多种，但原则很少。掌握原则的人可以成功地选择自己的方法，而尝试各种方法却忽视原则的人肯定会遇到麻烦。"

——哈林顿·埃默森（Harrington Emerson）

30年前，我处于你现在可能所处的位置。在功能性动作系统诞生和我们定义"功能性动作"术语之前，我在一个小镇上担任物理治疗师和力量教练，苦于不能持续解决患者和客户所面对的问题。我相信，如果有足够的时间和足够的工具，我可以治好每一名走进门的患者。在我看来，这只是做更多测试、收集更多数据和获取更多资源（练习动作、手法技术、沟通技巧或专业设备）的事，然后就可以"重组再造"患者的身体了。

我投入了时间和精力，收集和应用这些资源来指导人们更好地做动作。然而，我想要改变的那些存在问题的动作模式通常并没有得到改善。我所使用的其他策略并没有以持续的、可预测的方式带来我认为客户该出现的变化。我逐渐意识到，将人简化为骨骼、关节和软组织的离散组成部分后，它们的外表并不能代表人站立和运动后的样子。

随着我和同伴不断深入探索我们想表达的"功能性动作"的含义，并想开发一个测量它的工具，我们越来越认为很有必要建立一个指导原则，这个原则是我们设计所有系统的基础。我们起初并不想打破现状，但我们意识到需要一个坚实的基础来对抗那些可能不希望我们成功的人的审视。我们以共同的真理为指导，这些真理应该成为所有哲学、程序或系统的基石，只要它们与运动发育或康复相关：

▶ 我们无法像自然一样更好地发展自己或他人；

▶ 我们可以比自然更安全、更快速地发展自己和他人；

▶ 正确的发展是在到达下一个发展水平之前，在当前所处发展水平上表现出良好的行为。

这些并不是真正的原则——它们只是生活在某个环境中的基本概念。它们讲述了一个自然的生物过程，我们通过该过程在所生活的世界中茁壮成长。为了控制或优化现状，我们经常践踏自然。最强壮、最健康的人通常是那些没有锻炼器材、没有教练、没有设计好的周期性计划的人；他们的环境塑造了他们，在其中，适度和自我意识为他们提供了竞争优势。

用阿尔贝特·爱因斯坦（Albert Einstein）的话说："凡事应尽可能简单，但不要过于简单。"

在医疗保健、教学、指导和训练方面，我们缺乏一个共同认可的原因，如果没有这个原因陈述，我们就会一直错误地看待动作的基本原理。

我们所做的一切背后都有一个"原因陈述"，该陈述包含在构成程序的基石的三个原则中。这些原则很简单，但解决了身体成长发育的核心问题，使我们可以加深理解，并在发现存在问题的动作后指导我们纠正动作，无论采用何种方法。

我们用了很长的时间才获得了足够的洞察力。在制定评估动作和纠正策略时，我们将其提炼为三个动作原则。

原则一：首先动作好，然后常运动。

原则一是我们的自然原则：首先动作好，然后常运动。在考虑数量之前，应该寻求一个质量上的最低标准。如果说动作好是一个标准，那么常运动就是一个可以预见的结果。就算是世界级运动员所遇到的最复杂、最高级的问题也都源于基础。基本原理也适用于儿童，就像这些原理适用于高水平运动员一样，只是人们不愿去赘述。我们必须要先回到起点，保证动作能达到最低标准，而不要直接进行练习或运动表现能力训练来追求极限。

原则二：保护、纠正，然后发展。

原则二是我们的道德原则。它指导我们去保护身体、纠正动作，然后发展动作。对那些有医学背景的人来说，这是希波克拉底誓言的指导原则——首先，不要造成伤害，然后朝着个体独立和可持续的方向发展。

原则三：创建系统来支持理念。

原则三是我们的实践和文化原则。该原则告诉我们要创建可以支持我们理念的系统。我们应该始终努力实施标准的操作程序，实践明智的选择，并使压力和恢复周期与我们想要的增长和发展相匹配。

就像在实验室完成的实验一样，如果在客观制衡的框架内部署一致的流程，就可以发现我们的选择和行动何时产生了预期的效果。如果没有这一流程，就会过于依赖教练的执教艺术，或丢失客观的医学观点。我们在功能性动作系统中开发的标准操作程序创造了"护栏"，帮助我们始终处于通往进步的道路上。该流程强调了这样一个事实，即没有一个数据点能够提供所有答案，各种模式和行为提供了更有价值的信息，因为它们提供了一张更完整的工作地图。

> "人皆知我所以胜之形，而莫知吾所以制胜之形。"
>
> ——孙子（Sun Tzu）

整体动作的模式

尽管我相信身体动作的重要性，但在早期的职业生涯中，我是如此专注于调查和修复有缺陷的身体部分，而没有后退一步来感受整体动作。我没有质疑自己的观点并问自己一些更好的问题，比如为什么看似健康或强壮的患者会"出现故障"或做动作的时候出现功能障碍。我给每个人提供的是相同的练习方案，并且认为每个人都应该获得相同的结果，也就是动作质量更高。我并没有质疑自己是否忽略了大局中的一部分，而是在我的干预措施没有得到预测会出现的结果后又去应用了不同的工具和技术。我假设自己的诊断是合格的，只是我的治疗还不完整。

我将问题倒转过来，于是我的职业轨迹发生了永久性的改变。

我的方法一直是深思熟虑得出的，但过去我处理某些身体部位的问题时假设动作会跟着发生变化，而不是先观察动作，然后再解决身体部位的问题，以此来证实我的观察。我一直都将时间和精力花在播撒种子上，好让它重新长出功能正常的动作果实来，而没有首先检查土壤是否肥沃到足以支持和允许正常的动作从上面长出来。

FMS 和 SFMA 早期的几版迭代不是为了我们诊所之外的人。我和同事想要用更好的方法来筛查功能的基线水平，评估疼痛或功能障碍，使我们能够做出更好、更明智的决定。我们的目标是从一个复杂局面中消除个人的信念或感觉来最大限度地提高效率。

即使我们现在有这么多数据，在专业操作上也很容易依据自己的偏好行事。无论是否意识到这一点，我们对动作某一维度的偏好都会影响我们的洞察力，还会集中精力寻找支持这种偏好的工具。我们需要意识到，我们的个人日程经常导致我们绕过动作的自然层面，失去对每个人的需求的洞察。

如果你是一名手法治疗师，可能会找理由采用松动术或软组织手法，来作为解决方案。纠正练习专家会寻找不平衡和不对称的地方，以证明纠正练习计划的合理性。力量教练或私人教练会找到新的方法来发现某个人需要变得更大、更强或更快的地方。我们对问题所带有的偏好可能从一开始就把我们引向错误的方向。我们执着于寻找做什么和如何做的最佳选择，这让我们始终无法深入探究为什么一开始会遇到这些问题。

"为什么"是你可以问自己的最重要的问题，因为答案决定了你与你所采取的专业行为之间的情感联系。最好的教育总是在该"如何做"或"做什么"之前告诉我们"为什么"这样做——尽管"如何做"和"做什么"是我们和客户经常追问的问题。我如何在马拉松中跑得更快？我该怎么做才能让腰不再疼痛？什么练习最有利于强化××？

我们一直在针对具体问题进行随机提问，而不是后退一步，从原因开始探查。

▶ 为什么有些人的动作能力很差，即使他们没有明显的疼痛或功能障碍部位？

▶ 为什么有些人的身体很耐用，或在同等程度的刺激下比其他人反应更快？

▶ 为什么某些患者对治疗的反应并不像预期的那样？

▶ 为什么有些练习或手法对某些客户有效，而对其他客户无效？

▶ 为什么在"修好了有故障的部件"之后，不是每个人都能以良好的姿势来活动呢？

在一个没有公认原因陈述的领域中，我们一直在错误地看待动作的基石，以及更大范围内的健康、健身和技能。消除我们对动作所做的假设（以及它一直存在的原因）的挑战在于，我们缺乏一个定性的标准来衡量，什么构成了跨越生命过程中"正常"或"良好"的动作。如果没有对动作完整性的衡量标准，我们就无法在关于如何以及何时训练、发展或专项化方面展开富有成效的对话。当没有统一的策略来用于达到目标的时候，我们就会为哪些方法或战术在实现目标方面更胜一筹而讨价还价。

先策略后战术

当谈话转向实现某个崇高的目标时，术语"策略"和"战术"几乎可以互换使用。两者都是计划和执行的重要方面，但是，尽管我们对这些词语非常熟悉，但我们通常无法理解两者之间的区别——甚至更多时候，我们无法将它们适当进行区分。

为了说明策略和战术的区别，我们采用体育活动作为示例。在比赛中，任何一方的目标都是获胜。为了实现这一目标，可以采用策略来压制对方的最佳球员，限制其对比赛结果的影响。策略，用简单的话来说，就是获得预期结果的行动计划。战术是用于支持这个计划的每个具体行动。

如果采用的策略是压制对方的最佳球员，我们会用战术来破坏他或她的表现。最佳策略将取决于不断变化的环境，这意味着很少有满足所有需求的单一策略。如果采用的策略是限制勒布朗·詹姆斯（LeBron James）能产生的影响，那么战术可能是在防守上对他进行双人包夹，使其陷入犯规的麻烦中，或者玩心理游戏，试图转移他对比赛的注意力。

在健康和健身的世界里，我们不会将相同的观点应用于日常实践中。我们花了过多的时间来讨论战术，却没有先理解或明确策略。我们争论哪些测试对某些诊断或技能更敏感或更具体，哪些手动治疗的效果最好，哪些锻炼会增强爆发力、力量或耐力，哪种饮食可以最快地减脂或增肌。一直以来，我们都假设所有能知道的都已经知道了。

当我们的重点是扩展和增进战术库时，将这些战术结合起来并逆向形成一个连贯的策略非常具有挑战性。我们尝试一种方法，直到它不再有效，然后再尝试下一种方法，希望它比前一种方法更有效。例如，你参加了一次周末研讨会/培训班，然后周一早上的第一件事就是将新技术或评估纳入你的治疗或训练计划中，这种事情是不是经常发生？而这样的新技术在你的训练计划中又保留了多长时间呢？

在一个我们必须要看更多患者或训练更多客户的职业环境中，可能会有一种想通过运用新技术或新工具来获得更高效率的冲动。我们不断寻找更多的资源，幻想着可以找到那个完美的组合，但其实当我们专注于使用现有资源时可能会做得更好。与其担心我们的效率高不高，不如审视自己现在已经在做的事情是不是有成效的。

你可以把世界上所有的技术都学会，接受所有的专业训练，但如果没有行动计划，你就像是把自己全部的努力都往墙上砸，看最后什么能粘在墙上。策略构建了一座桥梁，将我们从现在的地方引导至我们想要去的地方。

那些能被测试和强化战术的策略

许多人的工作没有策略可言，因为策略并没有模板，也不是一个已经包装好了的计划。策略建立在原则之上。如果你的原则是坚实的，它们应该让你在行动中保有一定程度的正直感和责任感。你的原则不应该与你的策略发生冲突，但是你的策略应该能够生成一个反馈回路的框架，迫使这些原则得到检验和证实。这两个组成部分形成了一个定性标准，你可以根据该标准测试和评估你的策略，找到最有效和最高效的方法。

那些高水平临床医生和教练所取得的令人难以置信的成果不仅仅是时间、经验和更好技术所带来的产物。他们的成果是在一系列原则和策略的指导下获得的，这些原则和策略在他们的职业生涯中不断地得到测试、改进和再测试，最终形成一个可重复的决策系统。

李小龙（Bruce Lee）以电影明星的身份被人们铭记，但他最大的遗产是他作为一名武术家的武术哲学理念。他创造了一个新的武术视角，但他的武术不是凭空捏造的——他将自己的实践植根于传统武术基本原则。他的目标是逐渐形成一种更有效的格斗风格，与其他的武术形成对抗。通过对这些基本原则的不断实践和自我实验，他创造出了一个基于新原则的新策略。

> "吸纳有用的，摒弃无用的，然后加上自己的特色。"
>
> ——李小龙（Bruce Lee）

我们惊叹于他用来发展截拳道所使用的新颖的身心训练战术，但从策略入手有助于他开发出新颖的、更有效的战术。你如果没有将策略置于战术之前，你可能只是拥有一系列可使用的工具，但你无法对这些工具进行比较，或将它们组合成单一的、统一的流程来提供一致的结果。

我们经常谈论医学或教练的艺术和科学。有一种对艺术的错误解释是，艺术是指我们通过重复和接触而形成的个人直觉或信念。不幸的是，当场景变得更具挑战性时，我们会依靠艺术灵感来寻求一种简单的解决方案。然而，任何复杂的工作都需要技术知识和精确度以及创造力，但它必须从坚实的系统结构开始。

扩展一下我听过的迈克·博伊尔（Mike Boyle）使用的比喻，流水线厨师和主厨之间的区别。流水线厨师每天上班都知道自己的工作内容，并且基本上每天都以同样的方式工作。他们可能会学习一种更好的烤牛排或切蔬菜的方法，他们的技能可能会有所提高，但他们掌握的大部分知识都仅限于此。这种厨师需要按食谱做菜。

主厨有相同的技能，同时还对烹饪原则有更深的理解，不仅知道怎么按照食谱做菜，还对不同食物的化学特点和相互作用有更深的理解。设计菜单的时候，他们会从构想和策略着手，根据可用的食材，随着抽样品尝和对方法进行微调来做出改变，适应不断变化的环境——这里加一点调味料，那里增加一点加热时间。

烹饪的艺术并非来自随意选择食材或方法，而是来自理解为什么和明白怎么做，然后根据在烹饪参数范围内的观察、品尝和体验做出决定。创造力、新思想和新方法自然源于厨师对基本原理的广泛而深刻的理解。同样的想法也适用于我们对人体的研究。

我们开始尝试创建一个动作筛查系统，让临床医生、教练都能够理解人类动作的基础并能相互交流，并通过功能性动作系统获得对人类动作的理解，如同获取了第二次生命。我们的希望一直是让你能以我们对系统的设计初衷来理解和使用这个系统，因为它能给你提供一个标准，从而使你成为一名"主厨"。你已经获得了尝试的许可——你需要尝试这些变化，因为在不重新测试的情况下添加新的战术或元素通常会产生不太理想的结果。

构建运动策略

早期，许多人认为我们打算围绕纠正性练习形成一种方法论。他们看到了一个有趣的由7个动作组成的测试，以及一堆用来改善这些动作的奇怪练习，便开始质疑我们的方法的价值。他们认为我们的方法意味着得对客户慢慢来，或者除非客户在筛查中表现完美，否则无法被训练。

一些人认为系统的限制会侵犯他们在实践上的自由。这与现实相去甚远。我们唯一的要求是，你的决定背后需要有一个原因，还需要有一个客观的过程来评估你的方法的有效性。

标准操作程序（SOP）不会限制飞行员或外科医生的卓越表现，实际上SOP是他们职业文化的基础。这并不代表他们起初没有抵制SOP，抵制SOP正是现在我们作为运动专业人士的处境。直至今日，我们都还没有一个能将肌肉骨骼医学、康复、体育教育或健身和运动体能关联起来的初诊规范。

这种疏忽怎么会不是一个商机呢？

方法在不断变化。至少20年来，我一直在演讲中提醒人们这一点。新的工作方式总会出现。让我看看今天有谁使用了与五年前相同的方法，我会向你展示谁使用了"早就被冻结在琥珀中的实践"。但是，在现代战争时代，将军们仍在阅读《孙子兵法》（*The Art of War*）是有原因的。它所包含的策略在该著作完成几百年后仍然是正确的，因为策略一直存在。

从坚定地以原则为基础的策略开始，反馈回路将被创造，有助于你知道你什么时候走在了正确的道路上。除此之外没有任何教条。

首先，学会如何变得有效率。一旦你变得有效率，效率就会随着你持续的练习和对结果的批判性评估而获得提高。最终，你会发现通过深化你的个人经验，你可以更自信、更深入地自由调整和改进你的方法。

我们在行业内部和跨行业的方法论之间不断斗争，而不是后退一步，了解关于我们要做什么和为什么这样做的共同哲学。

许多实践者希望采用类似的评估和纠正动作的模式，但缺乏阅读、书写或纠正动作这门语言的能力。在我和我的同事继续围绕动作制定统一策略时，阐明这些基本原则需要理解支持功能性动作系统的观点。

第2章
改变观念

问问自己以下这些问题。

▶ 改变行为、信念和流程的动机是什么?

▶ 改变行为、信念和流程的风险是什么?

▶ 是否希望看到新信息, 让我可以采用并做我自己的事情?

▶ 是否希望看到新信息, 让我能够比竞争对手更快地找到独特的商机?

▶ 是否希望看到新信息, 让我知道何时可以承担使用这些信息的风险, 以及
希望合并多少信息?

目前, 你的答案可能不会十分清楚, 如果是这样, 这些问题可能会让你产生
一些问题, 比如 "为什么我要改变? 如果我现在做的就是对的呢? 这些新信息和
我正在做的事情有什么关系?" 这些都是合理的问题, 希望你阅读本书后能获得
明确的答案。

因为你选择读这本书, 我会假设你正在寻找一条不同于常规的道路。你可能
会意识到目前的运营方式需要改变, 当今的体育文化并没有引导人们走向更健康、
更幸福的生活。所有人都需要有足够的自我意识, 知道有些事情需要改变, 但人
们并非都在同一个位置被卷入变革浪潮中。并不是每个人都愿意以极端透明的方
式挑战自己的信念、行动或决策过程, 这就是为什么自我意识的第一个要求是诚
实对待你愿意承担的风险与你可以获得的机会之间的关系。

并非每个人都能站在新范式的前沿, 因为并非每个人的情况都允许自己容忍
相关的风险——这没关系! 无论处于哪个阶段, 总有机会提高效率。询问自己一
些关于 "我们是什么样的人" 或 "想成为什么样的人" 这样的问题, 是理解最佳
前进道路的第一步。

明确自己的道路需要更深层次的自我意识, 需要将自我放在一边, 质疑自己
知识、工作和信仰的基础。

那么, 你的自我意识有多强?

人们都有自己无知的领域和某些会失去客观性的领域。你能在目前的工作中识别出这些界限吗？你能在哪些方面发现你的知识与你有高度自信和能力的领域存在差距？

自我意识的阶段		
自我无知 有些领域我们自然会一无所知。我们不知道我们不知道什么	**自我观察** 有些领域我们有资格进行观察和评估	**自我吸收** 在某些领域，我们可能过于投入并容易产生证实偏见

被称为"邓宁-克鲁格效应（Dunning-Kruger Effect）"的心理学概念指出，你对某件事了解得越多，就越无法像第一次学习时那样充满自信。最初，人们非常自信地认为自己了解所看到的和正在做的事情，自我/自负经常伴随着整个过程。但是了解得越深，就会强迫自己变得越客观，也就变得越不自信。如果继续努力去理解和综合这些信息，最终可以重新获得信心，虽然永远无法达到最初的自信程度。

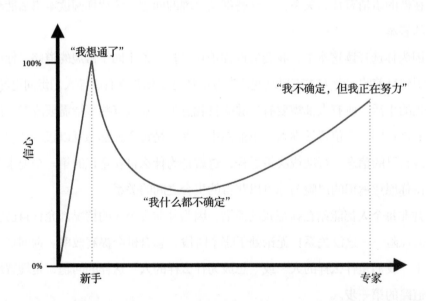

这看起来可能有悖常理，但这意味着在你最有把握的那个位置可能需要最严格的测试和挑战。有一句话是这样说的（我不确定第一次听到这句话是在哪里）："房间里最客观的人是知道自己不客观的人。"如果我们可以在一个专注于决策和行动的流程上使用一个更客观的过滤器，就可以客观、透明地识别我们工作中缺少哪些方面、哪些方面正在发挥作用，以及需要对哪些方面进行更深入的检查。

关于保持客观性，我引用的版本是："房间里最客观的人是那些知道自己不客观并创建反馈系统来管理自己专业知识的人。"针对你对自己知识或能力最有把握的地方进行剖析，往往会在这些地方找到可加快个人和职业发展的最大机会。

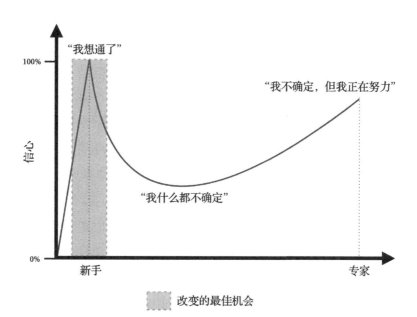

改变的最佳机会

从小我就对运动着迷。我从事力量及体能训练和物理治疗方面的职业，因为我想了解为什么我的队友和对手进行了相同的练习或技术训练，他们都寻求同样的结果，但对训练刺激有着如此不同的反应。出众的运动能力、力量或柔韧性并非总能转化为出色的动作质量或更强的抗损伤能力。

尽管我在力量房内尽最大努力进行锻炼，但我自己的锻炼经历则是一场重大且反复出现的伤病斗争。我知道肯定有一些东西能将那些具有出色身体表现或韧性的人与其他人区分开，但我很想识别或测量这种难以捉摸的品质，并确定"正常"的人类运动应该是什么样的。

多年的学习使我完全有资格诊断和治疗肌肉骨骼损伤，并为患者和运动员设计方案，以解决疼痛并最大限度地提高个人运动表现。我了解针对健康的身体测试，该测试会告诉我某人的心脏、呼吸或活动范围是否会妨碍高质量的动作出现。

我进行了体适能测试，这些测试可以给我提供力量、耐力或爆发力方面的信息。我可以说某人是"紧的"、"弱的"或"慢的"，但仍然无法回答为什么在一些测试中显示没有问题的运动员和客户最终会出现疼痛和功能障碍。

解剖学、肌动学、生物力学和生理学似乎清晰简明地支持了这样一种信念，即如果知道一个运动项目中涉及的所有肌肉，我就应该能够恢复和加强它。它告诉我要孤立地测量有缺陷的部位和结构损伤，并将它们与功能和动作联系起来。

我在神经学方面接受的教育告诉我，神经组织网络连接意味着身体的整体作用总是大于其各个部分之和，但专注于不断改变神经系统似乎是混乱和复杂的。神经系统固有的模糊性是长久以来，除了明显的神经病学缺陷（如神经或脑损伤）之外，康复、健身和运动体能方面很少倾向于利用神经学原理的原因。

人类运动的组成部分——移动（移动你自己）和控制（移动某人或某物）——是人体健康和复原的基础。就像食物滋养身体一样，运动本身也会让身体变得更强健。不幸的是，我们受到的引导是相信只要多运动，运动就会纠正和恢复我们的身体，使其达到最佳状态。这种想法认为，如果我们变得更强壮或心血管系统工作得更好，健康状况不佳、疼痛、功能障碍或受损的问题会自然而然得到解决。

为了支持这一信念，我用大量的时间和精力深入研究身体运作的细微差别。如今，我们在医疗保健和健身领域拥有的教育、专业人士和数据比历史上任何时候都要多。我们已经看到，科学和技术为消费者和专业人士提供了数百种方法来测量和微观管理实际生活的每个方面。

但不知何故，有了可以使用的数据仓库，我们似乎离这些信息所能形成的共识越来越远，同时我们与前几代人身体健壮程度的差距无疑也越来越大。我们有能力收集测量数据来解决单个部位的问题，却不知道如何将它们重新组合在一起，以实现并保持身体活力。

这种对健康和健身的简约处置方法正在把我们引到同样的错误道路上，我们在营养上也走过这条路。在这条路上，缺乏方便的答案意味着我们专注于将单个营养素或矿物质标记为"好"或"坏"，并围绕一个或两个变量构建饮食习惯，而不是从食用完整的天然食物开始，然后再考虑单个营养素的优化。

同样有缺陷的逻辑也开始在选择运动的方法中发挥作用——讨论对某些特定问题最有效的练习或方法，却从未放眼全局，询问锻炼是否真的是让某人摆脱当前状况的最重要的组成部分。

当你将专业建议强加到压力和恢复周期的一端，你仍要负责管理两者。无论是解决饮食还是锻炼问题，我们都带着一种不合理的自信，认为我们可以简单地将所有部分组合在一起，使它们达到预期的结果，尽管越来越多的证据表明这种方法是无效的。不幸的是，从现代体育文化的角度来看，改变我们对问题的看法和解决方案是极其困难的。

破损的模式

作为一个物种，我们发现自己走上了一条全新的道路。有史以来第一次，我们的体育文化正在使当代和后代变得更虚弱、更病态，对自然环境的适应能力变得更差。

我认为文化有助于几代人之间传递策略以帮助他们生存——无论是口头传递，还是通过歌曲、文字或艺术进行传递。体育文化浓缩了我们在社会中分享和融合的那些已有的观点和行为，这些共同支持和形成了健康且充满活力的社会。

> "比竞争对手学得更快可能是唯一持久的竞争优势。"
>
> ——阿里·德赫斯（Arie de Geus）

我们之前的几代人形成了丰富的体育文化作为生活的副产品，无论是种植还是狩猎，他们都必须步行携带食物和物品，或者只是在一生中为自己的独立负责。这些物理环境和需求通常每天都在变化，因此人们也在不断地测试和改进为应对不断变化的环境所采取的行为和策略。

在生物学和有机体与环境的关系中，自我意识是一种竞争优势，因为唯一持久的竞争优势是更快地学习。保持身体和大脑紧密相连，这意味着群体能够集体学习如何在环境中自我调节和茁壮成长，并将这些知识传递给他们的后代，让他们的后代可以活得更长久，开发和完善更先进的技能，并蓬勃发展。

如今，这种体育文化被打破了。我们不再探索以前仅仅为了生存而需要探索的运动机会。20世纪的技术进步已经改变了我们的生活，以至于本该在日常环境中存在的丰富的身体体验和挑战已经随着我们的身体一起退化。

环境创造了自然的人类运动，这就是为什么无论气候或文化如何，只要婴儿在吃饭、睡觉、没有疼痛或受到其他限制，他/她在前21个月的发育都会遵循相同的路径。

运动是自然反馈回路的表达，它重新调整和管理我们的感知和行为，让我们能够适应新任务、新环境或新刺激。文化，通过给动作强行加入限制或授予许可来改变动作——这种改变有时对我们有利，有时对我们有害。

我们的目标是提供策略来帮助每一个接触动作的专业人士。本书对每个人都有价值，我们添加了一些图标来突出显示那些更符合临床医生、教练需求的领域	
临床医生	教练
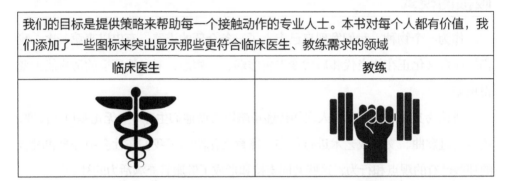	

如今，"平均"可能已经代表不正常。我们的身体已经适应了精心安排的那个生活舒适区，这削弱了我们对自然身体功能的感知和维持功能的管理策略。我们已经停止主动适应环境，而是改变环境来适应我们的需求。在大多数情况下，这对环境和我们自己来说都不是好事。

由于现代生活的便利，我们正在成为"动物园里的人类"——与我们的祖先相比，我们现在生活在一个危险较小、变化较小的环境中。我们的运动感官使我们能够适应（且已经变得如此适应）这些人工环境，以至于最轻微的压力都会使我们脱离狭窄的稳定范围，还会引起与我们的祖先在最严酷的环境下所经历的相同的身体或情绪反应。尽管我们对环境中哪怕是微小的扰动都失去了恢复力，但我们对问题的看法和反应可能更加令人担忧。

为了将我们当前的状态放在一个更大的背景下，请考虑以下情况。

▶ 60%的美国人患有慢性病。

- 40%的美国人患有两种或两种以上的慢性病。

- 70%的美国人肥胖或超重。

- 50%的美国人据报告患有肌肉骨骼疾病。

- 不到5%的美国人每天会进行30分钟的日常活动。

- 81%的人认为他们的身体健康状况良好或极佳。

一个拥有先进的医疗和保健技术的国家是如何发现其大多数人口身体状况不佳的？2017年，全球卫生支出增长至7.8万亿美元，此外还有4.7万亿美元用于健康领域——这一领域本应使我们更能抵御疼痛和功能障碍。

对抗我们身体衰退的"解决方案"通常建立在复杂性和对利润的依赖之上，这使得我们的意识与身体进一步分离，并削弱了自我意识和自我学习之间的联系。我们正在为越来越依赖健康/保健行业和科学技术来管理身体状态而付出代价（这个代价既是象征性也是真实数字意义上的代价）。虽然健康和保健成本的爆炸式增长是最近的发展趋势，但在过去50年的大部分时间里，我们一直没有认真倾听动作想对我们说什么。

问题的早期征兆

一项对欧洲和美国儿童的研究表明，早在儿童肥胖和代谢紊乱成为焦点之前，美国儿童的运动水平就已经开始下降。在克劳斯·韦伯（Kraus-Weber）体适能测试中发现，57.9%的美国儿童未能通过简单的姿势健康测试，而欧洲儿童只有8.7%未通过测试。儿童肥胖没有引起任何人的注意，尽管这些孩子看起来都一样，但他们的动作却截然不同。

作为对这项研究的回应，德怀特·艾森豪威尔（Dwight Eisenhower）总统成立了青少年体能总统委员会（President's Council on Youth Fitness），以制订一项行动计划，通过体育教育来改善小学适龄儿童的健康和体能。约翰·F.肯尼迪（John F. Kennedy）总统和林登·约翰逊（Lyndon Johnson）总统扩展了该项目，以促进高中生和成年人的健康。

扩展该计划的动力是解决普通人身体机能下降问题，因为想找到足够多的满足最低健康标准的公民来服兵役已经变得很困难了。大多数美国成年人都记得在体育课上做仰卧起坐和折返跑是总统体能计划的一部分，但试图利用体育课上的健身习惯和运动技能来对抗人体机能下降显然是徒劳的。

举个例子：在十九世纪三四十年代，最少要做6次引体向上才被认为适合服兵役。现在，要成为一名陆军游骑兵（译者注：精英部队），最少完成5次引体向上。过去穿制服的最低要求现在足以让你有资格参加特别行动。

如今的健康和健身领域正在重复50年前的错误，采用同样的方法来解决我们健康和身体机能下降的问题。来自体育文化的当前信息告诉我们，如果我们只是增加锻炼、运用技术解决方案或加入营养补充剂来对抗压力环境，就会自然而然地获得更健康、更强壮的身体。这种体育文化会让我们相信，我们健康和体能上的失败只是恶劣环境和有压力的环境的副产品，而不必质疑自己拥有的健康和体能是否达到了世界最低标准。

我们的体育文化继续制造着这种错误的认知，因为它降低了每个人参与体育活动的门槛，却没有提供工具来确定人们是否具备获得成功所需的能力。通过降低参军、体育和健身活动的标准，我们让更多的人坐在一张桌子旁，吃一顿大到他们的胃无法承受的运动营养餐。

在不了解问题的情况下寻求解决方案

在现代文化中，我们没有被强制要求积极参与运动，许多人选择参加单一的活动（如举重训练、瑜伽、骑自行车、跑步）来锻炼身体，以获得更好的身体机能或运动表现。他们不根据任何定性的衡量标准来选择活动方式，而是根据自己认为有价值或有效的内容来自行选择健身活动或体育运动。他们认为自己的健康程度符合参与活动的条件，而在准备举重的重量、跑步的跑量或比赛的数量上并没有思考。他们的想法一般是只需不断增加更多的动作重复次数或跑步的里程数，或者再加上一点指导，就可以实现相对线性的进步。而且这些健身活动所产生的压力几乎不足以造成损伤。

使问题复杂化的是，健身通常带有竞争元素，其中个人表现是通过与班级中的其他人比较或与健身名人比较来衡量的。当健身成为一种比赛，但缺乏与其他比赛相同的参赛选拔过程时，最终结果是受伤风险会增加而不是减少。

一位想要完成壶铃摆动或奥林匹克举重的客户，在添加练习组数和重复次数来掌握动作的力学机制和运动形式之前，他只需要学习足够的知识，而不需要任何人来判断他是否能达到或保持基本的姿势和模式，以支持他完成这个动作。

当今的体育文化为专业健康和健身评估提供了大量选择，但没有提供针对功能性自我评估的选择。在健康、健身和专业教练的世界里，专业人士之间的交流要么中断，要么完全消失，因为没有一种共同的语言能清晰地将一个职业与另一个职业联系起来。缺乏有效、可靠的工具来弥补职业之间的差距，这使得私人教练很难发现健身房里可能无法解决的问题，或者整脊师很难明确告诉患者什么时候可以恢复高强度的训练。信息无法交流，每个领域都以目光短浅的方式解决问题。

遭受侵蚀的自我意识与脱节的动作模式组合在一起，使人们陷入了对健康和健身器械无休止的依赖循环中，不断寻求解决问题的方案。我们陷入同样的陷阱，不断寻找最新的策略和方法，以帮助人们摆脱痛苦，或在更短的时间内让人们变得更大、更强、更快。但是，没有整体策略和制衡系统的战术和手段，不可避免地会导致不一致的结果。我们不分青红皂白地将复杂的技术动作放置在体能不足、功能有问题和健康状况欠佳的基础之上，而不是优先考虑创造一个环境来收集更好的反馈信息和促进自我意识。

重新建立身心联系可以让我们了解，通过更好的自我调节，我们可以变得多么活跃或多么不活跃。为了达到专业水平，我们必须通过共同的动作语言，和对动作中缺失的那一层的理解来重塑对话，这可以帮助我们的客户和患者重新建立他们的自我意识，并提供一个切入点，帮助他们找到正确的前进道路。

我们不需要继续降低标准——如果我们把动作标准提高，把自己的工作标准也提高，我们的学科达到原先的标准是没有问题的。本书提供了我对如何做到这一点的一些建议。

不完整的运动系统

因为我们离全面健康、自然的运动体验还很遥远，所以要在现代环境中取得长期成功，就需要用一种更全面的方法来充分表达我们的身体成长和适应能力。为了成功实现这一理想，我们必须在现代背景下审视传统的健康、健身和运动表现模式。这种审视表明，我们需要围绕这些词的含义重新定义我们的语言，还要重新定义我们的职业责任和价值。

前几代人一直在一个不舒适的世界中生活。从历史上看，人们预料到日常生活中会出现不适，并明白他们最终要对保持自己的健康负责，尽管当时缺乏支持健康的科学知识。生活已经足够艰难，他们自然希望变得足够健康去完成他们需要做的事情——适者生存意味着健康和体能密切相关。

出于纯粹的生存需要，我们的祖先比我们更好地学会了自我管理。与那些身体状况不佳或无法茁壮成长的人相比，那些适应能力更强、能够更好地探索和体验环境并经历了环境变化的人更有可能发现和完善策略，以适应环境和管理自己。他们要么学会了如何适应对体力要求很高的生活，要么没能坚持多久。

直到工业化时期，健康、体能和运动表现的不同维度之间仍没有太大区别。那些表现出最高水平技能的人通常也是最健康和最强壮的人。在一个无法选择久坐不动的生活方式的世界里，健康状况不佳或体能不足的人在充满活力的自然生活中被暴露了出来，或在自然的挑战中得到了锻炼。

运动层次	表现角度	典型定义
健康	生命体征	没有疾病
体能	能力容量（移动和控制）	在保持健康的同时满足环境的工作需求的能力
运动表现（技能）	复杂性	为特定目的而完成复杂任务或动作的能力

健康、体能和运动表现这3个维度及其标准定义形成了一个连续体，其中每一层都自然地支持和发展下一层。如果某一层存在缺陷，我们预测更高层次的动作也会存在缺陷，因为每一层都只能和关系链中最薄弱的一环一样强。健康水平方面不足意味着身体素质将受到影响，因为体能无法得到充分发挥。体能不足会影响任何技能或运动表现的一致性和持续性。

当日常生活对体力要求更高时，3个层次之间存在相对平衡，以便在一个可接受的水平上承受环境和功能的需求。现在，环境只需要我们付出极小的努力，我们也很少达到运动表现的阈值，我们可以在健康状况不佳的情况下工作、生活几十年。随着骨骼、关节和肌肉功能缓慢受到侵蚀，最终，弯腰从地板上捡起东西的动作都有可能导致受伤。

如今，我们可以测量和量化每一项术语，但为了有意义，这些术语本身需要在特定环境、需求和目标的背景下进行定义。这就是为什么像身体健康、体能优秀或技能熟练这样的术语让人感觉如此武断和难以定义，尤其是在它们目前被使用的情况下。

血压、心率或视力等测量值有公认的范围，可以反映一个人的健康情况。我们已经根据年龄、职业或运动项目对许多体适能测试进行了评估。我们甚至可以从生物力学的角度来分析运动表现能力，以阐明是什么让某个人的技能变得更熟练或不熟练。我们认为的基准和可接受的测量值范围可能会随着时间的推移或不同群体的变化而变化，但如果我们不在个体层面上考虑这些价值，我们就无法阻止这些数字朝错误方向发展的总体趋势。

我们陷入了基于错误假设来运作的一个非常具有挑战性的境地。如果不先花时间检查身体素质，我们就无法确定自己最需要的是什么。我们不能假设健康状况——我们需要观察生命体征。我们不能假设体能或运动表现——我们需要通过适当的测试来评估体能、技能或特定行为活动。如果我们不能确认这些层中的每一层都完好无损（没有感到疼痛），并且高于特定环境或功能需求所要求的水平，我们将冒着失去所有决策有效性的风险。

你的测试能否确认每一层？

	疼痛	失败	通过
运动表现	是/否	是/否	是/否
体能	是/否	是/否	是/否
健康	是/否	是/否	是/否

每一层都会支持和强化其他层

当今的一大优势是，技术进步使得测量不同的物理尺寸变得比以往任何时候都更容易。但是，我们对单个指标的日益关注导致我们认为，改善身体的某个方面会让其他方面得到自然改善。这些额外的数据应该能让我们更清楚地了解身体状况，但在很多情况下，我们关于如何最好、最大限度地提高健康、体能或运动表现的讨论都集中在发展更多特定身体素质上，而不是询问我们自己是否达到了每项身体素质的最低可接受水平。

观察许多体育界中的顶尖高手，你就会发现健康、体能和运动表现方面的失调现象。想想参加铁人三项比赛的铁人三项运动员，他们需要在一天内游泳2.4英里（1英里≈1.61千米，余同）、骑自行车112英里、跑26.2英里，他们还可能患上慢性背痛、髋部或膝盖疼痛，甚至心律不齐。想象一下，一个可以硬拉500磅（1磅≈0.45千克，余同）的力量举运动员，却很难弯腰系鞋带，或是一个职业橄榄球或篮球运动员可以垂着弹跳36英寸（1英寸≈2.54厘米，余同），却无法单脚站立30秒。如果他们以牺牲健康为代价来提高他们的运动表现能力，我们真的可以说他们变得"更好"了吗？

处于运动巅峰状态的运动员可以说是"体能最好的"，但他们往往无法展示出我们认为一个健康老年人应该具有的最低身体素质标准。我们可以说他们是符合运动表现和体能基准的，但我们必须承认，他们在健康方面是失败的。我们用观察到的优势来衡量他们的成功，而不是用那些未被报告或没被检查的缺点。这将挑战我们通常拥有的两个假设：

▶ 想要展示出精英运动员的运动表现水平意味着每项身体素质都必须处于最佳状态；

▶ 改善体能或运动表现会产生附带效果，就是自然而然地提高健康水平。

健康、体能和运动表现相互依赖，但多年来，我们一直在错误地使用动作信息。有疼痛或身体限制的人在功能上不能达到最佳水平，但这传递给我们的信息是，结构（身体部件的运作）总是控制着功能。也就是说，如果我们改变身体的结构，那么功能也会随之改善（作为副产品）。因此，从这个角度来看，我们应该立即着手消除疼痛或修补有功能障碍的部位。

结构确实支配着功能，但功能也支配着结构。虽然缺乏身体能力或存在结构缺陷可能是功能受限的驱动因素，但我们很难定义"功能良好"，因为消费者和行业内的从业人员都没有在理解什么是"动作完成能力"上接受过培训。当生物力学、解剖结果或代谢功能受损时，有无数的工具可以让我们了解情况，但我们很少能在问题出现之前就准备好这些工具。识别行为是解决潜在损伤或功能障碍的最佳途径，但由于缺乏针对功能和动作行为的特定测试，支持有效的论点变得很难。

在骨科运动医学中，结构测试或诊断影像可以显示扭伤、疝出或关节炎，解决方案立即变成注射、手术或其他医学干预。即使没有明显的伤害或损伤，我们也会着手去改变身体的结构或化学成分，通过身体结构的愈合或康复来实现恢复正常运动。

健身和运动表现领域有着同样的思维模式——如果有人没有发挥出最佳水平，人们的注意力就会集中在一些虚弱或受抑制的肌肉上，或者集中在某个缺乏的身体属性上，以此来解释和解决问题。有时这可能是答案，但我毫不怀疑，我们都认识一些客观上"健康"和"技术娴熟"的人，他们也表现出有问题的健康指标、有功能障碍的动作模式和持续的损伤，而且这些都无法通过加强他们已经及格的领域来解决。

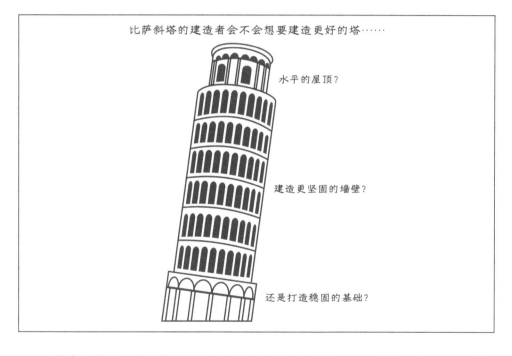

比萨斜塔的建造者会不会想要建造更好的塔……

水平的屋顶？

建造更坚固的墙壁？

还是打造稳固的基础？

"首先动作好，然后常运动"是我们要遵守的原则之一，因为这是大自然教给我们的人生课程。我们在动物身上以及身心最健康的人身上看到了这条原则，这就是为什么我认为它是自然原则。我们必须保证能力（动作好）和体能（常运动）之间的相互作用不被破坏，因为尽管有许多健身哲学，但这个原则不会反过来起作用。在机能不全的基础上培养能力是不合乎自然的。地基的质量不会因为在上面建造更多的结构而自然得到提高。

100年前，当我们生活在更真实的体育文化环境中时，通过健康、体能和运动表现来观察动作是有一定道理的，但现在我们需要重新定义我们所处的世界，重新构建对话的框架。

压力和摩擦是身体成长和适应过程中不能也不应该避免的。同样，休息和再生也不能合成在一起。舒适性、便利性和劳动分工的加速发展，正在将医疗、健身和运动表现领域的专业化和细分化抛在身后。不同职业之间失去了彼此的沟通和联系，这给患者和客户带来了瓶颈和错位的解决方案，使我们远离了一个整体性的体育文化。

你可能不具备收集、解释和处理收集的所有相关信息的技能或知识，但提高实践的有效性和效率在于找到它们之间的联系。

这种联系就是动作。

我们关于功能性动作系统的工作重点就是为在身体发展的不同层面工作的专业人员打磨他们的工具，以便其采用围绕功能的共同语言来量化和限定动作。我们有机会在这个动作层级中定义一个新的层次——该层次为我们每个人提供了一个相同切入点来恢复身体成长和发展的自然平衡。

第3章
现代动作模式

▶ 你在动作连续体中处于什么位置？

▶ 你的专业领域是健康、健身，还是实现更高的运动表现和技能？

我们都有自己的知识分支，但仅仅通过我们的视角来看待客户和患者的问题，会以牺牲动作的大背景为代价，这个大背景就是客户或患者的有生命、能呼吸的有机体框架。

我们需要看到动作的本质，动作就是最显著的生命迹象。动作本身就是一个生命体征。

我们生来就具有灵活性，从基础动作过渡到功能性动作时会获得稳定性。随着这些原始的和发展出来的动作模式变得越来越精细、越来越复杂，在特定技能出现之前，基础的身体素质从控制和搬运物体、跑步和攀爬等活动中产生了。了解动作如何自然而然地支撑儿童的身体能力发展，为我们提供了一个将这个过程系统化的解决方案。

就在几代人之前，当生活对身体的要求更加多样化时，我们本可以更加自信地假设那些从事技能活动的人拥有安全参与活动所需的动作能力。锻炼是对日常生活的补充，有助于身体从疾病中恢复，或为目前超出身体能力的事情做准备。

如今，人们将锻炼视为健康问题和运动表现不佳问题的主要解决方案，而不是将锻炼作为一种恢复或保护工具，这导致参加健身和体育活动实际上成了受伤的风险因素。许多没有将正式锻炼作为其生活一部分的人可能会通过体适能测试，同样，也有许多人虽然专注于锻炼，但却未能达到相同标准。这种情况部分是生活方式导致的，但在发现问题的真正原因之前，我们也会因为偏见而使用锻炼来作为每个问题的解决方案。

食物就是一个很好的类比。吃天然食物时，不需要在"饮食"这个词前面加上"健康"，也不需要依靠补剂来满足我们的营养需求。当试图解释过去50年来心脏病发作和不断增长的腰围有何关系时，我们提出了一些基于单一宏量营养素

（脂肪、碳水化合物或蛋白质）的饮食解决方案、降胆固醇药物或补剂，而不是改变我们的饮食模式。即使在过去的十年里，我们重新转向了更符合生物学原理的饮食方式，但仍然成了市场营销和依靠"灵丹妙药"（食物或药品）来解决问题的牺牲品。无论广告说了什么，如果不能识别和解决实际问题，吃鱼油胶囊和吃超级食品并不会使健康或运动表现变得更好。

随着越来越多的临床医生、教练开始使用FMS，我们意识到大家在理解动作筛查在更广泛的健康和健身领域中处于什么位置时存在类似的思维脱节。人们认为我是一个推广"功能性动作"和"功能性锻炼"的人，但对我来说，谈起功能性动作或功能性锻炼就像谈起天然食品一样——所有自然的人类动作都是功能性的，所有的锻炼都应该为自然动作的成长和发展服务。人们在自己的头脑里形成了一些模式，将不同的练习标记为纠正动作或体能训练动作，但人们忽略了一点，锻炼不是我们的目标。

只要我们的身体是健康的，拥有积极和热爱运动的生活方式就相当于吃天然食物，这应该是实现和保持正常健康水平所需的。当系统失衡，或者当一个新的环境或活动水平需要更高程度的能力或技能时，应该将锻炼当作一种附加措施来强化或重建体内平衡。无论是通过服用维生素还是参加特定锻炼，两者作为补剂都能有效地促使身体恢复平衡，但不该作为一个长期的解决方案而存在。

重新定义动作的层次

FMS旨在成为一种评估何时该对某人的动作进行补充的工具。当在功能障碍的动作之上或疼痛的情况下进行锻炼时，问题往往会被放大而不是得到解决。我们认为，当正确的方法是创造机会让自然的动作出现时，就能通过锻炼来重新建构动作，因为自然动作会通过锻炼和活动得到强化。否则，我们只是将一个运动解决方案应用于一个动作问题，而不是首先找到解决根本问题的运动解决方案。

我们一直想要利用FMS衡量动作风险，但有了20多年的数据，我们现在意识到需要重新定义动作的层次，以适应当今的世界。量化风险维度比以往任何时候都更重要，这就是为什么需要建立关于健康的四个动作层次。

运动层	表现角度	FMS阐述
身体健康 （潜在功能）	生命体征	有足够的结构支持潜在的功能； 在基础和功能性动作模式下无疼痛感； 不需要医疗，无暂时或永久性残疾
全面健康 （展示出了功能）	能力	置身于某个环境中生存和发展的能力； 如果存在功能障碍，则处于发展过程当中的低百分位数； 那些拥有健康和功能的人可以在平均水平或更好的水平上适应环境
身体强健 （展示出了体能）	体能	最基本的身体素质，不仅见于体育运动/活动，而且是年轻时就拥有的； 有能力完成与环境相匹配的工作（足够强健可以完成与环境相匹配的工作）； 了解这些品质可以确定在优化特定技能之前可能需要解决的障碍
生产力 （展示出了技能）	复杂性	为达到特定目标以一种精确方式移动的能力； 努力的成果（定性和定量）

身体健康应该意味着他们拥有良好的身体结构和无痛的、自由的动作控制能力，可以采用基础的和功能性的姿势和模式。当维持生命的循环（如呼吸、消化、血液循环和睡眠）被打乱，或者出现疼痛或缺乏灵活性、平衡或控制力时，我们就无法很好地与身体的内部结构建立联系。足够健康意味着拥有充分活动的能力和融入周围世界的潜力。

全面健康是指能够在某个环境中生存和发展。这是对未来身体健康的预测。全面健康将身体机能以及可以识别的社会心理行为视为可能损害与世界互动的能力的风险因素。基本动作模式的行为以及促进或抑制这些模式表达的行为构成了未来所有动作发展的基础软件程序。

在与全面健康相关的工作中，我们试图判断动作能力——某人能用动作对语言进行读写吗？如果人们的身体足够健康，在全面健康方面，我们将要寻找的是软件中的操作问题。我们在寻找有资历的人，并提出以下问题："身体、心理或情感行为模式的某些方面是否会在未来带来更大的失败风险？或者这些行为已经导致功能丧失？"

一旦建立了动作能力，就可以更好地测量身体素质。健康或健身领域推动了对身体强健的不良定义。现代关于身体强健的定义与锻炼挂钩，和关于强壮、有力或有耐力的一般准则相关联。但是身体强健需要在人类所处的背景下进行定义，从字面上讲，是指一个人的能力与环境相匹配。

给某人贴上强健的标签，意味着他"足够强健可以完成与环境相匹配的工作"。这个人的身体是否具有承受环境压力并茁壮成长的能力？身体强健是通过探索环境以及与环境互动而自然发展来的，这就是为什么孩子们可以从跑步和与朋友玩耍自然转变到参与有组织的体育运动，而不需要教练的安排或训练程序的指导。只要身体健康和全面健康的地基完好无损，以一种有规模的方式进行练习或锻炼，就可以让身体素质得到发展，从而满足环境的条件和需求。

当我们具有足够的身体健康、全面健康和身体强健，以达到作为一个功能正常的人类的标准时，就该谈到生产力了——我们想要拥有的那些独特技能和行为活动的质量和数量。无论我们渴望表现出的技能有多特殊，都需要将不同层次的动作融合起来，以在达到某个特定目的的时候有能力产生更精细的动作。

生产力或运动表现

我们重视生产力胜于重视运动表现是有原因的。运动表现会看我们是否能够有效地做我们想做的事情。生产力会看某些技能表现或运动表现是否与为达到目标而投入的努力和资源相匹配——我们是不是达到了最有效和最高效的状态？

我们花更多的时间在练习场上练习、在跑道上跑圈，或者努力提升技术和发力方式，相信朝着目标投入更多的时间和努力就会获得更好的成果。正是这些目标驱使我们去健身房，练习某个项目，或改变饮食习惯，但是动力方向太单一了，我们最终没有意识到能支持这一切的品质。

如果两个人能够达到同样的运动表现水平，但其中一个人只花费了另一个人75%的资源就实现了目标，那么有剩余储备资源的那个人可能会获得更持久的成功。正是在这里，我们看到了陈旧思维方式的劣势，在没有先解决身体健康或全面健康问题的情况下，追求更多的身体强健和运动表现最终会让人消耗更多。

专注于剖析运动表现和技能的专业测试及干预方式可能会带来解决方案，但这些解决方案可能与客户的实际需求无关。那些模仿某个体育活动中的动作的运动专项性测试和练习，会给人们更多他们想要的东西，而没有事先询问他们有没有能力消化。

想要与需要

探讨关于人们想要什么与他们需要什么可能很有挑战性，尤其是在他们无法理解如何将这些需求与他们想要的联系起来的时候。如果试图让人们相信你知道什么是最好的，那么就要冒着意见被接受但却被解释为"你的意见并不重要"的风险。

花点时间列出某人需要什么的路线图（有证据和数据支持），并解释你如何通过构建流程到达他们想要去的地方。

如果动作的某一层次不完整，那么整体就会开始崩溃。如果身体健康状况不佳，我们就无法好好地运动。如果动作或行为出现功能障碍，就无法承受健身所带来的压力。如果身体不够强健，就无法发展或保证运动技能的生产力。我们需要认清，健康状况不佳对人造成的影响远在动作能力不佳出现之前就出现了，不良动作模式所带来的问题也会远远早于体能耗尽之时。

我们真正需要的不仅是认清这个事实，还包括采取行动，真正按照自然的秩序行事。

各个领域的专业人士都忽略了全面健康的这一方面，因为他们缺乏衡量功能的工具或背景。即使是那些采用了FMS并欣赏动作自然进展和发展的实践者，有时也很难以结构化的方式将其付诸实践。

可以将这些层次想象成计算机的各个部件和系统：将身体想象成硬件、将身体全面健康想象成操作系统、将身体强健想象成软件、将生产力想象成系统的整体输出。如果在计算机上安装了最新的应用程序，你永远都不可能通过一个较弱的处理器或一个过时的操作系统来解锁系统的全部功能。即使升级硬件，旧的或有缺陷的操作系统也会限制可以安装的程序和它们运行的效率。

就像使用计算机一样，如果我们一直在健康的结构中或健身方式的运用中寻找问题和解决方案，但不了解二者之间的联系，就永远也无法找到正确的行动方针。无论你的专业实践处于连续性动作的哪个位置，采用以动作为中心的方法并通过功能性测试来检查身体操作系统的真正价值来自提供最有效的切入点，让你的客户和患者走上正确的道路。

功能就是切入点

功能适用于每一个负责掌管身体潜能的医疗保健、健身和运动表现领域的专业人士，功能存在于动作的每一层。功能告诉我们，如果动作不够好，就无法追求身体成长或发展过程中那些更复杂或要求更高的方面。如果没有一个系统性的方法来筛查功能，当客户遇到疼痛或功能障碍时，他们只有两条路可走——健康或健身，这两条路往往会导致他们对医疗保健和健身专业人士的无休止依赖，并且没有明确的前进道路。

如果使用功能作为切入点，就需要一个测试系统来建立基线，这里的基线是指每一层的最低接受水平。FMS 填补了健身和健康之间的空白，让我们关注到客户的功能问题并且提供了一个环境让他们能解决这些问题，而不是过早地将他们送去健身锻炼，或者是让他们到医疗保健系统接受治疗。

我们开发了 SFMA 和 FCS 作为获取和建立身体健康层和身体强健层最低动作能力的工具。发明这些动作筛查工具使我们能够识别和证明动作的基础能力何时出现功能障碍或存在缺陷。

以功能性措施为先导迫使我们将风险视为切入点，需要询问以下问题。

▶ 任何水平的运动中都出现疼痛吗？

▶ 我们的身体健康程度是否意味着全面健康？

▶ 我们的全面健康是否意味着身体强健？

▶ 我们的体能水平是否意味着我们的运动表现达到了可接受的标准？

▶ 是否有一个系统明确了恢复动作表现到最低标准的最佳途径？在达到最低标准时，是否有一个系统能帮助动作表现适当地向前推进？

关于你面前的人，测试告诉了你什么？

	意识		
	疼痛	失败	通过
生产力 （技能或运动表现特定测试）	是/否	是/否	是/否
身体强健 （FCS、力量、爆发力、 耐力、敏捷性测试）	是/否	是/否	是/否
全面健康 （FMS、动作和生活方式中的 风险因素）	是/否	是/否	是/否
身体健康 （SFMA、生命体征）	是/否	是/否	是/否

客户来找我们，是为了改善他们生活中某个方面的表现，或者寻找恢复其生活质量的解决方案。他们可能会意识到营养部分、休息和恢复，或柔韧性和力量能让他们成为更合格的高尔夫球手、跑者或一个更健康的人，但他们对其他因素的兴趣仅停留在让这些因素为体育活动服务。没有人找你是为了要让自己的动作做得更好，或是主动要求你给他做个动作筛查或一个长期的战略。客户想要的是通过你的教育或服务来摆脱痛苦或快速提高半程马拉松成绩。

但是，任何参加体育运动、高强度训练或活动的人都不会自行设定运动量——在有组织的活动中他们的运动量会更大。他们需要学习技能，在一定的负荷下、速度下、特定方向上移动身体，而身体可能无法忍受这样的压力。不能因为一些人能够挥动高尔夫球杆或进行负重深蹲，就假设他们拥有维持某项活动的动作能力。不经过检查，你无法知道他们是否拥有这种能力，如果存在功能性问题，你可能也无法自信地提供一套锻炼解决方案。

开始解构动作时，源自对自然发展的欣赏，我们从分层的角度研究了动作。先在功能层面与客户接触，这将我们引向他最薄弱的一层，并引导我们针对客户的需求采取适当的干预措施。在学习基本姿势和模式前，需要进行一次系统检查。

如果某个孩子不健康，且无法实现这些基本的动作模式，我们会将其标记为发育迟缓，对身体成熟的成年人也可采用这种方法。

但是，在讨论有望解决身体功能维度的方法或策略之前，我们需要后退一步，看看三个运动原则在何处融合成一个完整的身体发育和适应策略。

运动原则一：首先动作好，然后常运动

我认为第一个原则是"自然原则"。为什么这个第一原则会起作用？我们为什么要运动？

我们运动是因为动作为我们提供了机会。

良好的动作意味着我们能够对收到的环境信号做出适当的反应，然后进行渐进的动作学习和成长。因为我们不断面临各种动作机会和风险，所以适应程度取决于我们对环境压力的反应程度。

从作为新生儿来到这个世界的那一刻起，动作的基础就通过我们经常引用的同一原则发展起来：对强加需求的特定适应。"常运动"会让我们的组织和模式根据动作的数量和强度来生长和发展，在此之前，我们需要能够产生与环境需求量相当的体力消耗。我们先改进软件，然后再改进硬件。

将数量放在质量之前的锻炼模式颠倒了第一原则，这通常等于在功能障碍的基础上实现身体强健——人们经常运动，并期待着好的动作会随之而来。但这种情况很少出现。

进行技巧性和功能性的活动可以使身体变得更高效，这就是为什么要投入如此多的时间和精力来发展肌肉、耐力或力量。我们已经习惯于相信这些品质是身体健康最有效的判别标志。我们未能平等地讨论这样一个事实，即最健康和运动表现最好的人并不总是最强壮、肌肉最大或体能最好的人。

生物学告诉我们，与行为的单一特征相比，行为的模式和顺序仍是有机体首选的运作模式。毫无疑问，我们在那些表现出对动作行为有最大掌控力的人身上看到了同样的情况。

定义基本运动

"动作好"是什么意思？世界卫生组织（World Health Organization，WHO）致力于为不同年龄的人群制定心率和血压等健康指标的正常范围。医生用这些指标来判断一个人是否健康。

然而，尽管广泛的全球研究支持世界卫生组织的指导方针，但世界卫生组织关于什么是"健康"人类运动的协议仅适用至21个月大的婴儿。这是因为无论气候、文化或家庭状况如何，只要婴儿在生命的前两年受到爱护，他们通常会有类似的发育。婴儿翻滚、爬行、攀爬、跪下、蹲下、站立、迈步、行走和奔跑，都是按顺序发展，每一个动作的发展都建立在前一个动作的基础上，并为以后身体功能的发展奠定基础。

从头部和颈部的控制，到婴儿从平躺到站立、行走和奔跑的姿势和模式的发展，这些运动里程碑是唯一被公认的人类运动指标。其可以对我们认为"好"的运动进行定义或衡量，但这些定义或衡量标准包含不同文化中不统一的技能或活动的衡量标准。

文化和现代环境让我们受到新的刺激，更复杂的动作发展了出来，为回应反馈回路和神经系统的感知做出适应。生命的前两年搭建了功能的舞台，所包含的动作基本部分允许我们发展出更大、更复杂的动作模式。

婴儿从仰卧到伸手、滚动、爬行、跪下、站立、行走和奔跑的过程并不是他们通过学习获取的，而是一种行为——一种对环境刺激的反应。

动作的语言是通过感知和不断重复发展而来的，是一种体验。

我们的内部反馈回路继续对不断变化的环境和情况进行采样、解释和响应，在短期内进行调整，并在长期内逐步进行永久性调整。我们不会编写动作代码，至少不是有意识地去编写。编写动作代码是一种生物学习行为，其中的刺激和反应模式通过行为和动作在神经和身体上得到映射。我们对环境或任务的感知决定了我们对新程序进行排序和表达的方式，即功能正常或功能失调。潜意识对疼痛、薄弱或重复性压力和劳损的反应会在身体上留下像指纹一样独特的印记。

婴儿出生时身体尚未发育完全，他们无法行走。但是他们会以一种更具有功能性的方式解决这些问题，然后这些障碍很快就消失了。神经系统处理感觉并通过动作来表达这些感觉时可能会存在代偿，或者选择逃避或忽视，因此动作可以改变结构，就像结构可以改变动作一样。如果我们希望破译动作的语言，就需要更好地解读这些模式。

以肩膀为例。肩膀不是独立工作的——它与肩带一起工作，肩带将自身固定在脊柱和胸腔上。用肩膀做的许多事情都不是由肩膀引导的，而是由手引导的。

使用手的方式会影响肩膀的使用方式。同样，稳定脊柱或躯干的方式会影响肩膀的使用方式。肩膀通常会听从手的命令，并对脊柱的完整性做出回应。你想要完成的模式和你所选择采取的姿势是运动的两端，两端之间的动态关系是通过探索和体验发展起来的。

当下，我们讨论稳定身体的某个部位时会运用某些具体的练习，希望增加某个部位的力量会让另一个薄弱或疼痛部位的自然功能得到恢复。这是在运用结构驱动功能的模式来考虑问题，这种模式并没有错，但它忽略了功能也会驱动结构。

婴儿是如何让肩袖肌群变得足够强大以支撑自己的体重的？难道是在凌晨三点，我们没有看到的时候，在用一小块抗阻训练带健身吗？孩子们是怎么成长到会爬树、能参与中学的体育运动，并且从来没有进行过负重训练，他们也仍然可以扔铁饼或铅球、跨栏、做俯卧撑和爬坡跑？

如果我们允许或鼓励孩子们活跃起来，他们可能会获得丰富的感官体验，比如在树林中跑来跑去、崴脚、磨破手皮、起水泡和磨出老茧。他们的感官体验并没有通过语言表达出来。这些奔跑、攀爬或提物走能力是在反复接触各种不断变化的环境的过程中自然发展起来的。

孩子们探索姿势和模式的方式与他们的骨骼生长和肌肉发展方式相适应。身体会驱使他们这样做，如果我们不干涉，他们会以系统而自然的方式来实现这一点。他们成功适应的环境越多样、越有挑战性，身体通常就越强壮、越健康。功能的印记就会留在结构上。

动作的开发软件

从发展进程的角度来看运动，我意识到这些发展模式构成了人类动作的基本软件——出生时就预装好，且能自然发展的操作系统。我们不想错过动作里程碑，它们存在是有原因的。所有未来的运动都建立在基本的姿势和模式之上。

姿势

躺着→双肘支撑俯卧→四肢着地→坐立→跪着→站立→单腿站立

模式

滚动→匍匐爬行→手爬行→攀爬→弓步→下蹲→站立→行走→跑

当婴儿错过某个主要的动作里程碑时，由于基础不牢固，将不可避免地出现动作受限或功能障碍，并延迟其他阶段的到来。虽然成年人已经掌握了更高级和更复杂的动作模式，这些早期的基本姿势和模式也很容易在成年人身上表达出来，但随着时间的推移和运动的不断减少，这些基本姿势和模式往往会消失。

人体是为了在资源有限的世界中生存而设计的，这就是人体只会在绝对必要的时候才使用宝贵的资源来适应或维持结构变化的原因。

在儿童的形成期，神经系统的软件和骨骼与肌肉的硬件会去发现彼此、重新排列并建立联系。更多的运动可以发展身体，发达的身体让我们更有能力抓住机会，适应更加多样化和不断变化的环境。除非遭遇疾病或环境限制，否则这种渐进的、自我平衡的过程会自然地发展出更具灵活性、更稳定和更复杂的动作模式。

从事一项新的活动训练时，我们会在早期发展阶段之后看到相同的过程。运动表现方面最大的进步会在开始一项新活动最初的4~6周出现，但这种进步几乎不能归因于更强壮的身体组织。我们首先学会以互补的方式使用身体部位，并优化这项新活动的软件应用。只有当活动的强度和频率超过我们的反应和恢复能力时，身体才会决定分配宝贵的资源来建立更大的骨密度，重组筋膜，发展更强壮的肌肉组织和肌腱。当身体系统的功能质量无法再满足环境或活动的需求时，身体的适应性就会自然而然地被触发。

重新平衡生活中运动的质量和数量之间的关系，需要的不仅仅是审查如何使用技能来改变身体系统的结构和运作方式，而是我们必须首先关联每一层动作中我们定义的最低可接受质量的测量值。

在商业社会中，能衡量的事情就能完成。在开始讨论业务发展时，你的下一个最大商机可能始于你目前还没有采用的一些测量方法。

FMS——创造意识

我们的专业发展指导着我们制定以动作为中心的策略。我们首先需要一个工具来更好地限定和量化滚动、爬行、攀爬、跪、蹲、站立或单脚站立的发展进程，因为这些是唯一被公认的人类运动指标。

我们试图采用大量的局部测量及干预与有限的整体功能测试及干预，并且消除这样一种错误假设，即通过干预手段来纠正局部功能障碍，最终在正常的、无痛的动作方面获得整体性改善。

20世纪90年代，我们在弗吉尼亚乡村诊所开发出了这种动作筛查工具，为当地500名高中运动员进行了FMS，并将其作为一种运动医学外展服务和参赛前体检的工具。我们相信，在体检过程中识别出存在功能障碍或产生疼痛的动作可以让诊断医生更加关注存在潜在问题的区域，同时为运动医学专业人士提出建议，选择练习或拉伸的替代方法，以帮助纠正和预防季前赛训练中的问题。

FMS对孩子们的恢复力产生了直接影响，可以帮助他们在开始运动之前识别问题并采取行动。然而，我们想知道是否可以检测并测量功能障碍的动作，更好地识别那些没有明显疼痛或受限的人受伤的潜在风险。我们能否在运动员最终遭受重创或受伤之前就判定出他可能没有准备好进行训练或比赛？

FMS就是基于这一系列问题产生的，目的是找到一种方法来捕捉肌肉骨骼或动作问题，这些问题可能带来极大的潜在受伤风险。当时，大多数的参赛前体检不包含动作——只检查身高、体重、生命体征，或许还包括脊柱侧弯或疝气检查。

筛查并不能回答"问题是什么"，它只是告诉我们什么时候需要更多的调查。如果做得好，应用于不同场景的相同流程会展示出一些模式。这些模式为收集数据和完善更大的筛查流程提供了新的机会。而这个更大的筛查流程有助于我们更准确、更有效地检测和监控那些需要关注的区域。

你可以这么思考：为了判断你是否有20/20的视力，我们不会看着你的眼睛说："哇，你的视力真好。"我们会观察你辨认视力表的行为来确认视力，如果有什么不对劲，我们会进一步检查你的眼睛。使用血压计或视力表不是评估，而是一次筛查。筛查是评估行为的工具，如果某些事情超出了预期范围，最终可能会进行更深入的评估。筛查是一种快速查看实施干预后是否发生变化的方式。

当视觉或心血管功能的内部系统受到损害时，我们通过测量可以知道眼睛或心脏存在功能障碍或有向错误方向发展的趋势。测量指标从来不是一成不变的，而是受到各种内部和外部因素的影响，所以我们要在观察了一段时间之后或是在不同情况下认识它们之后，再给出评估结果。如果你在医生的诊室测量的时候血压读数较高，但在家里测量时却很正常，我们可能会怀疑这个现象反映的是你对看医生这个事情的焦虑，而不是身体出现了功能障碍。如果没有一个类似的动作筛查，动作行为要么最终完全被忽略，要么只有在感到疼痛或严重超出预期标准时才会被评估。

在筛查暗示了可能存在问题的情况下，我们需要进行评估。评估是针对个人的——剥去层层的外衣，寻找动作模式功能障碍的根源。当血压超出了正常范围时，就可以通过评估额外的测试和测量结果来发现问题。这就是大多数评估都会有一名专业人员参与，并根据额外的筛查和测试结果提供专家意见的原因。

评估的目的是提供一个诊断结果（在最好的情况下），或至少给出一个可能的行动方案。有效的评估可以发现当前问题的根源，并获得系统性方法来解决问题。筛查结果只会是"通过/失败"。在最好的情况下，筛查可以主动指出即将出现的潜在问题。即使存在问题，筛查也可以帮助确定哪些领域需要优先进行更深入的评估。

当我们对一个只需进行筛查的情景进行评估时，就很容易把它进行分解并检查各个部分，然后找到问题。与其花费时间和精力评估并说服自己存在功能障碍，不如快速用一个筛查工具来告诉我们是否有什么需要担心的东西。

筛查和评估

将筛查对象想象成一辆汽车。当你给车换油时，维修员会做一次筛查，检查液体、轮胎和连接点，以便在造成麻烦之前发现问题。仪表板上的警示灯是程序化的筛查，它会告诉你有地方不对劲，已经超过了正常范围。只有当出现某些迹象或症状，表明汽车存在故障时，维修员的具体诊断评估才会开始。

动作筛查

虽然在身体健康的其他领域有公认的主动筛查程序，但没有类似的针对动作的筛查。如果除了某人受伤或疼痛之外，大家在健康、健身或运动表现方面不能使用相同的尺度或操作标准来看待动作，我们怎么可能识别出这些基本的人类动作发生了变化并可能带来功能障碍呢？

我们希望建立一个定性的整体动作标准，并将其视为一个新的生命体征——我们可以客观测量和监控的体征。然后，我们可以采用一个可靠的筛查工具来检测可能存在的问题，并创建一个反馈回路来检查我们的工作。

如果这种筛查能够简单、有效、可重复，并对最广泛的人群在确定最低可接受的动作质量方面有价值，那么它可以提供一种连接专业人员的通用语言。我们都可以识别低于可接受质量的动作，并确定是否需要进一步的调查和关注。如果我们发现的问题是凭自己的能力解决不了的，或者我们的干预没有产生预期的反应，那么在寻求帮助时，我们可以更轻松地进行沟通。

与其筛查身体部位并假设动作是正常的，我们会筛查动作并假设身体部位是正常的，除非筛查结果告诉我们事实并不是这样的。我们为动作筛查创建了一组规则，以便完成以下操作：

- ▶ 在症状出现之前捕捉动作迹象；
- ▶ 在数据点旁边捕捉模式类别；
- ▶ 创建一个组织中几乎每个人都可以执行的测试；
- ▶ 节省时间、空间和精力成本；
- ▶ 设定一个可接受动作质量的最低标准；
- ▶ 先检查动作能力，再检查体能——质量优于数量。

目的是通过测试个人而不仅仅是发现问题来观察主要的基本模式，从而快速、轻松地找到最大的功能障碍。FMS的七种动作模式是自限性的，并非源自针对特定问题的特定练习，而是源自发展进程。

观察某人蹲下、弓步或单脚站立，我们可以判断哪些部分看起来薄弱或紧张，而不需要观察跳跃。通过基础姿势和功能性姿势，我们会更理解整体性动作模式的质量。让一个人做出不怎么复杂的姿势，然后将动作分解成更原始的模式（伸手、滚动、爬行），会让我们更好地认识到哪些地方可能出现了故障。

从模式开始

从模式开始会很容易将我们的注意力转移到有缺陷的部位，而不是先寻找有缺陷的部位，然后再试图通过扩大范围来检查模式。我们可能会在处理和表达模式时看到一个错误，或者在动作结构中通过一个部分发现错误。从更宽大的角度开始筛查会让我们免于花时间寻找紧绷的肌肉或锁定的关节，并找到很多（或没找到）问题，但是却没有明确的方法来解决问题。

从模式开始会让我们的谈话富有成效，因为关于需要更多体能或更高技能的辩论对一个无法证明自己达到了最低发展水平的人来说无关紧要。如果你必须先会爬行才能会走，先会走才能会跑，那么不先确保爬行或行走的完整性，你怎么能假设自己会成为一个更好的跑者呢？

我们经常忘记甚至忽视客户或患者的一个问题：他们能否接受并回应我们提出的要求？当遇到缺乏灵活性、柔韧性、控制力、平衡性或有疼痛的人时，许多人的第一反应是试图通过健身的方案来解决问题。

我们认为，只要适当地指导并根据需要来调整练习，就可以同时实现两个目标：提高动作能力和获得更好的动作体能。

技术动作的质量可以通过指导和练习来提高，但在某些时候，发展和适应需要在没有教练指导的情况下突破身体极限。

当有人无法展示出所需的控制力、灵活性或对称性来完成筛查中的动作发展模式时，如果允许他们进行更复杂的活动，肯定会出现代偿并可能失败。如果动作的质量只有在我们能控制环境的时候才是良好的，就说明这个动作可能会是身体产生适应过程中的持续性障碍。

筛查和评估都是为了同样的目的而设计的——识别何时没有达到动作质量的阈值，这就是我们需要关注的地方。在这些情况下，我们不需要知道问题是什么，只需要知道是否有问题。如果测试显示，某个人在某个环节失去了功能性动作。希望他在进行健身训练或学习新的运动技能的过程中，也能发现那些可能会带来风险或形成障碍的动作。

当一些健身的理念将动作体能（常运动）置于动作能力（动作好）之前时，

毫无疑问，这些健身理念否认了在机能不全的基础上建立体能是不自然的。这些动作问题只会随着运动频率的增加而变得更糟。重视肌肉组织胜过重视神经系统会导致我们过度使用身体的单个部位，同时抵消那些保护脊柱、对齐关节、保持重心以及使用有利角度和杠杆的自然潜意识反射。

如果我们只是通过练习来解决问题，而没有确定内部软件是否能够支持更复杂的动作模式（并承受相关的压力），那么我们并没有解决问题。

良好的动作可以防止损伤，但是"首先动作好，然后常运动"要求我们在身体成长和适应的每一层明确"动作好"代表什么。

动作测试得到的只是一组数据点，搭配我们收集的不同的客观测试和测量结果，有助于我们绘制更完整的动作图景。我们希望更完整地捕捉风险，并理解每一层的质量必须为它之上的层面提供支持。

运动层	功能措施
生产力	技能和运动表现特定测试
身体强健	FCS
全面健康	FMS
身体健康	SFMA

定义和测量动作需要遵循第一个原则，但恢复动作能力的公式不仅仅是让人们摆出具有挑战性的姿势或设置运动障碍来引导他们完成自学过程。同样，"常运动"被错误地置于"动作好"之前，我们解决问题的方案也常常是添加更多的练习、更多的实践、更多的软组织处理、更多的营养补充，或者更多的小工具和玩具。

了解环境、行为和习惯对动作的影响为我们的第二个原则提供了切入点。正如动作好会创造更好的适应机会一样，消除环境和行为可能带来的负面影响，会为实施变革创造更好的条件和更有效的平台。

实现这一目标意味着我们需要回到人类自然动作发展的基础上。在一个人的能力的边缘（也就是代偿和错误刚刚开始出现的时候）进行训练是获得进一步发展的必要条件，但是，一个天然的解决方案会先问我们可以移除什么。

运动原则二：保护、纠正，然后发展

认识到存在问题是修复动作的第一步。当发现健康指标低于标准时，与其增加复杂性或成为针对最新发明所进行的营销炒作的受害者，还不如先问问自己："我可以减少或消除哪些已经暴露出来的不必要风险或阻碍前进的因素？"

在大多数情况下，答案来自环境和行为。吸烟会增加患心脏病、癌症和其他疾病的风险。生活在空气污染或水污染的环境中会增加患呼吸道疾病或全身性疾病的风险。在这两种情况下，我们可以通过补剂或设备来对抗有害行为和环境的影响，但消除问题的根源是提供一个更有效且可持续的解决方案。

消除负面影响，然后用积极的活动或环境填补空白，这是促进和发展健康的唯一真正解决方案，但这并不总是我们采用的方法。

大自然在培育强壮且能自然衰老的身体方面具有无与伦比的能力，但大自然并不关心甚至意识不到个人的或特定的发展。大自然很伟大，也可能很严酷。它不会停下来等待我们去适应，有时它教给我们的经验可能是致命的。

自然环境提供给每个人的环境是随机的——有些人受到眷顾很多，有些人则很少。这导致了不一致的经历和不一致的学习效果，这就是培养帮助每个人成长和发展最大潜力的环境如此重要（同时也是如此困难）的原因。

我们需要逐步扩大环境，移除环境中的学习障碍。练习一项新技能最初受益于一个安静、可控的结构化训练环境，而不是一个分散注意力的或多变的环境。

在我们从定性的角度确定了"动作好"的含义之后，第二个原则是道德原则——我们宁愿伤害你的自尊心，也不愿伤害你的身体。

这与医疗保健从业者坚守的希波克拉底誓言没有什么不同：不伤害他人。增加刺激来实现改变，绝不应该成为举起更重负荷、跑得更快、爬得更远、游得更努力或在更具挑战性的环境中竞争的唯一借口。这种想法再次将"常运动"置于"动作好"之前，认为"常运动"总能带来"动作好"。

我们都陷入了自我选择的陷阱，尤其是在运动方面。作为专业人士，我们会根据最符合我们的信念、指导风格或治疗风格的方式来选择方法或理念。

我们看到了想要的成功，但并不接受能够带来长期成功的缓慢方法。我们要么不能要么不愿意进行自我评估，这在很大程度上是因为有大量的声音在推销特定的解决方案，而没有指导意见或资源来帮助我们确定这些是不是问题的正确解决方案。我们听从了某个建议，试图找到一个捷径，但这样做十有八九会失败，因为我们没有深入研究给生活带来风险的行为和环境因素。

在确定某人做某个对他"好"的事情的最佳方式之前，我们的首要工作应该是帮助他发现自己应该做得更"少"的事情是什么。大多数患者不擅长识别那些没有被控制的风险，所以最强壮的患者往往认为他需要做更多的举重练习，而最灵活的患者会认为他需要做更多瑜伽。诚然，专业人士所能提供的最大价值在于帮助他人了解其个人成功路上的障碍。

缓解＋管理风险

在谈论风险时，我们参考一个公式：风险＝威胁 × 脆弱性。我们可以通过控制威胁或减小脆弱性（最好两者都做）来降低风险。现实情况是，这个世界充满了我们并不特别擅长预测的外部威胁，而且我们在评估这些威胁的脆弱性方面做得很差。许多影响身体成长的因素可能是我们无法控制的，但是我们绝对可以更好地识别自己的弱点并采取行动。

我们评估身体成长的真实威胁、潜在威胁和脆弱性的能力决定了我们的应对和适应能力。恢复力取决于那些可能危及身体健康、全面健康、身体强健或生产力的因素，我们可以果断采取行动减少需要控制的因素。我们内部系统和行为的完整性越高，应对压力环境时获得成功的可能性就越大。

控制身体的风险意味着识别那些可能损害健康和功能的因素，然后解决那些可以改变的因素。菲尔·普利斯基（Phil Plisky）和凯尔·基泽尔（Kyle Kiesel）博士及其团队正在对军事人员进行一项研究。该研究指出了一系列与动作变形和受伤率增加相关的风险因素。有些因素我们无能为力，但幸运的是大多数因素是可以改变的，解决这些问题后，可以提高持久性和运动表现能力。

已确定的动作风险因素

不可改变

> ▶ 年龄：26岁以上
>
> ▶ 既往受伤史和因该损伤而损失的时间

可改变

身体健康和全面健康	整体功能	身体强健
▶ 运动时出现疼痛 ▶ 自我感知的恢复程度 ▶ 体重指数偏高 ▶ 握力不对称或低于年龄标准 ▶ 体力活动减少	▶ Y平衡测试不对称 ▶ Y平衡测试综合得分低于标准 ▶ FMS中多项获得1分 ▶ 踝关节背屈不对称	▶ 肌肉力量不对称 ▶ 心血管健康状况不佳（两英里跑）

这些风险因素都可用于预测损伤，但起作用的风险因素的数量更为关键。研究表明，随着个人风险因素数量的增加，受伤的风险也会增加。

风险因素的数量/个	优势比[1]	相对风险[2]
>5	1.9~9.6	1.5~2.2
3~4	1.7	1.2~1.4
0~2	0.6~1.2	0.7~1.1

你可能会争辩说，许多可改变的风险因素对我们来说是新的，因为早期体育文化没有提倡改变这些风险因素。我们的生活方式和动作行为对身体已经具有腐蚀性，以至于即使没有受伤，大多数人平时就带着四五个危险的因素。这并不意味着我们离受伤只有一步之遥，但这确实意味着许多人正在向危险靠拢。识别威

---

1 事件发生的可能性与事件不会发生的可能性的比率。比率>1.0表示事件发生率有所增加，比率<1.0表示事件发生率降低。优势比1.9~9.6，表示拥有超过5个风险因素的个体未来受伤的可能性在1.9~9.6倍。

2 一组（有X个危险因素的人）与另一组（没有X个危险因素的人）发生未来事件（在这种情况下是未来损伤）的概率的比率。比率为1，意味着未来事件在两组具有相同的发生可能性。相对风险1.5~2.2，表示拥有超过5个风险因素的人比没有超过5个风险因素的人未来受伤的可能性高1.5~2.2倍。

胁未来身体功能的那些因素应该是首要任务，在改变行为方面最好的第一步行动几乎永远是看看有什么可以先不做的。

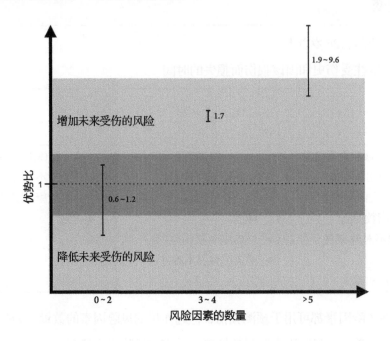

消除负面因素

我们在FMS工作中经常谈到的一点就是消除负面因素——消除导致功能障碍的环境或生活方式因素。降低风险和创造一个不会失败的环境（帮助客户更稳定地恢复、增长和适应）始终是更好的选择。

保护客户可能意味着暂时避免某些可能给客户带来更大风险的活动或训练。这可能意味着推迟高强度练习或运动，直到疼痛或有功能障碍的动作消失。这也可能意味着为获得更好的睡眠而在睡前一小时不看电视、不吃或喝加工过的食品或饮料、吃更少的食物，甚至尝试间歇性禁食——这是通过减法来增加益处的方法。

即使在商业中，与其购买昂贵的锻炼或康复设备，或提高服务质量和增加员工，还不如减少不必要的成本或简化流程，这样往往会产生更直接、更持久的效益。大多数行业都建立在以获利为目的的复杂性概念之上，但是缩小范围和使用工具可以让你为要完成的任务提供更多资源，并在实践中更加有效和更加高效。

去除无关因素甚至可以揭露被不必要的干扰层掩盖的缺陷或不足。

我们需要坚持这样一种理念,即无论是在运动中还是在商业中,我们都需要了解环境、行为和缺陷,并消除那些影响当前和未来的各种因素。

非失败

不要将"非失败的环境"理解为失败就是不好的,或者应该只让客户成功。消除可能阻碍学习和进步的负面因素或复杂性,就可以创造一个更好的环境,我们可以在此环境中纠正问题,然后制定长期解决方案。在纠正行为时,最终的成功是最重要的。

消除无关的因素减少了影响我们行为的噪声,并确保"失败"是暂时的,而不是永久性的或令人沮丧的。这与发展体能和技能没有什么不同,我们通过丰富的感官体验和清晰、有力的反馈来进步,以培养独立性和自我调节能力。

你可以消除哪些活动、行为或影响因素来降低风险并保护你的患者／客户／运动员?[3]

	意识	保护
生产力	?	−
身体强健	?	−
全面健康	?	−
身体健康	?	−

?: 你将如何衡量每一层的质量?

−: 你将如何消除对每一层质量的负面影响?

消除负面因素是筛查和测试的关键所在。在现代世界中,动作质量差几乎没有直接的自然后果。建立良好的动作质量和意识比以往任何时候都更重要,但当功能障碍的迹象和症状出现时(通常是在受伤或出现疼痛时),这会成为一个很难被接受的概念。

---

3 在本书中,你会看到类似这样的空白或部分有内容的表格,这是为了展示我们是如何在没有添加可能误导注意力细节的情况下剖析思维过程的。想一想你可以使用的工具、技能和策略,这些工具、技能和策略可以让你在每个框架内采取行动。

通过一系列的客观数据我们了解到，动作筛查可以用于教育那些缺乏自我意识的人，这些人的自信程度和现实结果不匹配。对动作能力的意识与动作能力本身同样重要（如果不是更重要），因为它可以帮助我们识别何时风险大于回报。

具有良好自我意识并能自我调节的人可以发现有教育意义的时刻和有转化价值的活动方式。那些没有意识到大脑和身体之间存在脱节的人是无法成长和适应的人，他们经常受伤。他们认为自己在运动中得了A，而实际上，他们得了D或F。这些客户和患者需要一种更系统的方法来改变他们的感知和行为模式——一种在身体发育的过程中引导自我探索和学习的方法。

改变的过程——先纠正，后发展

对功能性动作系统的一个常见误解是认为使用系统中某个筛查的目标是揭示动作问题，然后分配一个练习来纠正问题。

功能性动作系统的真正目标是让专业人士和客户都认识到基本动作在维持生活的各个方面的重要性，以及生活的各个方面会如何影响动作，然后让他们通过体验式学习的方式来逐步学会欣赏，获得整合，而不是用嘴去谈论它。

为什么我们总是坚持用口头提示来指导动作，而忘记了我们在能够遵循口头命令之前，其实已经学会这个动作了呢？我们不是通过文字、图片或指令来学习动作的。因为如果是这样，孩子们在学会说话或阅读之前无法从地上爬起来。动作的语言不依靠口头传达。利用神经系统的内部软件来重组动作模式意味着让人们接触动作，然后在他们能力边缘挑战其意识、感知和运动表现，培养一种体验。

人们经常能用我们的方法来发现功能障碍，然后分配特定的功能练习来帮助消除这个功能障碍。这其实是想通过插入另一种行为来改变原先一种行为，但该方法远不如先去改变感知那么有效。

我们想通过暴露问题来增加体验。一旦暴露出一个动作问题（无论是通过动作筛查还是通过其他测试），只是简单地描述问题并提供补充性活动来消除问题可能不是一个最佳投资。

通过体验来纠正瑕疵

对需要纠正动作的人来说，暴露出问题并提供与问题相关的信息远不如体验问题本身更重要。因为身体动作的词汇是凭感觉来书写的，而不是靠文字或图片来书写的，所以需要有这样一种体验，让一个人自己来发现，"哦，我的右脚确实失去了平衡"或者"哇，我没有意识到那一侧有多紧"。

对外行人来说，这比动作筛查得到的数值或我们描述动作模式的方式更有意义。他们知道自己的感受。他们可能将这种感受称为紧张、薄弱或摇摆不稳——让他们用自己的词汇表达这一点很重要，这样就可以将测量和观察与他们的感受联系起来。我们可以提供一个背景环境，这样他们就可以更清楚地看到这些联系。

创造这种身体意识有助于他们重新调整对现实的感知。我们所做事情的真正本质是让神经系统以可塑化的方式参与运动，这是最有效的反馈回路。在身体的所有系统中，神经系统对正确和不正确因素的反应是最敏感的。

"纠正"动作来自在无威胁、低风险的环境中给某人提供动作体验。积极的适应伴随着多种积极的反应，如果我们能够提供反馈，放大障碍或阻碍，并提供一个可行的学习路径，我们应该会看到并测量反应程度。它可能无法解决问题，但更多的时候，有过这种体验的人会因为看到自己很快出现了变化从而获得力量。

大多数站着摸不到脚趾的人会认为他们永远都摸不到脚趾了，或认为需要上一个月的瑜伽课或接受一些软组织手法才能摸到。我们带领其中一些人进行弯腰触趾进阶练习，在我们的指导下，他们意识到，"我没有紧绷的腿筋。当我向前弯腰时，我给腿筋发出一个信号，让它做了一些看起来对这个动作不是最有利，但对我目前的状态可能很有必要的事情。在某个地方必须出现代偿，因为我的身体正在使用一种绷紧或收紧的策略来保护自己，或是保持稳定。"

这种体验至关重要，因为如果我们的设计让他们在主观层面感受到，我们在客观层面上观察到的一种积极的动作体验，我们和他们就能以相同的方式来理解产生的效果。人们将这种体验称为纠正性策略或功能性进阶，但他们不会依据功能基线来衡量它。我不认为人们会将我们在系统中所做的事情视为一种衡量某项特定努力是否有效的方式，但这正是系统要做的事情。

这就是我们一直重视的事情——它不仅暴露出一个问题而且用训练的方式消

除该问题。带着一个人完成一次动作，就像我们通过一套动作进阶练习所做的那样，然后观察、感受和测量出现的变化，这将引领我们走向一条超越某一组训练动作的纠正道路。

我一直试图传达通过行动来创造意识的过程，但我从来没有很好地传达以下意图：我们不仅要揭露一个存在功能障碍的动作，然后对此进行训练，我们还要参与其中，与被纠正者共同创造一种学习体验。

你可以添加哪些活动、行为或影响因素来纠正和恢复运动？你可以提供什么来改善和维持积极的适应状态？

	意识	保护	纠正	发展
生产力	?	–	+	=
身体强健	?	–	+	=
全面健康	?	–	+	=
身体健康	?	–	+	=

?：你将如何衡量每一层的质量？

–：你将如何消除对每一层质量的负面影响？

+：你将如何提高每一层的质量？

=：你将如何增强和维持每一层的体内平衡/平衡？

如果这种体验以一种能够被衡量和评价的方式改变动作，那么这种体验就可以转化为可重复的、可塑化的练习。根据这个衡量标准选择一个练习在神经学上加强动作模式，所以我们可以继续进步并增加层次，直到它可以支持更强大、更复杂的运动，让我们感到满意。通过在某一个特定的力量训练动作或活动中提高身体素质和生产力来获得全面的身体收益并不来自更好的训练动作选择和指导，而是来自引导人们完成自我发现之旅，在这个过程中他们会获得意识和控制力。

我们建议进行能有效地将身体运动功能重置，并做出更完整动作的练习，但是我们不希望人们只是在"做"练习，而是希望他们参与到活动中。如果不能运用于现实世界中，在诊所或健身房中的功能性动作就毫无意义。无论使用何种练习或方法，我们都要坚持一个动作标准，并评估干预措施是否能够维持长期的动作发展。

我们首先需要了解自己是否可以量化或限定动作层有没有达标，然后采取适当的保护、纠正和发展措施，在追求更多的运动次数之前，恢复和保持最低可接受的动作质量水平。

遵循这种循序渐进的过程有助于我们在基本动作中保持能力和独立性，从而获得更好的身体适应性。有效地将这种循序渐进的运动过程付诸实践需要一个反馈系统来告诉我们是否以及何时需要在整个过程中应用适当的策略。

应用前两个动作原则需要遵循第三个原则——创建系统来支持理念，实施标准操作程序，将方法统一到身体成长和发展的各个方面。

如果你相信原则一，请用原则二来尊重它。

要按照原则二采取行动，请实施原则三。

运动原则三：创建系统来支持理念

> "不要让学校教育妨碍了你自身的教育。"
>
> ——马克·吐温（Mark Twain）

第三个动作原则是实践原则。我们相信我们可以比大自然更快、更安全地发展动作，但是当我们需要结合策略和战术时，我们往往会前后矛盾、效率低下，并且经常没有进步。我们使用的解决方案是规定性的，没有基于有意义的客观衡量标准。我们的决定是基于疼痛、力量指标，还是患者自我感觉"更好"了？

当我们不知道目标在哪里时，我们如何实现目标？

我们看到健康、健身和运动表现领域最伟大的实践者能够比其他人更快地取得令人难以置信的成果。我们认为跟随他们的道路并学习利用他们的技术就是成功的秘诀。

从关注战术开始，就相当于在没有学习如何使用地图或指南针的情况下，学习在阿巴拉契亚徒步旅行所需的所有生存和露营技巧。地图提供了一些关于你所处位置和你想去地方的信息。知道如何定期使用指南针可以让你获得正确的方向，而不是寻找任何看起来像是证明你在正确轨道上的类似指示器的东西。

表现好的人之所以如此有效和高效，是因为他们使用了更好的地图，并且知道什么工具可以帮助他们做出选择。他们中的每个人都有一个产生客观反馈的系统流程，允许他们回顾自己的工作，并防止自己因为自负或假设而不受约束。

如果优秀的实践者尝试了一种新技术或策略，就算适得其反，他们也不会在错误的道路上停留太久。他们也不会让"看起来像个失败者"的恐惧心理妨碍他们——他们知道如何快速纠正自己的路线。采用一致的策略可以形成一个过滤器，从而发现让反馈更快出现、让做决策更简单的机会。其余的人会花更多的时间争论该走哪条岔路，而不是学习使用更好的过滤器来一致化数据和行动，并找到从A点到B点的最佳路线。

一个自我实验的平台

FMS的最初目标是观察基本动作模式并建立基线。我们相信，如果结构解剖学在平均限度内，那么执行功能模式的能力也应该至少是平均水平。如果人们的表现低于平均水平，他们的软件（神经肌肉的表现）肯定不如他们的硬件有效。如果他们拥有具备非凡能力的普通硬件，那么他们的身体意识、处理能力和技能都已经超越了结构组件的总和。与其他类似的人相比，在拥有相同身体资源的情况下，他们更加机敏。

我们在创建了动作筛查之后，就去了各个地方做演讲。我们在不同的地方和国家会议上谈论了动作筛查，为的是让更多的人知道。我们可以说服越多的人使用动作筛查，就能越好地了解和质疑这个结构，并发现哪些内容是有效的，哪些内容是无效的，这样我们就能建立一个跨不同群体和环境的动作基线。

我们想知道：来自不同环境的不同人是如何运动的？我们看到的问题是一致的吗？哪些模式最重要？此工具对实现其预期目的有用吗？

尽管这一切看起来像是一个关于构成"功能性"人类动作的合乎逻辑的、没有威胁的观点，但我们知道，这种观点很可能会遇到阻力。这意味着我们在专业上都被误导了，且筛查流程没有以最佳的方式运作，这可能会引起负面情绪。但是，我们并不是说旧方法是错误的，而是要求人们公平地对待这个流程，然后就他们是否看到了我们所看到的内容提供反馈。

像任何好的实验一样，我们要求每个人都遵循相同的流程，并报告哪些内容是有效的，哪些内容是无效的，这样我们就可以共同坚持一个标准的测量标准。我们最初并没有过多谈论关于练习的事情，因为我们没有一个关于练习的议程——我们甚至没有完全理解动作筛查告诉我们的内容。根据独特的功能评估，我们已经进行了大量的纠正性练习，但是随着从实践中收集到更多的信息，我们呈现练习的方式也在不断发展。在那10年的埋头苦干过程中，我们犯了许多错误，但也获得了来自早期采用者的大量反馈和经验证据。

幸运的是，在这个过程的早期，职业运动队开始使用动作筛查。职业运动的伟大之处在于，专业的力量教练、运动损伤防护师或运动员最初并不完全依赖科研。他们不能等待科研，因为领先于共识是他们的竞争优势。

有一个基于这一原则建立起来的理念——从科学假设出发，运用逻辑干预，看看哪些教练和运动员通过特定的技术或方法成功了，然后通过科研去发现或确认这是怎么发生的。这一理念远远领先于快速失败的理念——尝试一个原始理念的变体，衡量其效果，如果没有产生可衡量的影响，则继续前进。

如果我们等待科研以压倒性的优势确认某样东西是优越的，那么每个职业都会停滞不前。有多少你读过的科研论文不是以"需要更多研究"结尾的？但是，第一个关于FMS的研究直到2007年才问世——在我们首次推出筛查的10年后。

早期采用动作筛查的职业运动队并没有因为科研表明要进行动作筛查才这样做，他们进行动作筛查是因为他们看到了使用它的好处。就是在那个时候，我们知道了这些筛查其实告诉了我们一些东西。

对我们来说幸运的是，如今关于动作筛查的正面科研报告比负面的要多得多，到目前为止，我们收获的最大胜利是科研发现了动作筛查是观察动作的一种可靠方式。[4]

你所做的事情背后有科学支持非常重要，但是不要对在实际应用中学到的东西视而不见。如果你希望自己在行业中处于领先地位，在某一时刻，你就需要卷起袖子，动手操作，而且你需要冒着犯错误会让自己尴尬的风险，因为出了事儿你就会被责怪。

---

4 Cuchna, J. W., Hoch, M. C., & Hoch, J. M. (2016). The interrater and intrarater reliability of the functional movement screen: A systematic review with meta-analysis. Physical Therapy in Sport, 19, 57–65.

关于应用的问题

在早期的时候，我们做了足够多的糟糕假设并犯了许多错误。最初，我们认为所有的动作模式都可以在过顶深蹲中体现出来，我们假设深蹲是基本的起点，或是动作模式的冰山一角。我们中的许多人都非常重视解决深蹲的问题，认为它会在动作筛查上探寻动作模式的根源，启发其他更原始、更简单或更基本的模式。

我们错了。

关于俯卧撑的假设亦是如此。与抬腿、肩部灵活性和旋转稳定性测试不同，俯卧撑是一种高阈值运动，它不会将身体切成两半来进行左右比较。它会询问："你能在站起来之前，把全身皮肤绷紧并完成这个动作吗？"

在这项测试中，失败可以解释为什么有些人在双脚站立或负重训练时会出现问题，当我们意识到，我们的测试和方法会让人们从中钻空子并最终导致不规范的俯卧撑和连累其他动作时，我们被迫开始重新评估流程。

我们承认这种从基础动作出发，然后逐渐进阶的动作等级制度，但即使是我们，也没有从一开始就遵循它。我们试图让某人做一个更好的深蹲或俯卧撑，希望该动作能清除接下来的一切阻碍。但事实上，发展进程告诉我们，应该有一个预先建立的动作进程。我们不应该看似公平地考虑每个测试，而应该确保所有人都会每个测试，就像视力筛查表要保证所有人都能够辨认视力表的第一行一样。

尊重该系统意味着我们的第一步是主动直腿上抬（ASLR），第二步是肩部灵活性。我们需要在发育过程中重新确认四肢以一种对称且至少均匀的方式运动，然后我们才能在直立运动过程中进入不同级别的核心控制。

早期我们在战术上犯了错误，我们看到其他人也犯了同样的错误。我们试图消除筛查过程的偏见，让动作来说话。但最终，一旦人们离开我们的诊所或我们的某个讲座，回到他们的健身房或诊所，就会出现同样的基于错误假设的操作场景。

最大的挑战是许多看到了不一致结果的人，其实是以非系统的方式来采用我们设计的一个系统化的、循序渐进的流程。

更常见的一个错误是对动作筛查的"自助式用法"。出于方便或偏好，许多人选择做一些测试而跳过其他测试，而且仍然非常自信地认为他们能准确地筛查出来什么。我们构建的筛查是为了观察这些单独的动作测试之间存在的关系——这些测试形成了一个难度阶梯来探索同一个主题。回到视力表的类比,如果我们在视力表上任意选择一行,或者删除一些行时不相应地缩放其他行,我们将无法准确了解被测试者的视觉能力。

一些人在执行筛查中选择了他们认为比其他部分更重要的几项作为线索或想法,然后形成训练计划,他们正在踏上一段准备不足的旅程。太多的人认为针对特定运动或活动来修改筛查,或者采用筛查的一部分会像采用完整的标准筛查一样好,但事实并非如此。因为这是以不同于设计它的方式来使用工具,而不是在尽可能多的环境中适当地使用该工具,以发现它能否提供更好的信息来采取更好的行动,然后继续前进。

许多教练更感兴趣的是控制筛查的量尺来适应一个特定的小群体,因为他们认为筛查中选用的通用姿势和模式并不适合他们的运动需求。当人们需要冲刺100米或者以时速90英里的速度投掷棒球时,仰卧并上下抬腿有什么价值?

筛查的整体视角

当你在没有证实偏见的情况下,尽可能可靠和客观地进行筛查时,你会看到一些数据分布。这些数据会告诉你某个群体的动作需求,以及个体在群体中所处的位置。其价值在于了解这些动作模式在具有特定人群的特定环境中的自然分布情况,以便你可以采取最合适的行动。

某些人群比其他人群需要更高的动作标准。职业篮球运动员的动作标准比那些周末打高尔夫球的人的动作标准高一些。如果让棒球运动员和你的祖母参加相同的视力测试以获得驾驶执照,对他们的"正常值"期望会是不一样的。

在比较一名工厂工人和一名奥林匹克运动员时,这些测试并没有那么有价值——重要的是比较工人和其他工人,比较运动员和其他运动员。人们可以用正常的动作得分(而不是超常的)取得惊人的成就,而很少有人能在运动表现更高、对身体要求更高的环境中,用比同龄人更低的动作得分获得出色的成就。筛选出那些基线功能会给身体适应带来障碍的人,可以让你将资源和精力用于最需要的地方。

动作筛查提供了一个多级过滤器，神经发育进程在这里得到了规模化和策略化的体现。如果其中一个低级模式的功能障碍或缺陷发现了一些问题，我们假设这个低级模式是一张基础的多米诺骨牌，那么就需要先把它的问题解决了再去面对下一张多米诺骨牌。如果我们采取正确的行动，人类行为的连锁反应就会发生，我们需要以相同的尺度来衡量哪些发生了变化，哪些没有发生变化，然后利用这些信息来进步。关键是测试、采取行动、再测试，但是许多人采取了前两步，却从不客观地采取第三步。

不正确地使用筛查工具、不正确地对环境进行采样，然后根据不正确的假设来采取行动，就不太可能会产生预期的效果。忠于动作的系统并处理薄弱部分，直到薄弱部分达到最低质量标准，这听起来像是一个缓慢的过程，但它实际上会将我们的决策简化为是或否的命题。走捷径或加快流程只会让我们陷入自我创造的死胡同，这种算法模型经常会带来收益快速上涨，这仅仅是因为我们不太可能偏离路线太远。

我们的动作原理和功能性动作系统生成的多层过滤器使我们能够更快地进行评估和做出反应，更有效地纠正路线。时间是有限的资源，我们可以不断地对输出进行采样，并以一种客观的、可缩放的方式调整输入，而不是等待持续的稳定期来指示何时进行调整。每一项决定或干预都应在某种程度上通过这套系统展示出积极的变化。否则，我们必须问问自己，我们的时间和精力是不是该用在其他地方。

在一个保护我们远离许多自然障碍和挑战的世界里，身体的成长和适应没有得到应有的塑造。当我们偏离轨道时，我们收到的负面反馈通常姗姗来迟。即使个体留下了动作的印记，传统模式也会迫使我们陷入健康、健身和运动表现的孤岛，我们仍然会对大部分动作行为管理不善或没有管理，而对其他部分过度管理。

现在是时候超越技术技能和专业决策的系统方法，去迈向一个更大的系统了——一个将专业和责任编织在一起，为每位患者、客户或运动员服务的系统。

将此思考过程视为如何为你的工作实施标准操作程序的基本示例：

- ▶ 我该如何筛查或测量_____？
  - 执行筛查或测量。
- ▶ 我可以采取什么行动来改变_____？
  - 采取所需的行动。
  - 重新筛查或重新测量。
- ▶ 我看到变化了吗？
  - 是。

    如果变化是积极的，请继续；如果变化是负面的，请尝试不同的操作。
- ▶ 否。
  - 我测量的对吗？
  - 我提供的战术/技术是否正确？
  - 我是否需要更长的时间才能看到变化？

4×4矩阵

人们认为流程或系统是有限制性的，其被简化成阻碍创造力或是灵活性的食谱或是脚本。其实，良好的流程和系统所形成的建筑结构恰到好处，可以提高自由度。它们的目标首先是通过设置护栏和检查点来为你的工作提供保护，其次是确认你行动的有效性。遵循食谱可能不会做出最好的菜肴，但它可以帮助你避免做出最坏的菜肴。随着你能更好地识别出最重要的点，你可以在过程中尝试和测试边界，因为你对最终产品的质量有信心。

如果设计得当，系统会创造一个安全的工作环境，并拓宽我们的视野和提升我们的注意力。

> "自由是每个人都想要的——能够自由地行动和生活。
> 但到达自由之地的唯一途径就是遵守纪律。"
>
> ——约茨科·威林克（Jocko Willink）

对我们来说，"系统"意味着当我们遵循指示操作时，它会进行自我检查。如果操作得当，无论在什么环境下使用，视力表和血压计的功能几乎都是相同的。这就是我们想要开始进行动作对话的地方。功能性动作系统提供了一套标准操作程序，适合在所有双脚着地的环境中使用——无论该环境是诊所、训练室、力量房还是练习场。

就像飞行员的航前检查一样，标准操作程序旨在通过清单对照法来降低风险、提高运动表现并最大限度地减少差异和误解。我们没有要求人们坚定不移地遵循教条，但是参与动作筛查和运用纠正策略的专业人员的数量已经达到了临界水平，这使我们能够建立标准操作程序来收集信息、设计干预措施，然后衡量结果。在开始和结束一项任务/行动时对照这个清单，可以确保问题尽早被发现，将错误保持在较低的水平，并在遇到麻烦时，可以向回追溯线索，以便做出重要决定。

我们不仅在寻找可以强化的积极的变化，同时也能理解副作用。不断测量和取样个体对保护、纠正和发展策略的反应，使我们不会让努力白费，也不至于太晚才发现我们做了错误的决定。系统让我们无法将身体强健置于功能障碍之上，也无法将健身解决方案应用于医疗问题。它同时还告诉我们，在医疗保健领域，消除风险的工作并没有因为症状得到控制就完成了。

如果我们能在没有副作用的情况下测量出一个积极的变化，就可以设定计划。把一个单次的反应转化为适应建立在一次次可测量的、有利的、积极的反应的基础上——你会获得你需要的适应性，组织在生长的过程中不会损害神经系统。如果针对某个干预，我们无法测量出一个积极的反应，或者干预措施实际上降低了质量，那么将整个计划或对适应的假设建立在此基础之上是不会有结果的。

我希望动作领域的专业人员能齐心协力，带领人们领略身体成长和适应的各个层面。功能性动作系统提供了一个通用的动作感知和动作的语言，给不同专业之间的交流搭建了桥梁。现在，这个简单的4×4矩阵可以为每个人提供相同的地图，让其按照自己的方式导航并最终找到彼此。

在身体成长和适应的每一层中，你都采取了哪些行动？

		意识	保护	纠正	发展
		→ 身体适应 →			
↑ 身体成长 ↑	生产力	?	–	+	=
	身体强健	?	–	+	=
	全面健康	?	–	+	=
	身体健康	?	–	+	=

?：如何衡量每一层的质量？

–：如何消除对每一层质量的负面影响？

+：如何才能提高每一层的质量？

=：如何增强和维持每一层中的体内平衡/平衡？

  表格的垂直方向代表你身体成长的维度，水平方向代表你适应环境的进度。该结构之所以按照这种顺序排列，是因为处理每个框中的组件都会为下一个框提供支持。

  4×4矩阵评估了个体可能出现功能障碍或有缺陷的身体成长维度，还使我们能够确定在恢复每个维度的自然平衡时应采取的最佳行动。

  在这个矩阵内，我们有机会将与我们合作的每一位患者、客户或运动员放到一个网格中，以便立即了解他们的需求。

  这个系统不是一个规则列表，而是按照特定顺序排列的16组决策。每个框中都有许多战术和工具，可以用来创造变化——这就是你在工作中发挥创造力、实验和创新的机会。

  只要我们尊重成长的过程，不断地适应环境，并在评估影响力时坚持一套一致、客观的标准，随着时间的推移和经验的增长，可以为系统提供更好的输入，这一过程的有效性和效率就会变得更高。

  我无法确切地告诉你该做什么或该往哪个方向发展，因为每个人都是从不同的起点开始旅程的，拥有不同的资源、不同的知识基础和不同的目标。无论是将客户还是将你自己放到网格中，每个人都会有不同级别的需求需要满足。我能提供的是在如何理解地图和选择最佳工具方面更好的指导，帮助你判断何时你的决定和行动会导致你偏离轨道。

  无论你是第一个还是最后一个采用新的思维方式或工作方式的人，从个人量表开始，发现自己最需要补足的方面，这是在担心你的业务之前成功改变自己的必要条件。

> 剖析人体解剖结构的各层可能是一项令人生畏的任务，但对人类动作奇迹的欣赏只会随着对每一层的解剖而增长。这种动作矩阵提供了同样的机会，能够精细切割、深刻影响人类动作的每一层，无论是解剖人体还是解剖动作，深入表面是认识、理解和重建更完整的身体自我模型的第一步。

我需要什么信息？	我可以采取什么行动？
意识——我们能否衡量这些品质，以确认此人在身体健康、全面健康、身体强健和生产力方面符合最基本标准，以满足其需求？	身体健康：观察生命体征、SFMA 全面健康：排查功能性风险因素、FMS 身体强健：FCS、1RM、测定最大摄氧量等 生产力：技能或特定性能测试
保护——这个人是否正在进行（或没有进行）能够维持他已经拥有的身体健康、全面健康、身体强健和生产力的行为？	身体健康：停止消极的生活方式行为（吸烟、吃垃圾食品） 全面健康：避免可能使人遭受失败或损伤的新环境或新活动 身体强健：消除带来疼痛的练习或活动 生产力：删除或修改很可能失败的技能或任务
纠正——此人是否参与（或不参与）有助于纠正可能出现或在以后会出现的功能障碍或缺陷的活动？	身体健康：改善水合作用、睡眠、精神、情绪，并消除疼痛 全面健康：处理可改变的风险因素并增强功能 身体强健：纠正性活动和练习，以恢复体能 生产力：对特定活动技能进行再训练
发展——这个人的行为是否会提高和增加每一层动作的质量或数量？	身体健康：每天散步，饮食健康 全面健康：通过全身活动保持灵活性和功能 身体强健：训练功能性体能 生产力：教授和练习技能

个人的动作评估

动作的商业模式必须从个人层面开始，因为我们应该能够像审视职业生活一样审视自己的个人生活。如果你是你提供的服务的关键消费者，你应该相信你所做的事情。你可以卖掉一辆你不会去驾驶的车，但我不确定你是否应该参与一项你不会去消费的服务。这两件事是不同的，因为服务是持续的、不断发展的，而销售产品是一种有限的交易。销售完成后，产品可能是有保证的，但服务却不能保证。

将你的职业成长和适应想象成你的身体成长和适应。当你跨越成长的每一个层面时，问问自己以下这些问题。

- ▶ 我的身体健康/全面健康/身体强健/生产力是否达到了我想要的水平？
- ▶ 我如何知道自己是否身体健康/全面健康/身体强健/表现良好？我如何测量每一项？
- ▶ 我如何保护我已经拥有的身体健康/全面健康/身体强健/生产力？
- ▶ 我如何纠正身体健康/全面健康/身体强健/生产力方面的问题？
- ▶ 我如何为未来维持或发展我的身体健康/全面健康/身体强健/生产力？

4×4矩阵建立在健康意识的基础上，健康意识是你可能遇到的第一个问题，因为如果你不知道如何识别和衡量成为平衡、稳定的人类有机体所需的品质，就没有办法自信地制定出符合更高成长发育水平的客观决策。能够在每一行的框中加上阴影，表明你可以提供自己所采取的行为和行动的示例，来自下而上地衡量和解决成长的每一层次的问题。

试着客观地用这个框架描绘你自己，你会发现用它来描绘你的患者、客户或运动员更容易。我们已经给出了每个维度的含义。请问问自己以下问题。

- ▶ 你是否知道自己在成长的每一层中的位置或需求？
- ▶ 你是否有办法衡量或量化你在每个方面的能力？
- ▶ 一旦你了解了自己在某个特定成长维度中的位置，你是否可以消除一些行为或障碍来维持你目前的位置？
- ▶ 你能采取哪些行动或利用哪些资源来纠正你识别并且衡量出来的限制？
- ▶ 在关注成长的下一个水平之前，你是否已经做了足够的工作来维持和发展新的基准线？

你的机会在哪里？

		意识	保护	纠正	发展
	→ 身体适应 →				
↑ 身体成长 ↑	生产力	√	-	+	√
	身体强健	?	-	√	√
	全面健康	?	√	+	=
	身体健康	√	√	√	=

?：你可以做些什么来衡量每一层的质量？

-：你可以做些什么来消除对每一层质量的负面影响？

+：你可以做些什么来提高每一层的质量？

=：你可以做些什么来增强和维持每一层的体内平衡/平衡？

你对这些问题没有明确回答"是"的任何一个无阴影方框都代表了那些不确定的领域，而这就是你刚刚发现的机会。如果你未能在第一个意识框中测量质量，那么任何其他保护、纠正和发展层的行动都可能是不完整的（并且可能与所需内容不一致）。你可能是一名运动员，正在努力提高体能和生产力，但如果你不能首先提供客观证据证明你的全面健康和身体强健程度是足够的，或者至少可以保持住，就无法保证你正在采取的行动在为你真正需要的东西服务。

现在，用全新的视角观察问题是我们的目标。如果你勾画出了你的个人问题，现在能用不同的方式看待你自己——这就是要点。不要急着解决问题。你真正的目标是，在尝试彻底改造你正在做的事情之前，看看你是否可以在利用现有资源的同时，用一种全新的角度解决问题。

如果你可以在自己的个人生活中做到这一点，那么就可以从专业人士的角度提出同样的问题。你在自己的职业领域处于什么位置？10年后你想处于什么位置？

我一直试图让流程尽可能简单，我觉得这16个方框可以充分捕捉并支持构建具有韧性的人类所需的策略和战术。

在我最初编写动作的核心原则时，我从10个原则开始写起，然后我意识到它们可以被缩减至3个。我也许会想出更多的方框来解决成长与发展问题，而不是更少。少于目前这几个核心组成部分，我们就会错过配方中的一些关键内容。这是我对原则一至原则三的应用，在动作系统中，我们的要求是质量第一、数量第二。

　　你多早或在多深入地追求这些层次的成长和适应，取决于你挑战自己目前方法的意愿有多强。每个人愿意接受的风险回报率都是独一无二的，老实说，没有多少人愿意在每一个类别中都成为早期采用者——包括我自己。在我生命99%的时间里，我都是一个中间采纳者。在我的生活方式、练习和训练中，我想使用经过验证的工具（至少有可靠的概念证明），但我愿意冒险寻找更好的方法来获得全面健康。

　　在生活的其他方面，我会选择驾驶一辆安全可靠的汽车，但是在动作方面，为了找到人类动作模式和行为中最薄弱的环节，我非常愿意成为一名"试飞员"。

第4章
衡量自己的价值——发现机会

▶ 你所在的社区是否有在健康、功能、健身或生产力方面的需求？

▶ 你能满足这个需求吗？

▶ 以你的技能和知识，能提供比现有产品更好的东西吗？

▶ 你的弱项和强项是什么？

大多数情况下，我们在课程结束时遇到的问题是，"我怎么运用这个东西？"我们的回答是，"你的机会在哪里？"

当我回到我在弗吉尼亚州居住的小镇开始经营一个诊所时，我并没有处于学术环境中，也没有试图在主要市场中竞争。在那里，健康和健身的选择是有限的，所以在早期我必须身兼数职来满足社区的需求。除了物理治疗背景之外，我还有力量和体能训练背景，所以我能提供这方面的知识和观点，但我又不是一名力量教练。我在医学方面受到的教育让我能够为有不良饮食习惯、高血压、精神和情感问题的儿童和成人进行健康筛查，但我并不是营养师或医学博士。

我本可以充分利用这些机会中的任何一个，但我从未忘记我最大的机会和价值：恢复动作健康，并让人们意识到自己可以选择更有活力的生活方式。

当你设想自己的理想业务时，你的技能可能为一个或两个特定动作层次提供支持。但是，有这么多的人在身体健康或全面健康方面出现问题却毫不自知，你很少会有机会面对那些只需要你所具备的特定技能的人。这就是无论你的专业方向是什么，筛查都如此重要的原因，你可能是识别这些客户和患者风险因素的第一道防线。

我毫不怀疑你能够在业务中看到解决各个动作层次问题的机会，但是请想想你最大的机会在哪里。你所在的社区、族群或团队的需求以及你的特殊优势，对你应该如何引导自己的注意力发挥着巨大的作用。

专家

一些从业人员选择走专业化路线来使自己与众不同，完善自己的技能或业务，并深入特定领域或人群中。这可能意味着某个手法治疗诊所提供结构整合或针灸疗法，或者在训练的背景下，某机构只面对户外运动员或网球运动员。

有很多成功的专业人士，他们将自己的事业建立在成为某个领域专家的基础上，但专业化也需要一种策略。当来找你的人需要你提供专业以外的帮助时，你该如何应对？如果你是一名手法治疗师，而客户需要的东西仅靠你的双手无法解决，你会怎么做？如果将自己塑造成一个"纠正性训练专家"，但你筛查了一些人，发现他们并没有明显的功能障碍——从技术上讲，你失业了。

成为专家的你具备深入的知识和技能，但是这可能会限制你与关注多个领域的人打交道的能力。当然这不是专家独有的特点，只要通过单一视角看待每个问题，失去客观性的风险就会变得更高。如果你所拥有的只是高度专业化的工具或方法，就更容易将每个问题都变成必须依赖你才能解决的问题。但是，如果具有更广泛的策略，你就可以将贡献定位在某个可持续的框架里，并依然对你的特定目标提供支持。

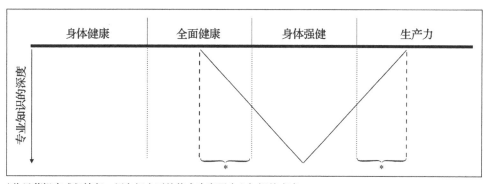

*你显著提高或保持每一层良好水平的能力决定了专业知识的广度。

通才

许多从业人员选择的另一条道路是通才之路。能够为客户提供全面的护理，通常是他们成为通才的动机，这就是我们通常可以通过观察谁在姓名后面标注了很多个他们获得的认证来识别他们的原因。

越来越多的从业人士都在获得多种认证，或将他们的从业范围扩展到生活方式教练或是物理治疗师、整脊师和力量教练的混合体，这些都是以提供整体解决方案的名义进行的。这对于某些客户的连续护理和礼宾级别的服务来说非常不错，但根据我们的经验，试图满足所有人要求的专业人士在这个过程中不可避免地会牺牲其效率。

你应该让自己接受各种培训并尽量提供全面的服务，但你能扮演的角色就那么多。虽然有一些多面手，但在多个方面都表现出色的人很少。大脑的存储能力是有限的，知识面越广，继续拓展其深度就会变得越困难。专家所具有的渊博知识在一个窄小范围内通常是有效的，但通才通常只能在广泛的范围内保持一般能力——在所有领域中的有效性都会被削弱。

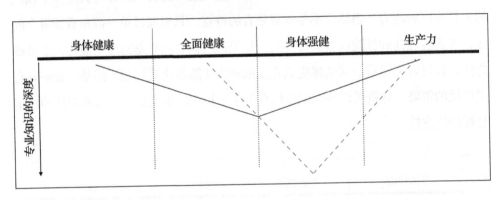

明确你所提供的服务符合身体成长的哪个类别，会为专业发展提供足够的广度。在某些情况下，所处的环境可能需要你扩展自己的知识范围以扮演更多的角色，尤其是在客户没有其他选择来获得指导的情况下。在这些情况下，提供哪怕是肤浅的指导也比没有要好。但是，尽管提供跨越身体健康、全面健康、身体强健和生产力领域的知识很有价值，但这并不是最大的机会所在。

想要获得专业成长需要在最短的时间内进行沟通和问责。坦然承认自己的优点和缺点，我们可以诚实地问自己："我真的有能力做到这一切吗？扮演某人需要的所有角色是否很重要？或者，我应该尽我所能成为最好的临床医生、教练，并承认是时候将接力棒交给最能满足客户其他需求的专业人士吗？"

你和其他人的服务水平真正的区别不在于单一动作层面的能力，而在于能向下层看，也能向上层看，并且有能力识别机会和采取行动。不管专业知识如何，帮助识别最薄弱环节的策略都是成功的关键，因为无论站在连续统一体的哪个位置，都要对上游的意识和下游的结果负责。

机会就在十字路口

我们都非常欣赏团队成员之间协同配合，相互提升技能。如果你的目标是提高自己专业服务的绩效，那么寻找一些同行来补充技能至关重要。通过依靠那些专业知识与你互补的人，你可以让自己免于陷入专家陷阱。通过创造既深入又广泛的集体知识，你会克服自己的弱点。

这就是很多人都试图复制职业体育模式的原因。组建一支由医生、损伤防护师、物理治疗师、整脊师、营养师、按摩治疗师、力量教练和运动心理学家组成的团队，让每个人都可以从身体健康和生产力的各个角度关注运动员。这个团队可以由你的雇员组成，也可以由被推荐的专业人士组成，但你们必须在战略上保持联系。4×4矩阵将促进沟通。

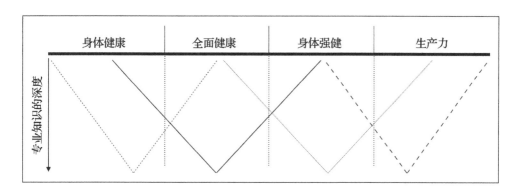

如果做得好，结果会令人难以置信。配备了接受过康复和运动训练的骨科医师的环境、配备了物理治疗师或整脊师的健身房、能提供按摩或针灸治疗的瑜伽和普拉提工作室，都可以通过类似方法蓬勃发展。让多名专家一起工作的好处是显而易见的：利用内部资源可以建立一个闭环，不管客户的状况如何，总会有人能发挥价值。能够满足这些需求的业务公司，其财务收益是显而易见的。当一个患者出院或运动员受伤时，不必把他转诊去其他地方，而是在团队内部进行转换，患者就成了终身客户。

并不是每个人都有兴趣、资源或意愿去创造一个能全盘掌控的模式。如果你雇用了一个能有效完成工作的从业人员团队，那就太好了，但这也同时形成了很多需要同时运转的区域，来维持企业的生存。你可能不想承担管理一个大型团队或机构的责任，或者不想处理包含不同时间表和账单的后勤工作。

好消息是，更多并不总是意味着更好。只要你不闭门造车，你就可以成为一名成功的通才或专家。

> 不管我们各自的知识基础如何，如果我们关心患者和客户的最大利益，那么了解自己技能的价值止于何处、其他人的技能价值始于何处就能给我们带来最大的利益。

知道你最大的价值在哪里

是成为一名专业专家和综合战术家，还是成为一名综合专家和专业战术家，你需要判断哪种情况对你最有利。如果你是一名骨科医师，那么你应该是一名专业的健康专家，能够提供总体策略和建议，并在其他动作层次帮助指导患者。如果你是一名治疗师或体能教练，那么你需要更广泛的专业知识来发挥作用，但你最好在你的核心关注领域拥有特定的策略，以使自己与众不同。

我开设的诊所有助于人们在追求身体强健和生产力的路上，摆脱疼痛，恢复功能，无论人们从事什么体力活动、什么职业、什么运动。我们需要对营养或医学诊断有足够的了解，以便为患者提供生活方式选择方面的建议，并了解他们何时需要寻求营养学家或医生的帮助。我们需要对奥林匹克举重或某项特定运动的要求有足够的了解，以判断某人何时可以安全地恢复训练或参赛，以及何时我们需要让私人教练或运动教练参与进来。

当与我们合作的力量教练和私人教练认识到疼痛或功能障碍无法通过强健身体或教练的指导得到纠正时，他们就会在适当的时候毫不犹豫地向我们求助。尽管疼痛、健身和生产力获得了许多关注，但我们对功能的关注提供了所需的反馈回路。正是这种方法使我们能够获得成功——通过最大限度地提高我们的效率，并确保从一个专业人员到另一个专业人员的过渡和交接。

每增加一层知识，你都不可避免地要牺牲一些专业领域的深度。弄清楚你可以在哪些领域产生最大影响，然后在你的社区中培养一个多学科团队，你的业务通常可以变得更精简、更有效、更持续。你的工作可能不需要覆盖4×4矩阵中的每个框，但是每个框都很重要。你要么需要有改进这些领域的策略，要么需要认识擅长这些领域的人。

对每位动作专业人士来说，最大的机会在于在患者或客户在不同动作层级之间的过渡时期应该做什么。我们不能总是避免受伤或功能障碍的出现，但我们可以避免不良的生活方式、不好的康复和糟糕的训练策略造成不必要的疼痛、损伤和残疾。

医疗保健：在迈向全面健康的路上追求身体强健

如果你在医疗保健领域工作，使用动作模式为加速康复提供了机会，并从逻辑上直面和纠正过早要求患者出院的医学模式，而此时患者还有未解决的风险因素，使用功能性动作系统并不会在前端帮助你扩大业务——这和获得转诊患者、建立关系网和签订合同有关。使用SFMA作为临床评估的一部分可以提高治疗的有效性和效率，但它不会在后端帮助你，因为它只告诉你患者可以无疼痛地完成动作了。

当我们只处理保险公司授权我们做出的诊断时，我们并没有给患者提供整体护理。尽管医疗保健行业的大多数人都认为自己是专家，但我们实际上是作为全科医生在工作。这意味着患者养成积极的生活方式最终是我们的责任。当疼痛或疾病通过一个疗程得到缓解后，我们可能会自信地说患者现在健康状况良好，但他们的功能可能并不好。

许多健康领域的专家都错过了最大的机会。

如果你让那些无法在"全面健康"一格打钩的人离开医疗机构，在他们重新回归以前的行为后，他们可能很快就又回到你的诊室。所以我们需要处理功能障碍，并且患者需要意识到这意味着什么，否则他们离开诊室时会带着未解决的风险因素。在测量和干预产生风险的行为方面不断积累专业知识并制定策略，我们就可以恢复行为健康，而行为健康会带来全面健康和未来更好的功能。

除了提供更好的教育和建立更好的动作行为外，在出院时进行动作筛查是健康和康复领域最大的商机。这个出院筛查让你可以再次销售你的服务——不是以诊断或报销模式重新包装，而是以功能性健身的模式展现。仅此一点不会让更多的患者走进你的大门，但是离开的患者会明白他们现在需要你提供的服务与他们未出院时你所提供的服务不同。

作为一名医学专业人士，你最大的机会在哪里？

	意识	保护	纠正	发展
生产力	？	−	+	=
身体强健	？	−	+	=
全面健康	？	−	+	=
身体健康	？	−	+	=

注：从暗到亮，表明机会从大到小。

你在这些领域中的参与程度如何？

你凭技能能够成为该领域的专家吗？

你是否有方法在可能超出职业范畴的那些领域提供价值？

妙不可言的是，康复中使用的同样的语言、同样的策略和同样的设备可以使人们恢复独立，还可以给人们提供不同程度的支持来恢复身体机能。在这个转变过程中，患者恢复了功能，虽然身体还不够强健，但不再需要康复的介入。他们当中的许多人有很多风险因素和功能障碍的行为需要管控，所以可能在6个月后才能达到他们想象的身体强健状态。

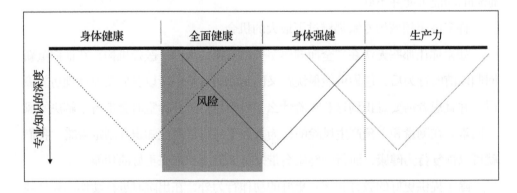

如果你从事医疗保健方面的工作，你必须知道如何促进身体健康，以及如何

支持全面健康和解决风险因素。如果你可以在身体强健或生产力方面创造价值，那将是一个更大的优势，特别是如果你能提供可持续发展的长期激励。

对教练来说，能产生最大影响力的事情就是识别那些出现在健身房或训练馆的人所具有的一致的风险因素，并给它们按优先级排序。

作为一名负责任的健身及训练领域的专业人士，需要从一开始就学会克制，因为在坚实的基础上能够更轻松地实现低脂肪比例、肌肉增大或拥有更好的垂直跳跃能力。前提是解决那些最终会阻碍进步的风险因素。

健身：确保全面健康，会让身体更强健、更具生产力

如果你从事健身方面的工作，你的价值在于发展体能，但对你的业务来说，最好的事情是了解更多关于提高生产力和全面健康的知识。当你知道如何通过减少风险因素将追求全面健康的客户转化为追求身体强健的客户时，或是当发现客户的体能限制了他们的技能发展，你可以将追求生产力的客户重新塑造成追求身体素质的客户时，你就成了一名更好的健身专业人士。

作为一名健身专业人士，你最大的机会在哪里？

	意识	保护	纠正	发展
身体健康	？	−	＋	＝
生产力	？	−	＋	＝
身体强健	？	−	＋	＝
全面健康	？	−	＋	＝

注：从暗到亮，表明机会从大到小。

如果说我们在成功的健康和健身专业人士中看到了一个共同的模式，那就是以更加正直的态度对待那些追求身体强健和生产力的患者和客户。大多数专业人士尚未认识到的机会是让脱离康复的人进入健身市场，以及从一般健身行为过渡到高水平运动表现训练——要意识到在这种机会里，虽然我们分饰两个角色，但采取的行动和实现的目标是一样的。

对健康专家来说，患者出院时具备的利益价值比通常认为的要多。保险目前还不会为康复行为买单，但如果患者明白我们提供的计划能够支持他们的长期恢

复能力，他们通常愿意付费来巩固全面健康和身体素质。

对健身和运动表现专业人士来说，在第一次见面时识别风险因素和功能障碍并提供解决方案，可以在客户减掉一磅体重或创造新的个人纪录之前确立你的价值。采取相应措施，首先建立基本动作层次的完整性，能确保客户努力朝着追求更高生产力的方向发展，而不会在过程中增加障碍。

我们看到许多专业人士在整合自己的业务，因为他们直观地感觉到这些空白领域中的机会，但却未能通过系统的战略将其付诸实践。我们要么看到配备了一个小的整脊设备或治疗办公室的大型训练机构，要么看到一个大型物理治疗机构，仅仅拥有一个凑合能用的全面健康项目。所以，这要么是健身机构监管不善，需要依赖自己的运动医学部门解决问题，要么是诊所的健康项目不是为了给患者带去健康，而是为了让人们依赖诊所，永远也脱离不了康复。每种方法都没有纠正潜在的问题：没什么人做好了在没有规章的前提下健身的准备。

你拿起这本书是为了在健康、健身或运动表现方面取得更大的成功，但我希望你在放下这本书的时候能认识到你看待全面健康的方式会影响你所做的一切。你的竞争优势不在于你悬挂的广告牌或你姓名后面的证书数量——你的优势在于内心接受的流程和反馈，它们会把你带入影响力更大的领域，而你的竞争对手们还在原来的领域竞斗。

这就是我们重塑当前职业文化的方式，通过创建更有效、更高效的系统，我们能够在正确的时间，为正确的个人，保护、纠正和发展正确的东西。你可以这样做：

- ▶ 证明你的结果始终更好；
- ▶ 通过在动作模式中发挥你的某些技能，首先确保身体健康和全面健康的整体性，以实现更好的身体强健效果；
- ▶ 通过应用这些相同的技能来建立更强健的体魄，从而提高和维持生产力。

除非你愿意做我们所做的事情，否则我们无法让你的工作和业务从观点重塑转变为盈利。你需要用新的标准来约束自己。

第2部分
机会：确定你的不可协商事项

- ▶ 你工作的核心价值是什么？
- ▶ 无论发生什么，哪些行为你非常看重并会一直这样做下去？
- ▶ 在业务以及与客户的合作中，在哪些方面你拒绝妥协？
- ▶ 你的职业行为是否支持职业目标？

深入探讨本书的第2部分和实施系统的实用策略之前，请用些时间进行个人评估。人们低估了随着生活和工作节奏稳步攀升而产生的需求和压力，因此无法实现他们为自己设定的目标。具有挑战性或令人困惑的一些情况出现了，人们产生的第一个冲动是选择障碍最小的道路——妥协。在某个时间和地点，最好听从李小龙的建议，像水一样包容和适应，以便继续前进，如果没有指导理念，在面对外部压力时，你可能只是被动地做出反应而不是有意为之。

你的价值观和原则塑造了指导理念，而指导理念又定义了你的不可协商事项。在个人和职业生活中，那些你不愿意妥协的地方就是不可协商事项。这些事项是无论如何都需要完成的。它们是你愿意或不愿意接受的他人行为，更重要的是，它们是你愿意或不愿意接受的自己的行为。

不可协商事项使得审查各种机会变得更容易，因为它使你的世界的一部分变得可预测。如果你的不可协商事项是每天早上花30分钟用于冥想或锻炼，那么起床就不那么困难了。如果不可协商事项是避免食用肉类或加工食品，那么你的超市之旅最终会更高效。

在潜意识中，你已经在与一系列不可协商的因素打交道，这些因素控制着你的行为，并指导你制定决策、雇佣和与人交往，以及治疗或训练客户的方式——只不过你可能没有意识到这一点。问题是某些不可协商事项可能不会推动你和你的客户朝着共同的目标前进。

如果你雇佣的人或共事的人不了解你的不可协商事项，你可能无法在实现业务目标方面取得进展。

贾森·休姆（Jason Hulme）博士是田纳西州亨德森维尔的一名整脊师，他列出了一份他在工作中的不可协商事项清单。有些人会遵循医疗保健标准，而另一些人则决定了其工作的方向和影响。不可协商事项清单决定了每位踏进诊所的患者应接受的护理水平。他的不可协商事项是：

► 始终遵从SFMA进行治疗；

► 证明疼痛、功能结果和残疾程度有所改善；

► 超出患者的可衡量目标；

► 超出转介绍人和运动损伤防护师的期望；

► 运用FMS，使患者出院时恢复功能性动作；

► 让患者能够欣然接受自主选择的健身方式。

这些不可协商事项不仅适用于休姆博士，也适用于他的全体员工。在充满挑战的时期或需要为团队新成员设定期望时，这些不可协商事项让诊所能够保持一致。

客户的不可协商事项

在马萨诸塞州，力量教练迈克·佩里（Mike Perry）列出了一份清单，其中列出了与来自健身中心的老年人一起锻炼的不可协商事项。因为他相信他的责任是最大化这些客户的功能独立性，无论他们的训练目标是什么。他需要确保整个计划始终遵从以下目标：

► 提高他们不借助上半身就能从地板上站起来的能力；

► 提高下半身力量；

► 增加握力；

► 提高脚步速度；

► 保持深蹲动作的活动范围和控制范围。

当面临保险报销不断减少或管理迅速增多的客户和责任等挑战时，有些人会

通过降低一些服务的水平在某个不可协商事项上妥协，或者更糟糕的情况是，在实践工作中逐渐丧失热情。如果这些不可协商事项真的不可协商，那么你的责任就是忠于价值观，找到新的或不同的方法来保持盈利和持续增长。

不确定这些对你是否适用？请从以下这些方面进行考虑：你愿意将工作或业务的哪些核心价值观挂在墙上，让每个客户都看到，并让他们对你负有监督责任？

管理你的最低要求

你可以对外展示工作中的哪些不可协商事项？这些不可协商事项应该符合你的职业目标。不可协商事项构成了业务成功的DNA，因为它们不是要你做更多的事情，而是要求列出你不能少做的事情。它们反映了你的最低标准。

丹尼尔·科伊尔（Daniel Coyle）所著的《一万小时天才理论》（*The Talent Code: Greatness Isn't Born. It's Grown. Here's How*）和杰夫·科尔文（Geoff Colvin）所著的《哪来的天才》（*Talent is Overrated: What Really Separates World-Class Performers from Everybody Else*）两本书，在关于我们形成观点的方式和工作方式上有着共同的思路。你如果环顾四周，不会发现很多人在健身房或互联网上发布他们的最低要求，你会发现他们在力量训练房发布了他们的最大成就或他们在业务中取得的最大胜利，但你不会听到关于失去的机会或出现失败这类消息。

但是有才华的人和成功的人清楚他们的最低要求，并使之成为他们身份的一部分。因为当最低要求代表弱点时，不解决它们，我们永远无法发挥最大的潜力。

当我们与专业体育运动队合作时，我们会问他们有哪些运动员是可用的，表现出色，展示出高于平均水平的持久性。这通常只占团队的一小部分，但是如果你测量这些运动员的力量、灵敏性、BMI（体重指数，体重与身高的平方的比值）、动作、睡眠或饮食，你会发现他们的这些指标都不是团队中最好的。他们比其他人更有效率的原因是他们最擅长不失败。这种不失败的策略意味着，他们的重点不是在某个领域做到最好，以掩盖另一个领域的失败，而是确保他们最薄弱的领域仍然足以让他们取得成功。

好的教练善于洞察运动员最大的优势和劣势，因为将这些信息结合起来，有助于发现问题和潜力。经验丰富的教练或明智的导师会迅速评估优势和劣势，并分配训练时间来消除或至少让最薄弱环节达到最低要求。

当你独自走在路上时，那些最低要求往往是未知的。人们向我们寻求专业建议，是因为他们相信我们拥有一些知识，可以帮助他们识别什么限制了他们潜力的发挥，但我们很少将关注点转向自己。

在研讨会上，我们经常看到一身体素质不错的聪明人对他们不理想的筛查结果感到惊讶。挑战自己的认知总是令人感到不舒服，但是通过正确的工具来做出诚实的自我评价，就可以发现阻碍我们获得成功的行为。

你的原则决定了标准

我们的3个动作原则构成了功能性动作系统核心的不可协商事项，因为其中有一个共同的原因陈述。在动作、健康和健身方面的某些东西已经失去，而我们热切地希望重新安装回去，并且有一种合乎道德的方式可以做到。如果我们想在动作对话中处于正确的一方，则应注重质量胜于数量（首先动作好，然后常运动），并通过坚持保护、纠正和发展的道德原则来追求进步，这是在我们当前的文化和职业中运作的唯一途径。

我们赢得信誉是因为让世界上最好的动作医学专业人士认识到必须用不同的方式评估动作、测量动作，并与动作产生互动。当数据和反馈不可避免地指向专业人士，并让我们必须回答同一个问题时，专业人士都必须超越自己的不适并回答以下问题："你产生的影响是否真的达到了你所认为的程度？"

你是否愿意调整测试、治疗、训练和教育方式的意愿，将最终决定你是否成功。我们只要求你做到：不要挑剔。学习如何用你现在所拥有的东西在系统中导航，然后再去添加东西。掌握该流程会让你明白在框架内构建和规划创新的终极方法，并将我们已经构建的内容提升到另一个层次。

不要从一个成功的战略开始，不要去设想所有你可以做的事情来优化你已经在做的事情。首先从一个保护自己免于失败的策略开始，明确你在业务和技能中的薄弱环节。如果你能识别出那些低于标准的部分，那么将它们提升到更高的专业标准会让你站稳脚跟。

这可能是一条令人生畏和谦卑的道路，但这是你可以实现的最完整的训练和教育形式。因为一旦你提高了自己的最低标准，就可以更轻松地达到一个新的天花板。

改变的机会

为了增加在过程中的指导，我们将提供一些步骤示例，以帮助采用实用和专业的策略来运用动作系统。在介绍每个实践策略后，都会有一些问题来挑战你对自己薄弱环节的看法、促进行为改变的行动步骤，以及反思和收集反馈的机会，以确保你走在正确的路线上。如果你想提高自己作为临床医生或教练的技能，这个提出问题、采取行动和反思结果的过程是必不可少的。

要成功地将这种哲学方法应用于实际，需要的不仅仅是遵循指导。我们要求你信任面前的流程，你也要积极参与其中。只有当你将每一个决定都视为一个小型实验的机会时，你才有可能达到专业上的精通。通过4×4矩阵过滤你的工作，看看过滤结果是什么，我保证你最终会找到机会来评估和完善你的观念、技能和能力，使其成为你自己强大而独特的东西。

用希腊诗人阿尔基洛科斯（Archilochus）的话说，"我们不会达到自己期许的水平，我们只会滑落到自己训练的水平。"

第5章
掌控流程

如果职业生涯持续的时间足够长，你将不可避免地会遇到休姆（Hulme）博士所说的"拐点"。拐点是一个复杂的点，它挑战了你的期望和运营现状。如果正在成长并取得成功，你会遇到多次拐点，迫使你在职业生涯中不断适应新情况。

我们期望业务增长，对所做事情的热情应该在职业生涯中以一种均匀的、线性的方式增长。事实上，业务可以发展，而工作方式基本上保持不变，直到某个时候，发现怎么和原来不一样了。你开始想，"这不再让人感到舒服。我没有得到相同程度的满足感。我无法将精力放到需要的地方。经济形势变得越来越具有挑战性，我不确定是否走错了方向，或者是否需要改变策略以保持增长。"

如果你是一位企业所有者，毫无疑问，你已经在不同的时间感受到了阻力。但作为一名员工，你可能也会感受到同样的压力，试图在大的业务框架下，寻求独自在利基市场中取得成功，或者作为一名经理，负责拓展公司的业务。你可能还没有感觉到进步的阻力，但所有人都会遇到这些阻力，如果没有一个以自己为中心的策略，你就只会盯着前方并不平坦的路。

如果所创造和销售的东西不能产生一致的、有意义的结果，那么提供如何更有效或高效运营的商业策略就变得无关紧要。如果对自己的认知与现实不符，最好的营销或商业计划也不会让你比竞争对手更成功。让你从80%的竞争对手中脱颖而出的是不断产生超出客户和患者期望的一致结果。

在动作的4个层次中，我们试图制定一个策略来帮助你确定自己的位置，以及创造这些结果所需的条件。你所处的环境或与你一起工作的人可能决定了你在每一层动作中的参与深度，但是了解每一层是如何与其他层互补的，可以让你提出更好的问题，包括制定策略的方式和原因。当你从只是按照指令行事转变为制定策略时，你就从一名"厨师"变成了一名"主厨"——只要你知道如何使用正确的工具来取样并衡量你所做决定的结果。

从取样中发展出来的技能就是模式识别技能。最有实力的力量教练、临床医生和训练师可能不是最具创新性的，但他们能够更快地识别缺陷或功能障碍的迹象，更有效地指导他们的执教或护理工作。他们通过标准化学习流程和操作程序，战略性地管理非故障因素，直至取得成功。

遵循某个流程可以让每一次重复保持一致性，使人们可以微调他们的战术。在职业生涯的早期采用这种方法的价值，是围绕你如何提供输入以及如何相应输出来建立行为模式。这就是达到精通水平的方法，会让人们系统地、毫不费力地得到结果。

关于行为的问题

每时每刻，日复一日，当健康、健身或体育事业的成功意味着更多的人和他们对我们时间的更多需求时，太多的临床医生和企业家开始慢慢屈服于反应和响应的重压。我们每天都以有限的决策能力开始工作，如果没有系统和流程来产生更快、更有效的决策，我们很可能会在一天的中途就耗尽精神资源。从这一刻起，以根深蒂固的行为来应对一天的挑战，而不是有意识地响应或主动建立流程，以便领先于任何新出现的障碍。

我们的习惯之所以存在，是因为重复的日常任务或应对方法将它们根植于潜意识中，使我们将注意力转移到其他地方。当习惯或行为根深蒂固，以至于我们在很大程度上没有意识到它们的存在时，问题就出现了——这与我们经常试图改变的功能障碍的动作模式没有太大区别。

当我们陷入只对环境做出反应的循环时，我们就会像在看不清前路的情况下驾驶汽车。我们通常可以解释我们选择以特定方式行事的原因，但是改变行为不是通过逻辑来完成的，否则人们就不会为戒烟或改掉咬指甲的习惯而纠结。

有时候行为会为我们服务，但通常情况下是我们为它们服务。开始改变首先需要批判性地审视自己，认清哪些行为会推动你前进，哪些行为会让你后退。

进行必要的改变来发展你的工作和业务的最大障碍不会来自你的客户、你的时间限制或对筛查的掌握程度，而是来自重塑自己的行为和习惯，可能还有你对自己工作方式的看法。我希望本书的第1部分，关于以动作为中心的工作方法，可以改变或加强你对进行改变的认识，但改变仍然需要通过有意识的、持续的练习来实现。

我们从意识开始介绍本书内容，是因为我们希望你认真审视自己的优势、劣势、行为和目标。一旦你有了这些基线，并能在4×4矩阵上看到自己的差距，那么进行实践评估是开拓更好业务的第一步——这能让你确认你工作中的哪些部分可以有机会做得更有效。当你制定了一个策略来解决你的弱点时，添加有效的业务策略会提供额外的动力，从而提高你的效率，并扩大你的业务范围和影响力。

制定专业策略

在进行工作评价时，每章都提供了一个策略，并从询问几个关键问题开始。你对自己提问，以深入了解自己的看法和行为。当你发现一个很难回答的问题时，你可能已经找到了一个你可以采取行动的领域。如果你遇到一个自己给不出答案的问题，那么你就发现了工作中可能没有被审视过的一个方面，它隐藏在先前建立的信念、假设或行为的背后。

功能性动作系统的作用是反馈回路，它可以始终如一地对你的结果进行采样并衡量你的影响。测试、筛查和评估可以充当指南针，指引你走向更高的动作质量和更精确的肌肉骨骼风险管理；策略可以帮助你绘制你想去的地方的地图。在回顾了每一个策略之后，你可以通过重复3个简单的步骤立即开始将其付诸实践。

▶ 提出问题来衡量自己的看法——收集基线数据。

▶ 采取行动创造新的行为模式——发现并消除阻碍进步的因素。

▶ 寻找机会收集数据并反馈，衡量事情是否正发生变化——反映变化的程度。

你采用的战术或选择的路径取决于自己，但我有一个建议：首先将每个策略付诸实践。

不要担心告诉人们这个策略，也不要为营销该策略或考虑该策略应收取多少费用而有所顾虑。创建并掌控你与每一位上门客户互动过程的每一步。

先建立一个可重复且有效的系统，然后再考虑从哪里发展你的业务。

改变的机会

看法

- ▶ 你认为目前你的专业工作取得成功的最重要的原因是什么?

- ▶ 你认为你为客户提供的最大价值是什么?

- ▶ 查看4×4矩阵,你认为自己工作中的哪些领域存在不足或差距?
  - • 你采取了哪些措施来防止这些领域的失败?

行动

- ▶ 写下5个个人目标和5个职业目标[包括短期目标(6个月或更短时间)和长期目标(一年或更长时间)]。

- ▶ 写下你目前遵循的5种个人不可协商事项和5种职业不可协商事项。

- ▶ 比较个人不可协商事项和职业不可协商事项。你的行为是否支持你的目标?
  - • 如果不支持,你想改变你的目标还是改变你的行为?

反思

- ▶ 每天开始和结束时,快速回顾一下你的不可协商事项。你是否始终如一地展示这些事项和行动?

- ▶ 了解你成功的朋友、团队成员或导师认为的他们不可协商的事项。你能找到趋势一致的行为吗?

- ▶ 考虑在你的个人生活和职业生活中实践以下3个原则:首先动作好,然后常运动;保护、纠正,然后发展;创建系统来支持你的理念。这会从根本上改变你的日常生活吗?

第6章
掌握功能性动作系统

▶ 测试、筛查和评估在你的检查中处于什么位置？

▶ 你使用了什么流程来建立测试的一致性？

▶ 从客户处收集到哪些数据来指导你的行动？什么数据最有价值？

▶ 你使用了哪种反馈让自己持续改进？

在担心如何将系统整合到当前的工作中、如何解读评估分数，或者对特定患者使用哪些纠正或干预措施之前，你需要掌握自己的流程。如果你像大多数参加我们的周末培训课程或线上课程的人一样，你可能会很兴奋，周一早上到岗后的第一件事情就是全力以赴地筛查每个走进诊所或健身房的人。

这是一个挑战，因为筛查不能完美地融入大多数人现有的工作流程中。毫无疑问，你在一个时间有限的环境中工作。试图将筛查投入初始评估、治疗、训练和文书工作的湍急河流中，最终会感觉更像是有人给了你一个锚，而不是一个救生筏。牺牲了当前流程的效率，在FMS或FCS的机制中，在SFMA分解流程中挣扎，是人们无法将这些筛查长期付诸实践的首要原因。

随着时间的推移，优先考虑训练时间而不是训练完整性会降低受训者的完整性。这是"首先动作好，然后常运动"的另一种说法，但是你可以轻松地将"训练"这个词替换为"学习"或"练习"。如果我们无法首先确保练习的质量，那么更多的练习无益于技能提升。所以陆军狙击手不在战场上练习射击，足球运动员不在50 000名球迷面前学习如何踢球。这些是极端的示例，但它们都阐明了一点，即在一个需要你集中注意力的环境中或是在一个有利害关系的情况下，学习筛查和纠正动作的技能并不能为磨炼能力提供最清晰的反馈。

在能演奏一首歌之前，你需要学习和弦。从与你的筛查结果或评估结果没有利害关系的朋友、家人或慷慨的人那里争取学习的时间。你没有义务去纠正筛查中所发现的问题，直到你在这个实践过程中变得可靠、有效率和自信。

人们太专注于纠正这个部分，以至于他们没有花时间去把筛查做好。更好的模式识别能力首先来自收集更一致、更可靠的数据，这使你可以训练眼睛去分辨正常和异常。只有可以自信地对"达到"或"未达到"标准的动作或行为进行分类时，才能更清楚地发现你期望看到的细微差别或变化。

对于动作筛查，我们建议每周或每月都要进行——在前20天内执行20次筛查。你的目标是：在使用的语言以及设置和执行每个单独测试模式方面保持一致。

不断练习——用词更加精准，测试流程更加顺畅，直到执行筛查就像测量血压一样自动完成。

你会犯错，对动作的评分会过于宽松或过于严格。你的大脑会解读页面上的分数，并形成一个"关于这个人为什么会有这样的动作"的个人叙述。这些都是学习过程的一部分。和不向你付费的人一起共渡难关，可以消除你的自负和焦虑感。

筛查是为它的使用者设计的，而不仅仅是为了被测试者。连续至少执行8周筛查的人告诉我们，他们对动作的观察更清晰了。他们在与某人会面的10分钟内就有了自己的行动方向，额外进行的测试也会更清晰、更简单，因为这缩小了他们选择纠正策略或干预措施的范围。将筛查或评估融入你正常的工作流程中，可以让你几乎立即获得关于战术和战略的反馈。

一旦你对筛查的执行感到自信，就可以将它用在与你已经建立关系的客户或患者身上。

你对他们做的第一次筛查提供了一个基线。基线帮助你了解他们，以及他们一直在练什么——或者没练什么。第二次筛查反映了你所做的工作——如果动作没有出现改变或者情况变得更糟，那就是你的问题了。这似乎是一个严酷无情的地方，但这就是你需要的那种反馈回路，可以让你免于踏上追逐无益的道路。

在让某人开始锻炼之前，这种反馈能让你知道你什么时候教给客户的动作是他们需要的。这并不意味着他们需要放弃健身或活动——只是放弃那些适得其反的健身和活动。

当你可以非常自信地向朋友、家人和老客户提供筛查时，将筛查融入专业工作中就变得很容易。

别把工具拆开使用

解构筛查或评估，并根据感兴趣的领域仅关注某些部位是我们看到的最常见的应用问题之一。人们倾向于只筛查FMS的前3种模式——过顶深蹲、直线弓步、跨栏步——或FCS的跳跃动作，因为这些看起来像他们想要进行的练习。他们过分自信地走上一条特定的道路，以为自己对动作有了全面的了解。

但是对于复杂的动作，大脑可以通过表面上可能不明显的微妙代偿来掩盖某些部分。筛查以特定的形式构建，并按特定的顺序进行，以尝试构建一个人从简单到复杂动作能力的完整画面。这种渐进的顺序阐明了链条中最薄弱的环节，这些环节可能会影响更高级别模式的质量。

如果有人做奥林匹克举重训练，而你只筛查了过顶深蹲，那么这个动作的代偿或受限就有待解释。那个人是不是因为胸椎僵硬而拱起上背部，并让头部下垂？或者是由于脊柱或肩胛骨稳定肌肉比较弱？抑或是因为髋关节或踝关节活动能力差，这么做是为了保持重心？

教练看到了不喜欢的过顶深蹲动作，就告诉他们可以用泡沫轴滚动上背部或者拉伸臀部、小腿或肩膀，然后就可以进行过顶深蹲了。教练获取一个数据点，然后根据一个未经测试的假设给出一个解决方案。这是将效率置于有效性之上。

事实是，如果不考虑这些单独的动作测试如何一起发挥作用，选择正确策略的概率就会减小，找到可持续解决方案的速度也会下降。

对于错误的过顶深蹲动作，不同模式之间存在什么关系呢？会不会是髋关节功能障碍或者活动受限？测试主动直腿上抬，如果能很好地完成该动作，那就不太可能是髋关节功能障碍或活动受限。会不会是肩膀太紧张或是不够稳定？如果我们发现肩部有功能障碍或受限，我们可以解决这个问题，然后重新检查肩部，确保肩部功能正常后，再重新检查深蹲。

更好的肩部灵活性提高了下蹲的质量了吗？如果确实如此，我们现在有了一个驱动行动的方向，因为反馈回路告诉我们至少肩膀是一个驱动因素。

我们可以单独地做这些测试来尝试反向推导，解构过顶深蹲，或者对所有动作进行一次筛查，发现功能障碍可能影响多种模式的程度。

忠实于测试意味着每个人至少应该有一个完整的屏幕来展现一个全局画面。

如果客户有一个特定的模式似乎拒绝改变或者需要定期检查，那么还可以考虑在每次会面的时候只重新筛查这一模式。但是，如果这个模式开始变得更糟，那么重新回到完整的动作筛查，有时可以发现其他地方悄然出现的负面变化。

筛查就像任何其他测试一样——一旦开始删除组件或以不一致的方式执行它，结果的质量和可靠性就会受到影响。如果不能始终如一地执行它，你就不能说你对客户的动作了如指掌。

创建反馈系统

加速学习一项新技能（尤其是筛查动作的技能）的最佳方法是收集和使用实时反馈。我们都倾向于做更多我们擅长的事情，而不是专注于我们可能需要改变的领域。

比如临床医生希望继续治疗患者，教练想要继续设计训练计划。但是最好的射手会多瞄少射，技术精湛的工匠会测量两次才切割一次。无论是出于选择还是出于巧合，如果我们不能始终如一地监控和衡量我们采取的行动，就很难使用和信任某个流程。

筛查旨在告诉我们何时需要进行更深入的评估，筛查本身就是一种反馈的原因。筛查会告诉我们是否需要对单个部件进行更多的测试。一旦我们执行了一个解决方案，筛查就会告诉我们所做出的改变是否成功。这可以更好地判断出一个人需要什么，以及哪些方法具有预期的效果。

掌握测试能力的最简单的反馈方法是用录视频或录音的形式把操作过程捕捉下来。就像完善高尔夫的挥杆或篮球的跳投一样，带有反馈的重复会将你正在做的事情与你正在感受和经历的事情联系起来。

在早期筛查练习中把你的指导和测试对象的情况录下来有多重目的。

1. 听你自己的话语可以改善指导口令的清晰度和下达的时机——你在哪些地方可以说得更清晰或更一致？

2. 能在视频里回顾客户的动作，让你在做当下事情的时候不会在动作打分方面分散注意力，可以减轻你的负担。

3. 你的客户可以把他们在筛查过程中的体验与自己在视频中的表现对应起来，加快增强他们的意识。

4. 你有了他们的基线动作记录，在进行治疗或纠正后，你就可以根据这些记录来衡量变化，并向你的客户展示价值（更多关于视频价值的信息，请参阅第123页）。

寻找能提供反馈的机会，挑战你的观点和流程是功能性动作系统的全部内容。否则，在没有什么东西或什么人能挑战你的观点，并保护你免受自满或偏见影响的情况下，你会很容易回到以前舒适的模式和行为中。

寻找一个负责任的搭档

寻找到一个能陪你一起踏上旅程的人是一个有价值但通常未被充分利用的反馈来源。这个反馈来源之所以未被充分利用，是因为我们一直在挣扎——没有人愿意在朋友或同行面前看起来很糟糕。最初，你不会做得很好，你的自尊心会受到打击——但是有成千上万的人都曾走过这条路。

在学习本系统的早期，你会很容易屈服于气馁或自我怀疑，如果没有人让你承担责任，就会变得更容易。你遇到的每一个困难或看似不可逾越的障碍，很可能已经被你的前辈们解决了。

我们最自豪的成就是将人们聚集在动作这把大伞下，在这里，专业人士可以聚在一起交谈，相互敦促，发展业务。如果你在参加的线下课程中与他人建立了联系，那么你就有了支持该流程的伙伴。如果你能找到一个也在探索筛查的同事或同行，他愿意成为一个提供支持并且与你相互合作的学习者，你们就可以共同努力。

如果你没有同事或同行在学习这个系统，功能性动作系统的网站提供了一个直接连接到认证专业人士的途径，你可以联系他们，向他们学习。如果你所在地区有其他受过训练的专业人士，你可以联系他们。将志趣相投的人视为竞争对手而非伙伴是一种短视的做法，这种做法可能会减缓你掌握该系统的速度。

理想的情况是，来你的机构或诊所中的每个人都体验到相同的测试和流程，因为如果每个员工都按照相同的指令来进行操作，结果应该是相同的。当结果取决于使用该工具的人时，就需要大家聚集在一起，找到问题的根源。如果这可以发生在每个人都努力提升彼此的诚实度和开放度的协作环境中，那么批评或意见将加速学习过程和影响整个团队。

不要为了新的战术而牺牲你的策略

在我经营的第一家诊所，如果有人参加了使用有趣新工具的教育课程或研讨会，我们会给两周的宽限期。如果团队中的某人参加了看起来有价值的教育课程，我们承诺会在接下来的两周内，在正常的标准操作程序之外插入新学习到的内容。

我们并没有降低护理水平——这是我们的倚仗。我们并没有随意选取使用新工具或是不使用新工具的场景，而是在新工具应该可以提供价值的所有场景中使用它，然后反思什么效果得到了保持、什么结果比较有趣。

新工具改变了我们所做的事情，但没有改变我们的衡量方法——它改变了战术，但没有改变策略。如果新的信息有助于我们做出决策或干预措施，我们会将其插入流程中。

在筛查群组时要有一个计划

始终如一地通过筛查获得可靠和准确的信息需要时间和重复操作，但如何筛查群组可能是我们第一次学习筛查时最常遇见的问题。我们都迫切需要时间和资源，这就是群组筛查如此受欢迎的原因，但在尝试大规模实施筛查之前，充分熟悉筛查流程的重要性再怎么强调也不为过。

我们筛查了职业体育、大学体育和青少年体育运动员、学校体育课学生，以及消防学院和大型公用事业公司等大型团体。每种场景都带有其独特性，但是让一个测试人员在一个人身上进行一整套筛查的现象很少出现。

如果你需要对整个高中运动队进行筛查，对每个个体进行筛查总是更好，但需要投入大量时间和资源，而你可能没有这些。在与团队进行合作时，你总是需要在理想方式和如何在现实世界的限制范围内做事之间进行权衡。在这种情况下，数据质量可能会有所下降。

要筛查一个群组，你不必是数学家，但你确实需要考虑部署这些资源的后勤问题。时间范围是什么？你要测试多少人？你有多少个测试套件？你需要多少人来协助你？助理有资格进行筛查吗？他们能记录分数或提供支持吗？

在我们筛查群组时，主要目标不是找到一个能把动作筛查做到完美的人，而是要建立风险的基线水平，这可以通过找到高于最低可接受FMS分数的人来实现。这就是先筛查一个群组/团队，然后再进行训练的意义所在——不让任何人掉队。

奥兰治县消防局局长兼FMS Health创始人迈克·孔特雷拉斯（Mike Contreras）筛查了数百名消防员和公用事业工作人员，然后优先考虑测试评分，以简化其决策。如果FMS中的2分（足够好）是可接受的最低分数，他的首要事务是识别那些有疼痛（0分）或功能障碍（1分）的人，并相信他的训练计划会促进并支持那些得分为2或3的人的发展。

对于那些得分为0的人来说，需要保护他们免受不必要的压力，并将这些人介绍给合适的医学专业人员。对于那些得分为1的人，需要对他们进行更深入的评估，以确定功能障碍的根源，以及在纠正模式时需要在行为活动上做什么调整。利用筛查将焦点和注意力集中到较小的子集上，意味着可以将资源用于那些最需要帮助的人。[5]

我们已经看到许多筛查群组的创造性方法的示例，但是群组筛查没有单一的解决方案。与其在试图想出完美的解决方案时陷入困境，不如将这个流程付诸实施。一旦你克服了最初的困难，你就会找到更好的、更轻松的方法来实现你的目标。

规划你的道路

适应筛查和评估机制而变得舒适是应用功能性动作系统的最大障碍。这种舒适感只能来自持续的强化。在课程结束后的第一天就成功将一切付诸实践的人少之又少。获得成功需要一个人在压力较小的环境中持续练习，并提供实时反馈来帮助内化流程。一旦测试过程的精神负担有所减轻，你便可以重新运用认知能力，扩展视角来提高效率。

你如果发现了一个新的流程，请不要停止你正在做的事情，而要坚持每周按一定的次数使用新工具或活动。这种方法最初会花更长的时间，并迫使你经历成长的痛苦，但它总是能产生更好的信息。随着时间的推移，它可以让你回顾以前

---

5 我们将从第188页开始进一步讨论训练群组。

的模式，并做出更有效率的决定。你可以识别不必要的组成部分，并避免限制或阻碍效率的徒劳努力。

在初期面对客户不进行功能性评估是要避免的最大错误之一。如果没有在最初把价值展现出来，那么在向更高水平的活动过渡期间，就很难在后期强化价值。即使人们现在越来越注重功能，我们仍然会看到一些专业人士错过机会，因为他们担心客户不会接受，或者他们在连接运动层次时所使用的视角不被客户所理解。

不要担心别人怎么想——担心一下你得到的结果吧。培养客户对他们身体和动作行为之间联系的意识。你应该认识到，大多数人并不在乎你是否在他们膝盖疼痛时看他们的脖子或肩膀，或者在他们只想训练时对他们进行FMS。你会发现，即使你需要付出一些努力和重复练习才能感到舒适，但客户可能还是信任你的。

不要一开始就对每个人进行筛查，因为这可能会打乱你的工作流程，也不要立即彻底改变你的工作方式。首先在筛查机制（你的语言、筛查设置和评分）上争取获得一致性和有效性，然后努力提高效率。一旦你的表现非常稳定，并对自己的能力充满信心，就请以一种适合你正常工作流程的方式加入筛查，然后逐步尝试开发整体流程。

如你所见，无论你的角色或职业是什么，都建议你把FMS作为切入点。FMS将始终为你指明健康或健身的正确方向，并创造机会帮助你收集更深层次的信息，以引导你踏上最有效的前进道路。

下面的内容并不详尽，但它可以为你提供有关机会的指导，让你可以以最低的风险将筛查加入你的正常工作中。

FMS

教练：

▶ 将FMS用于在伤病后恢复训练/运动的现有客户；

▶ 将FMS用于在度假或休息后回归训练的现有客户；

▶ 在开始训练计划或进入新的训练阶段（如赛季期或休赛期、体能训练或比赛期）之前使用FMS。

临床医生：

> ▶ 在重新评估期间将FMS用于患者；

> ▶ 用于有慢性损伤或复发性损伤的患者；

> ▶ 用于准备出院的患者。

SFMA

临床医生：

> ▶ 使用首要层级动作进行重新评估；

> ▶ 对诊断结果不明确的患者使用首要层级动作；

> ▶ 将首要层级动作作为所有新患者标准检查的一部分。

教练：

> ▶ 虽然SFMA是医疗专业人员的工具，但任何人都可以在训练或活动前使用首要层级动作来快速评估客户或运动员的准备情况（参见第235页）。

> 你应该筛查SFMA的所有首要层级动作，但最初最好专注于一个功能障碍的模式。当我们试图一次做太多事情时，效果和效率都会受到影响。

FCS

教练：

> ▶ 在改变训练阶段之前或在训练计划中增加高强度训练之前使用；

> ▶ 用于目标是参与跑步、跳跃、冲击、举重、挥摆、投掷、击打和类似活动的客户。

临床医生：

> ▶ 将FCS作为重返运动的患者重返赛场测试中的一部分。

改变的机会

看法

> ▶ 你目前正在收集的数据有什么价值？

▶ 你的测试中是否有可以删除的部分？

▶ 你认为实施筛查的最大障碍是什么？

▶ 你如何知道筛查何时变得既有效又高效？

行动

▶ 每周都做一定数量的筛查，或者每天试着做一到两次筛查。在20天内尝试做20次筛查，你可以筛查朋友、家人和同事。

▶ 为你的筛查编写脚本，保留你的解释以备后用。精简你的评论，只保留关键语言，只在额外的测试证实了你所看到的情况后才讨论某种假设。

▶ 保留客户分数的记录或电子表格，以跟踪和显示随时间的变化情况。

反思

▶ 拍摄记录筛查过程。你是否有效地为客户提供指导和反馈（即你是否非常严谨地使用语言）？

▶ 在测试时给自己计时，以衡量效率的变化。你的速度和效率提高了吗？

▶ 不要只是练习筛查——试着向筛查对象解释筛查。他们能否描述筛查结果，能否开始自我筛查和自我评分？

第7章
了解你的客户

▶ 你对客户的了解有多少？

▶ 你认为客户最大的需求是什么，他们成功的最大障碍是什么？

▶ 客户认为自己最大的需求和最大的障碍是什么？

▶ 你在4×4矩阵的每一层都收集了哪些数据来支持你的信念？

我们在第1部分中询问的许多问题都是关于你的。现在是时候问一些关于客户的问题了，或者更确切地说，是问你对客户的了解有多少。当一个新的客户或患者坐在你面前时，你想了解关于这个人的哪些信息？这些信息可能类似于：

▶ 既往病史；

▶ 训练或损伤史；

▶ 职业；

▶ 日常活动；

▶ 开始一套训练计划的目标或来接受治疗的目标。

对他们的病史、目标、行为和动机的完整描述可能需要几个小时才能完成，但对大多数专业人士来说，只需在深入评估或制定训练计划之前获得客户的基本信息。

我们提问的目的是什么呢？如果少量的信息所提供的数据不充分，不足以让我们做出选择来使用哪种测试或测量，该怎么办？你是否会询问他们认为自己最大的弱点或缺陷是什么，或者他们认为自己处于当前状况的原因是什么？他们生活中的某些方面是否像多米诺骨牌，一旦有一块被推倒，就会引发一系列连锁反应？

实现身体健康和全面健康的整体性方法并不意味着仅仅提供建议或干预措施来解决客户的身体、心理和情感方面的问题。这个职业一次又一次地向我们表明，大多数人不会仅仅因为听到该做什么或被告知什么是"对"或"错"就改变行为。

解剖学、运动生理学、生物力学、康复科学、营养学的知识会在某种程度上告诉我们正在发生的事情，但如果我们在观察一种行为时结合心理社会模型，还必须考虑感知到的内容。如果感知驱动行为，我们需要做的不仅仅是给行为标记贴上"好"和"坏"的标签，还要承认它们只是对刺激的反应。

我们不能只是试图通过教育来消除不良行为并强化好的行为，而是必须找到特定的输入、人们对该输入的感知，以及人们是否意识到刺激-反应循环在驱动着他们的行动。

对身体的完整探查需要收集客观数据，还需要收集人们对其生活方式和动作的印象和看法。他们给出的答案不仅提供了一系列激励性的谈话要点，还提供了一个机会来增强他们对个人动作历程的自我意识。

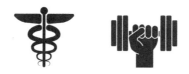

生活方式调查

毫无疑问，我们为新客户准备了标准的信息采集文件，其中涵盖他们的活动或损伤史，但在这些文件中，我们很少记录特定的生活方式方面的行为。但是，通过生活方式筛查或问卷调查，我们可以更深入地了解动作问题。

我们知道，睡眠、水合作用和营养等因素会影响组织和动作的质量。睡眠不足和脱水会损害灵活性、平衡能力、力量和耐力，这意味着为长期睡眠不足或饮水不足的人找到并让其遵循正确的锻炼途径可能不足以长期克服这种缺陷。睡眠、水合作用和营养都是可以衡量和管理的领域，但人们对它们的看法也提供了有价值的行动点。

选择许多生活方式是具体行为——它们是输出。在收集关于行为本身的数据之前，客户对其行为的意见或预测是一个经常被忽视的管理要点，但这是一个很好的管理要点，因为它有助于理解输入。

人们想要一个关于睡眠、水合作用、营养和动作的确切数字，但我们在捕捉到人们的行为之前，不会捕捉到其感知。

当"土壤"准备好容纳"种子"时，有一种有效的方法可以恢复和发展动作，但是，我们很容易就会做出假设，认为方法和系统是不对的，却没有意识到我们正在把"种子"放入干燥、枯竭的"土地"中，还纳闷为什么我们没有看到期望看到的变化——这是因为我们依靠战术和工具来迫使动作在非自然的环境中自然发展。

了解客户在诊所或健身房外的生活，以及他们在参与康复或训练计划前的准备情况，这与你计划采取的行动一样重要，甚至更重要。

在我们证明客户是否具有功能性之前，了解他们是否认为自己具有功能性，这是在功能性动作模式中让人们摆脱对自己的固有认知的第一步。采用这种方法创造了一个教学时机，创造了一个让我们在个人层面上接受量身定制的教育的机会。问卷调查或某种形式的生活方式调查与动作样本一起使用是有益的，因为它们提供了个人对动作的印象或看法的快照。[6]

筛查动作感知

作为练习动作筛查的一部分，我们向新患者或客户展示另外一个人做动作筛查中某个动作的过程（从起始姿势到完成某个特定模式）。当他们坐在椅子上时，我们会问："你能完成这个动作吗？"他们会回答"是"或"否"，然后我们会接着问："如果你能做这个动作，你觉得做的时候会有疼痛吗？如果你认为自己可以完成这个动作，你认为完成情况是完美的、一般的还是低于平均水平的？"答案完全是主观性的，但是这些答案揭示了人们对自己动作的看法。

然后我们会问："你认为与你相同性别和年龄、健康状况和身体素质一般的人能做到吗？"根据患者的回答，我们可以衡量他们认为自己应该能够做什么，以及他们对整体动作的期望。

动作筛查可以让他们表达出来对动作的想法和感受，无论是关于他们个人的，还是在更大规模范围内与健康的同龄人相比。如果我们在给他们筛查之前（甚至是在看到他们之前）就获得了这些信息，就能了解他们的动作意识。

他们是否认为这是一个正常的、有代表性的动作，并且可以做到？如果他们可以或不可以做到，他们是否认为该动作会引起疼痛？我们正在检查他们的信

---

6 有关示例，请参见第100页的"改变的机会"。

心-现实比率。我们认为这个比例是1∶1，但事实并非如此——大多数人对自己能力的信心与他们的现实能力不符。一旦进行了动作筛查，就会发现他们是否高估了动作能力，或者低估了动作能力。

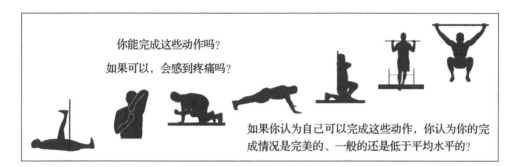

即使他们不理解动作筛查所使用的词汇或含义，那些过于自信的人也会告诉我们："我自认为的动作画像比真实情况要好得多。"许多人很容易陷入危险境地，不仅是因为他们的动作不规范，还因为他们会雄心勃勃地应对一个身体自我意识强的人可能会避免的局面。

战术——首先筛查"好"的一面

如果担心人们对动作筛查的价值持怀疑态度，或者他们对动作的信心超出了实际情况，请试着在双边测试中先测试他们更强壮或更具功能性的一侧。先执行他们更具功能性的一侧，这样可以让他们更有可能感知到更具功能性一侧与更具功能障碍一侧的不同。

可以将此作为一个机会，用来挑战他们的动作认知，并判断他们对问题出现原因的看法。你对他们的感知了解得越全面，就越能更好地解决他们的行为问题。

如果他们所猜测的自我表现比客观标准给出的结果要差很多，那该怎么办？这些人通常会回避身体的挑战或体验，而这些挑战或体验很容易让他们变得更强健，自我意识更强。动作自尊心低的人即使拥有高质量的动作也无法让自己变得更好，而那些动作自尊心高但却没有客观数据支持的人可能会使自己在不该处于的环境中遭遇危险。如果他们认为自己睡眠充足、喝了足够的水、吃了正确的食物或者参与了正确的活动，而事实并非如此时，他们会处于危险之中。

缺乏自我意识和不良动作一样是一个很大的风险因素。我们经常与大学及职业运动员、警察、消防员和军人合作，他们从事高水平体育动作，或在高负荷环境中工作。我们已经发现，有些在动作筛查中表现低于平均水平的人能够经受住大量体力活动，并表现出耐久性。当看到那些在动作筛查中表现低于平均水平的人和存在不良行为模式的人表现出惊人的身体能力和体育专长时，我们只能解释为他们对自己能做和不能做的事情有自我意识。这意味着动作并不是唯一的变量——动作意识也起着重要作用。

动作筛查结果很好，但动作意识差，且其他行为存在大量风险因素的人可能会受伤，或者动作筛查结果不好但有自我意识的人，能够以建设性的方式避免问题或做出代偿，以免将自己置于风险之中。

我试图在教学中调和这一点，我意识到我们不仅仅是通过在人们的生活中添加动作来解决运动问题。首先，我们必须使用客观量表来测量他们的信心-现实比率，并确保他们意识到自己的动作能力比他们想象的强或弱。

大多数人都需要亲身体验一遍，然后才有资格说："让我看看能不能找到一条改变这种状况的路径，并重新找回那些失去的能力。"

了解感知有没有被误导是改变的催化剂。这不仅仅是提供一个生活方式或动作的说明书，这意味着向人们展示他们对"平均水平"的看法和他们对自己能力的预测在哪些地方没有得到实际体现。

这是一个很有价值的衡量标准，因为感知驱动着生活方式和动作中的行为。在对真实行为进行采样之前，筛查为我们提供机会来收集这些信息，这会让我们更好地发现问题并且知道该如何处理它们。

询问客户的关键问题

通过一份生活方式调查问卷，你可以在客户踏入你的诊所或健身房之前了解他们对自己的认知，但有时需要进行一次坦诚的对话。新客户信息采集流程的价值从发现问题的根本原因开始，然后转移至感知或行为中可能最终会阻碍进步的薄弱环节和障碍。

就算你采用了有史以来最棒的手法治疗和运动干预措施，但如果客户的饮食以垃圾食品为主、每晚只睡4个小时，那么任何改变都难以见效。你需要深入挖掘生活方式的线索，否则客户将永远处于纠正过程中。生活方式部分也是引导你的提问向获取更高价值信息迈进的一个机会，从而使你可以调整目标和期望，建立融洽的关系，向前发展。

力量教练埃里克·达加蒂（Eric D' Agati）向每个和他一起工作的人提出了一些问题。他称这些问题是他的关键问题。这些问题并没有什么特别之处，但每个问题都具有一致性和目的性。如果以下问题的措辞不是你询问客户的措辞，请考虑一下你应该采用的措辞。思考可能的问题答案以及你的后续行动可能是什么。埃里克之所以能够设计出具体且有效的训练计划，是因为通过这些初始问题来进行员工管理有助于让客户购买随后的所有产品。对患者、客户和运动员来讲，这都是一个很好的建议。

你想完成什么？为什么这对你很重要？

我们都向客户提出过这样的问题，但我们是不是经常只能得到表面上的回应？我们需要挖掘比"我来这里是为了减肥"或"因为我的背痛"更深的原因。我们得到的答案通常是类似的，因为实际的、更深层次的答案往往伴随着痛苦。在与家人和朋友相聚时，没有能力参与集体活动，这可能不是与我们见面的时候客户愿意分享的事情，但如果我们不进行开诚布公的对话，不去探索他们提出这样的目标的深层次原因，我们就无法获得可指导操作的信息。

这两个问题可以引导我们找到问题的根源，如果做得好，还可以挖掘出客户真正的动机，以及让他们保持参与积极性的有意义的目标。有些人所说的"更强壮"可能只是意味着能够举起和抱起孩子。如果我们不明白动机背后的原因，就会更倾向于用自己的视角来看待对他们来说重要的事情，而这往往是错误的。

你怎么知道什么时候达到目标？

你使用哪些指标来判断患者何时实现了目标？是基于一张纸上的功能结果评定分数、某个FMS分数还是某个表现型指标？你应该有一个答案，因为如果你希望客户认可你的价值，就需要采用客户心中那张计分卡。

你可能认为客户做得很好，因为他们的动作得分在提高，或者他们的力量正在增强，但如果他们因为疼痛，不能在迪士尼乐园里把女儿扛在肩上，那么你所有的客观衡量标准都变得没有意义。几乎很少有人找你是为了改善他们的动作。人们通常会有量化的目标，比如体重减轻多少或达到某个运动表现的标准，但他们很有可能也在寻找一个定性目标。这个定性目标通常是他们开始寻求专业帮助的驱动力，如果你谈论的只是量化目标，他们很可能无法完全认识到你能产生的强大作用。

捕捉客户对最终目标的看法，然后将它与客观的进步指标联系起来，这样你在引导他们前进时，就会既尊重定性指标，也尊重定量指标。

在训练或锻炼过程中，我们的肌肉是在增长还是在分解？

你可能刚刚读到这个问题的时候认为答案应该是常识，询问此问题是在浪费时间。虽然如今你会遇到更多能够理解基本生理学原理的人，但这依然是一个关键问题，因为在平衡压力和恢复时，一方面的变化必然会抵消另一方面的变化。

这个问题提供了一个对话的机会，有助于我们讨论如何从问卷中发现那些可能阻碍进步的生活方式。当人们明白训练和锻炼可能会破坏身体组织时，你可以帮助他们认识到，一天中，锻炼的1小时是为身体种下了种子，而其他23个小时是这颗种子可以生长的时候。对话为讨论恢复、营养或客户所需要的日常活动创造了一个更简单的切入点。

一旦我们认识到世界上最伟大的训练或康复计划无法对抗不良饮食、睡眠不足或一天13个小时的久坐，我们可以问："你愿意采取必要的措施来改变这些行为吗？"客户需要明白，如果他们在这个过程中拥有自主权，他们就能实现自己的目标。

只有当我们准备好接受所有权的时候，我们才能问自己："是某件事有问题还是我做得有问题？"这可能让人很难接受，但与将问题视为一个故障系统的产物相比，这是一种更健康的形式。

你怎么知道我的工作是否到位，你怎么知道我们是不是完成了一次很棒的训练课？

你知道大多数客户如何判断训练课的价值吗？他们几乎每次都给出以下一些答案：很难；我出了很多汗；训练完我感到了酸痛。达加蒂经常告诉客户，如果这是他们的目标，他甚至不需要向他们收费——他们可以来他家，在他的院子里做体力活，也会出很多汗，也会觉得很难，之后他们应该也会感到酸痛。他只是不知道他们是否会在自己想做的事情上做得更好，或者他们是否会更接近目标。

虽然这很令人沮丧，但公众（实际上，也包括许多专业人士）混淆了"难"和"有效"的概念。重新设定对客户（有时包括自己）的期望可能是最具挑战性的，这就是在第一次见面时问这个问题如此重要的原因。

我们需要为客户对每个训练环节的期望设定一个更高的标准，让他们知道汗水和酸痛是训练的副产品，而不是目标。埃里克知道对一些客户来说，这是一个具有挑战性的心理转变，他告诉客户，他的目标是让客户在每个训练环节结束后做一些他们昨天无法做到的事情，或者学到一些东西，好让他们在将来能做这些事情。

在拿起重物之前设定期望值可以帮助客户重视训练过程，而不仅仅是关注训练的感觉。

你在训练和锻炼方面的积累有多广、多深？过去你在什么方面取得了成功，你怎么知道它是成功的？有什么事情是不成功的，你又是怎么知道的？

训练年限和经验在你执行工作计划过程中发挥着重要作用，它们能帮助你洞察可能导致客户疼痛或功能障碍的身体压力。不仅如此，训练年限和经验的最大好处可能是获得客户的认可。你想知道他们会对什么做出积极或消极的反应，不仅是从生理的角度，而且是从心理的角度。

如果他们觉得自己的担忧或意见被听进去了，并且被纳入了更大的计划中，你将赢得他们的信任。同时，如果你认为某个特定干预措施或方法可能是有益的，但他们却有相反的认识，那么你就有了一个教育客户的机会，或在一个可以推动双方共同前进的行动方案上做出妥协。客户并不总是正确的，但应该让客户感受到他们被聆听——清晰而简单的测试提供了大多数人能够理解的透明度和客观性。

你认为实现目标必须克服的最大障碍是什么？除了我们在一起的时间，你的运动生活方式是什么样的？

同样，问题又回到了了解客户的看法上。他们看待其最大障碍的方式和你一样吗？长期的行为改变非常困难，总是会出现很多挑战，无论这些挑战是来自工作、家庭还是时间限制。提前识别成功的障碍，并制定策略来消除障碍，走在潜在障碍的前面，这样做至少可以提供一个路线图，让我们重回正轨。

如果我们能够构建一种体育模式，完全控制人们的训练、饮食和睡眠，那么设计治疗或训练计划将会容易得多。不幸的是，这种模式对大多数人来说并不存在。我们认为可以通过控制变量来规划出一条平坦笔直的道路，却没有意识到我们无法控制所有重要的事情。

设计详细的周期性计划是一种很好的心理锻炼，但在实践中，这些计划通常会持续一两周，然后长时间的工作、旅行或打篮球受伤会让人们偏离轨道。我们需要尽我们所能，了解哪些地方最有可能出现障碍和干扰，这样我们才能够建立适应的空间。设计一个促进成长和发展的灵活的长期计划需要我们与客户一起努力，提供地图和指南针来引导客户跨越前进道路上的障碍。

战术——保持你的预测（贾森·休姆）

在第一次到访训练机构时，一旦填写了历史信息并完成了检查内容，我们很快就能深入探讨目标。我们将通过解释在第一次到访期间发生的两件事来展开整个故事。

第一件事：在这次到访结束时，我应该能够和你一样或比你更好地讲述你的故事。

第二件事：在结束之前，很重要的一点是我们需要讨论你想去哪里，以及你要做些什么。我需要知道你回家后做的纠正练习是否可以帮助我识别你的情况，从而了解我能多快帮助你变得更好。

在得到这些数据点之前，我不会做出预测或确定需要多长时间。如果我为他们提供一些回家要做的纠正练习，等他们再次回来时，看起来好像我并没有教他们什么东西一样——那他们就与那些回家做了一些纠正练习，再次回来时积极的变化依然持续着，动作模式已经展现得更清晰的人不一样。

关于损伤的问题

健身专业人士或教练通常只有在客户或运动员在测试或训练过程中出现疼痛时，才会询问有关损伤的问题。这可能部分是因为许多客户甚至不记得过去的损伤或手术，只有在他们难以进行某个动作、感觉到了疼痛或受限之后才能想起来。许多健身和运动表现专业人士缺乏康复知识，无法积极解决属于医疗专业人士管辖范围内的问题，但深入研究病史可以为解决动作功能障碍或疼痛模式提供有价值的信息。

为了与找你训练的客户建立牢固的工作层面的关系，应明确客户以前的损伤是什么、怎么受伤的、使用了哪些治疗方法，以及损伤是否仍然是一个问题。这些问题的答案可以帮助你做出最佳选择，并知道应该何时将客户转诊给值得信赖的医疗专业人士。帮助解决客户潜在的功能障碍可以使你不仅仅是一个教练。

准备就绪

前面提到的问题可以归结为一个问题："为事情做好准备了吗？"

通过捕捉患者在动作、睡眠、水合作用、锻炼、饮食或压力方面的行为和看法，我们可以将生活方式调查与生活方式筛查相匹配。我们可以以识别某些行为与积极的动作环境存在偏差的地方，并找到一些指标，以便在做出改变时为我们提供反馈。收集心率变异性、睡眠持续时间和质量、体液pH值、呼吸模式、动作质量等指标变得越来越容易——事实上，任何可以识别神经系统状态以及对接收到的输入做出反应和适应的领域都是如此。

当我们看到压力降低了动作表现时，我们应该首先质疑生活方式，而不是动作模式，但这并不意味着我们那一天不能进行锻炼。通过对在生活方式上做出简单的改变和对如何评估和控制动作、呼吸和放松的基本认知进行规范，我们可以将神经系统调整到更好的交感神经–副交感神经平衡状态。

当人们对环境做出良好反应时，他们可以定期保持一致性和适应性。动作系统是非常有价值的工具，可以指导我们找到生物力学安全模式，除了提供正确的锻炼之外，这些模式还能满足人们的需求。

例如，当我与铁人三项运动员或职业篮球运动员合作时，他们在做纠正练习时会感到非常疲劳，这并不是因为我以什么方式挑战了他们的代谢系统，而是因为他们的交感神经系统不能让他们有效地完成任务。要求他们伸展髋部或回缩肩膀可能是正确的生物力学做法，但也可能是交感神经的一个动作触发因素（如果我不教他们如何通过这种姿势呼吸或调整姿势来调节他们的系统）。

在错误的准备状态下进行正确的练习可能只会让某人比以前稍微好一点。消除压力的外围触发因素或学习如何更好地管理这些无益的行为，可以发掘出令人难以置信的动作根基，帮助人们重塑自我。

如果我们不首先考虑这些交感神经触发因素，当人们连像做单脚站立这样的基本动作都很挣扎时就会不知道为什么。他们将学会避免那些需要平衡的动作，因为我们向他们展示了他们有多糟糕，而不是给他们指明获得成功的方法。

如果我审视了一份调查问卷，然后用一套筛查来支持调查结果，我告诉客户的唯一一件事就是多喝水或多睡一两个小时，他们下次到访时就会展示出一系列积极的反应。他们仍然会有紧绷的髋屈肌或僵硬的脖子，但他们可以对我所提供的练习做出更好的反应，因为我调节了系统，以便让系统更好地接收输入。

你最初登记客户信息不仅仅是为了了解客户或患者为什么会找到你。在你审视了他们的材料，听了他们对你问题的回答后，你应该对他们的能力和缺陷有全方位的了解。你决定采取的第一个行动应该基于你发现的最大限制因素。有时候这是你可以动手解决的事情，有时候却需要客户动手解决。

在真正的工作开始之前，你需要找到共同点，让你和客户就他们过去的情况和未来的目标以及可能阻碍他们前进的障碍达成一致。如果没有获得客户的理解，你会在选择正确的前进道路时处于不利地位。

改变的机会

看法

▶ 对你的客户而言，感知与现实之间最大的差距在哪里？动作？饮食？睡觉？锻炼？期望？

▶ 哪些生活方式不支持客户的目标或你的工作？你能针对这些采取行动吗？

▶ 你使用哪些客观衡量标准将生活方式与进步标志联系起来？

行动

▶ 创建一份登记表，记录基本的生活方式和历史信息。哪些风险领域可能会阻碍进步？

- 损伤史（时间、严重程度、持续时间）和感知恢复能力；
- 活动水平（类型、频率、运动量）；
- 水合作用（一天喝多少杯水）；

- 睡眠（每晚睡几个小时）；
- 压力（对工作/生活压力的感受）；
- 与你合作的目标和期望。

▶ 询问客户他们认为最大的障碍是什么，并准备提供证据说明他们的感知与实际情况为何一致或不一致。

▶ 挑选一两种健康的行为方式来关注，请你认为有资格提供建议的人对你进行指导，并针对你技能或知识不足的领域提供专业资源。

反思

▶ 在答案中寻找趋势——如果你的每位患者或客户都说睡眠存在障碍，那么你可以提高自己在良好睡眠教育和行为改变方面的技能。

▶ 选择一个时间，重新评估客户的行为以及看法。

   ▶ 你的客户是否认为健康、体能或生产力有所改善？

   ▶ 你能衡量改善情况吗？

   ▶ 如果调整生活方式并没有改变动作，那么这个人是需要更多的时间，还是问题出在其他地方？

第8章
从功能开始

▶ 是否有客户或患者不会从动作评估中受益？

▶ 如何优先考虑需要解决的弱点？

▶ 目前正在实施哪些干预措施来促进功能发展？

看法和行为提供了可能需要注意的区域的初始列表，但即使初始列表通过了检查，且有人告诉我们没有疼痛或限制，也需要让身体告诉我们真相。通过更全面的工具和筛查过滤观察结果，可以更清楚地捕捉各种迹象和症状，这些迹象和症状通常可以揭示动作层内的上游影响。

对筛查进行优先排序会将注意力引向更相关的局部测试，在这些测试中，可以将收集的数据与我们的主观意见对比，以便完整地反映客户的情况，然后可以通过识别那些看似做对了每件事，但却无法发挥其动作潜力的人，制订一个更有可能取得成功的计划。

身体健康以及它所涉及的功能，对于以动作为中心的评估方法来说，是尚未开发的切入点。这是最安全的立足点，也是追求更高健康水平或确定何时需要更深入地评估健康状况的天然切入点，这就是我喜欢将FMS视为动作之轮轮毂的原因。

FMS不是一个与身体健康或身体强健相关的事情，它是关乎每个人的事情，因为它的目标是风险。FMS是一个测试，它可以告诉我们某人是否满足最低人体动作标准。达到或未达到最低标准向我们指出了未来失败的可能性，以及需要收集哪些额外信息来支持行动计划。

功能会指导我们前进的方向

通过FMS（以及SFMA和FCS）所做的一切都是试图将动作二进制化。决策算法要求我们提出尽可能接近"是/否"或"A/B"答案的问题，以引导我们进入流程的下一步。我们期望医生、飞行员、教师和裁判员以这种方式进行操作，但是深入管理患者或客户时，太多的专业人士倾向于他们"感觉"到的问题或答案。将流程锚定到筛查功能的目的是更自信地确定何时继续、何时谨慎继续，或何时停止并后退以进行更深入的调查。

	意识 （？）	保护 （－）	纠正 （＋）	发展 （＝）
生产力				
身体健康				
全面健康	专业知识 的深度			
身体强健				

首先识别风险

首先确认身体健康和全面健康

不管你主要面对动作的哪一个层次，让我们从全面健康和功能开始，提出一些更好的问题，并找到更好的工具来更快获得反馈。通过避免不必要的弯路，我们最终获得了一条更有效的路径，并且在去除了不会提供相关信息的额外测试时，也得到一条更有效的路径。

例如，当客户报告疼痛或其他值得关注的危险信号时，这其实就提供了足够的信息表明客户的全面健康已经受到了损害，需要优先考虑健康状况。深入研究FMS可能不会提供相关数据，因为筛查的首要目标是识别疼痛和风险，而我们已经掌握了这些信息。正确的方法是进行回溯，筛查生命体征并保护它们，直到可以通过SFMA和更具体的测试和评估来评定动作健康，明确我们可以进一步要保护哪里或纠正什么位置的问题。有时我们必须在为压力创造机会之前关注恢复的标志。

相反，如果有人报告了与积极生活方式相关的行为，并能证明其灵活性和控制力通过了FMS，是否有必要测量相关关节的活动范围或单个肌肉的肌力？也许不用。

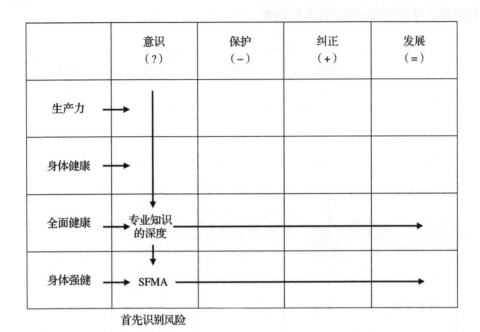

首先识别风险

如果收集的全面健康数据表明未来出现功能障碍的风险较低，此时并不需要收集更多数据，可以继续用FCS筛查身体强健的状况，以制定行动方案。

	意识 （？）	保护 （−）	纠正 （＋）	发展 （＝）
生产力	运动表现			
身体健康	运动能力不足			
全面健康	运动风险因素			
身体强健	运动生命体征			

对不明问题的有效解决方案来自提供可靠反馈的系统流程。一旦失败的筛查结果提醒你存在潜在问题，就可以更深入地研究并针对疼痛或功能障碍的根本原因采取行动，然后通过相同的筛选流程来确认你的假设和干预措施是否正确。

根据你的专业知识和训练，可能只使用了该动作算法的一个层面，但开发出来的分支会确保你或受你信任的同行对每个方框都进行了检查并采取适当的行动。

量化动作层次让筛查引导你——不要执着于它

动作筛查是用来检测失败的，而不是预测成功的。评估成功的唯一方法是通过现实场景中的竞争——但并不是每个人都应该立刻参与竞争。我们希望预测风险，以便客户知道什么时候不应该冒险。一旦人们通过了筛查，并拥有了和他们之前的成功人士一样强的动作能力，他们就可以参加比赛、受伤、长老茧、积累经验，然后回过头来看看他们是否达到了想要的成功水平，或者是否需要继续处理薄弱环节。

人们使用筛查或评估来尝试预测成功和失败，但不能同时做到两者。自然选择（Natural Selection）会选择不失败者，不一定会选择成功者，FMS也是如此。

总的来说，我们的评分系统可能是整个动作系统中最有争议的方面，尤其是FMS。我们设置评分，是为了突出那些在更复杂的动作中失败风险增加的动作表现。

0分＝动作时感到疼痛；

1分＝无法完成动作；

2分＝通过代偿完成动作；

3分＝无须代偿即可完成动作。

我们在职业体育中使用FMS的早期工作经验表明，7个动作的总得分低于14分的运动员更有可能遭受损伤，从而无法上场。[7]结果有许多人只记住了这个数字，他们只关注总得分，认为如果得分低于14分，就会受伤，如果得分高于14分，就不会受伤。

---

7 Kiesel, K., Plisky, P. J. & Voight, M. L. Can Serious Injury in Professional Football be Predicted by a Preseason Functional Movement Screen? N. Am. J. Sports Phys. Ther. 2, 147-158 (2007). Kiesel, K. B., Butler, R. J. & Plisky, P. J. Prediction of injury by limited and asymmetrical fundamental movement patterns in american football players. J. Sport Rehabil. 23, 88-94 (2014).

如果筛查结果不佳，我们可以说你比那些在筛查中没有失败的人有更大的失败机会，但大多数人都没有意识到有的人虽然总分可以达到18分，但依然存在得0分的模式，这使得他们受伤的风险比那些得14分（所有动作得分都是2分）的人更大。在跨群组进行比较时，总分会有所帮助，但筛查的真正实用价值在于告诉我们哪些模式会有疼痛（0分）、功能障碍（1分）或不对称。

在特定模式上获得3分或者获得21分并不意味着"完美"，而是该问题从根源上讲不太可能是功能性问题。它仅仅意味着展示了在执行功能模式时不失败所需的灵活性和控制能力。如果模式没有问题或没有感到疼痛，继续进行一般的体适能测试将会告诉我们更多关于这些模式在压力下的强韧程度。

许多在FMS上获得高分的人实际上是过度灵活的，如果力量和稳定性不足，那么在综合格斗（MMA）、体操或美国国家橄榄球联盟（NFL）等极端环境中，过度灵活可能导致失败。

2分表示执行的模式存在缺陷，可以通过对训练计划、生活方式或环境的简单调整来进行补救。0分或1分意味着存在障碍，无论是身体障碍还是环境障碍，该障碍限制了基本动作的发挥，需要保护和进一步调查。

整个世界都正在争论2分和3分之间的界限，而我们要争论的是0分和1分以及1分和2分之间的界限。

在稍微不同的背景下考虑分数。

- ▶ 0分＝有机体问题——动作存在物理障碍；
- ▶ 1分＝通常存在环境问题——面对环境的要求时，身体或行为反应不足；
- ▶ 2分＝很少是机体问题，通常可以通过对训练计划、生活方式或环境的简单调整来进行补救；
- ▶ 3分＝在功能基线方面没有受限——动作完好无损，但需要进行能力测试，以确定在要求更高的环境中的耐久性。

这些分数可以让我们了解短期内应该避免哪些动作，以及可以安全地训练和发展哪些动作。

大约20%进行过FMS的人至少在一种动作模式中出现了疼痛。[8]这说明存在身体缺陷或功能障碍，需要通过健康干预措施进行解决。

如果人们在筛查中获得了1分，那么他们就无法在所处环境的最低要求下表现自己。这可能是由于运动控制不足或灵活性问题，但我们无法指导他们获得更好的灵活性或更强的身体控制力。优秀的教练会本能地不让这些人承受额外的压力——他们会保护客户和运动员免受环境要求的影响，或者在对模式提出更多要求之前解决身体限制。

一旦有人可以在某个模式上获得2分或3分，你应该欣然允许他们参加结构化训练或活动。那些获得2分的人，其动作质量的提高是有智慧的训练计划设计或生活方式调整带来的。

不管你的纠正练习知识有多丰富，当客户都获得2分和3分时，你应当将时间花在其他地方。这些客户不需要进行纠正性练习，他们更需要一个经过深思熟虑的以动作为中心的计划，以培养他们在所处的环境中取得成功所需的运动能力和技能。

简化你的方法

在你练习筛查和数据收集的时候，请查阅研究对象的完整个人资料，并尝试了解每个单独模式的分数的含义。

缩小你的关注范围，明确你的优先事项。

▶ 识别0分事项（感到疼痛）→进行保护；

▶ 识别1分事项（功能障碍）→防止潜在伤害，纠正功能障碍；

▶ 识别不对称模式→恢复主动直腿上抬的平衡，增强肩部灵活性、旋转稳定性，做直线弓步蹲和跨栏步；

▶ 识别2分事项→继续关注如何通过发展来纠正。

从这4个优先事项着手，并采取适当的措施来解决它们，这样做可以让你变

---

8 Teyhen, D. S. et al. What Risk Factors Are Associated With Musculoskeletal Injury in US Army Rangers? A Prospective Prognostic Study. Clin. Orthop. Relat. Res. 473, 2948-2958 (2015).
Teyhen, D. S. et al. Identification of Risk Factors Prospectively Associated With Musculoskeletal Injury in a Warrior Athlete Population. Sports Health 1941738120902991 (2020).
Lehr, M. E. et al. Field-expedient screening and injury risk algorithm categories as predictors of noncontact lower extremity injury. Scand. J. Med. Sci. Sports 23, e225-32 (2013).

得更有效率。无论你是一名临床医生还是教练，人们找你咨询专业知识，是因为他们相信你拥有帮助他们改善身体状况的技能。没有人来你的诊所或健身房要求获得更好的动作或更高的FMS分数——提高动作筛查分数可能是你的主要策略，但不是你的主要目标。

用力量教练丹·约翰（Dan John）的话说，"坚持目标，实现目标。"帮助人们安全、成功地追求他们想要的健身或技能活动，并赋予他们保持健康和活力的能力。为了将你的动作策略与客户期望的结果联系起来，你需要接受你认为阻碍你的薄弱环节，并将其与行动达成一致，引领你和客户共同走向成功。

避免FMS、SFMA和FCS的3个最大错误

- 在进一步调查之前，不要试图将动作功能障碍转化为单一的解剖学问题。
- 不要纠结于你在每次测试中看到的缺陷——用它们来优先考虑疼痛、重要或基本的动作限制或不对称。
- 在收集整体和局部范围内的所有数据之前，不要试图将纠正解决方案与动作问题联系起来。

提供背景信息

在进行筛查结果分析时，人们不可避免地会对分数抱有期望，也包括动作表现。痛苦、问题和欲望是大多数人寻求更深入评估的驱动力。对于那些高估自己动作能力或在筛查中表现不佳的人，帮助他正确地看待结果可能就是他选择与你合作的关键。

你要让客户明白，较低的动作筛查得分并不意味着他们会受伤，或者他们无法成功进行他们想要从事的活动。这仅仅意味着，他们在动作方面的差距会使得他们更难达到动作质量更高的人的水平。这并不是说他们无法达到高质量的动作水平，只是可能性会很低，他们需要更多的资源（时间、精力、金钱或专业知识）才能轻松到达其他人所到达的成就。如果人们想成为名人堂运动员，他们不需要一个极高的动作筛查得分，但如果他们没有够到基本的动作门槛，就需要更多的努力和支持。

我们如果知道有些事情无法做到，就不会让自己去做无法完成的事情。在我们与消防部门的合作中，我们已经一次又一次地看到了这一点。

消防员需要在随机的压力下进行工作，那些处理得更好、坚持时间更长的人更能够控制他们的体能和身体意识。这并不是说他们在每件事上都很优秀，而是他们知道自己的局限性，在证明自己可以做到之前，他们不会去做明知自己做不到的事情。

你的客户需要明白你不要求他们是完美的。他们可以在拥有平均动作筛查得分的情况下过上长久的幸福生活——就背景信息而言，NFL的平均FMS得分在14分到15分。但是，如果这些客户希望在某些体育项目中有竞争力或出类拔萃，他们可能需要一个NFL级别的健康和运动表现专员来帮助他们实现目标。

较高的动作筛查得分并不意味着人们已经准备好迎接这个世界的挑战，就像一个较低的动作筛查得分并不意味着他们随时需要获得保护一样。根据筛查结果可以确定动作中最薄弱的环节，并指出一条专注于首先解决薄弱环节的身体发展道路。

对某些人来说，这意味着在训练计划中加入一些纠正练习。对其他人来说，这意味着暂时避免某些练习或活动，并制定一条保守的发展路线。对一些人来说，这意味着彻底改变他们的运动和生活方式。

并不是某个人在FMS上的得分越高，他受损的概率越低。神经肌肉骨骼系统的损伤或功能障碍是多因素且复杂的。我们控制和适应的环境是多种多样且不断变化的，没有单一的、最好的筛查或测试能反映人体恢复力的情况。任何动作筛查都应作为更全面的筛查和测试系统的一个组成部分，以确定每个人的风险因素的数量和程度。这可以防止你根据单个独立测试的结果做出决定。

如果我们不能防止受伤，让我们问问自己，"我们能防止不良的康复吗？我们能防止不佳的运动前体检吗？我们能阻止人们加入高失败率的活动吗？我们能设计出更好的训练计划并提供更好的策略来帮助客户独立识别和管理其薄弱环节吗？"

答案是，我们能。

让你的客户知道，动作筛查结果并不表示他们是普通人或是运动员——筛查只是一种决策工具。向客户传达筛查结果并告知动作的方式，以及为什么这些动作在制定动作策略时非常重要。

改变的机会

看法

▶ 对于功能障碍或疼痛的来源，你如何形成你的假设？

▶ 此人是否有健康问题、功能问题、体适能问题、技能问题？

▶ 你的工作重点是什么？你想通过这些工作重点实现哪些目标？

▶ 你如何传达你的发现和计划？你的客户是否了解筛查与他们的目标之间的联系？

行动

▶ 询问患者/客户/运动员对筛查的反馈——他们有什么感受？他们认为什么是最好的或最坏的筛查结果？为什么他们认为动作具有挑战性？这提供了使感知与现实保持一致的信息。

▶ 找到获得0分和1分的动作模式——通过解决最基本的功能障碍模式来确定初始工作的优先级。

▶ 制定首选策略——当你遇到某个特定的功能障碍动作时，你首先会做什么？生命体征异常怎么办？感到疼痛怎么办？

反馈

▶ 临床医生：在出院时筛查你的患者。根据FMS评分，你的患者中有多少人将动作视为风险因素？

▶ 教练：筛查每一位新客户。你的客户中有多少人在和你一起训练时感到疼痛或存在动作障碍？

▶ 通过筛查寻找趋势——整个运动队是否都存在肩部灵活性较差的情况？有人表现出系统性功能障碍吗？造成这种广泛功能障碍的根本原因是什么？

第9章
制订针对疼痛的计划

▶ 客户是因行动不便而感到疼痛，还是因疼痛而行动不便？你是怎么知道的？

▶ 对于感到疼痛的客户，你会如何改变你的方法？

▶ 当人们报告有疼痛时，你还会让他们训练吗？

▶ 你有没有建立一个值得信赖的推荐网络？

疼痛很复杂。引发疼痛的机制不仅仅是一些受刺激的纤维或某处受到压力的虚弱肌肉。当疼痛出现时，大脑和身体之间传递的信息会触发保护性反应，从而导致代偿或回避行为。

即使在炎症消退和组织愈合后，天然的信号保护回路也并非总能恢复到正常状态。信号循环持续的时间越长，这些动作行为就越有可能在神经层面得到加强。我们可以训练运动控制模式来学习一项新技能，大脑也可以学习和训练保护性模式，使其具备抗干扰功能。

我们在理解疼痛的生理学和神经科学上面已经取得了很大的进展，但是治疗方法的有效性并未飞跃式提高。我们仍然花费太多的时间来缓解疼痛或试图控制炎症，这就像试图在没有堵住漏洞的情况下就清理溢出物。

不应将这解释为"不治疗疼痛或炎症"。我会尽我所能使用各种技术和工具来减轻炎症或刺激，但不一定会去解决疼痛，因为它是我不想直接改变的标尺。

不需要通过动作来解决疼痛问题，但需要通过动作来理解疼痛。发现疼痛和功能障碍之间的关系可以防止压抑疼痛并陷入更大的功能障碍，而不是为了恢复功能，也不是为了了解这些部位是否间接改变了疼痛。消除风险因素和恢复功能来使某人"变得更好"，而不是简单地消除疼痛。

如果有人在登记表中或在进行FMS时报告了疼痛，那么应该提出的问题不是"可以通过锻炼消除疼痛吗？"而是"是否存在健康缺陷？"收集患者的病史时，患者关注的是受伤部位。他们想将你的注意力引向那些部位，因为他们进来时能够清楚地描述自己的症状，但完全没有意识到他们的体征。

我们经常看到这种情况：患有膝盖疼痛的人在网上寻找解决方案，并使用一套周密的灵活性或力量训练计划。其误认为，疼痛区域需要更多的灵活性或力量，并且需要更多的纠正性练习。这个人因为没有获得期望的结果而感到沮丧。大多数患者和客户都无法理解，如果他们存在髋关节退化或脚踝僵硬，膝盖很有可能会在髋关节或脚踝疼之前就出现疼痛，而世界上的所有膝盖练习都无法解决此类问题。

症状——疾病的主观证据

体征——疾病的客观证据

我们需要像兽医那样思考：不能根据症状进行治疗，因为患者不会说话。除非通过测量或观察动物来收集数据和各种体征，否则无法做好这项工作。

在治疗一个对疼痛的膝盖进行大量叙述的人时，我们很难坚持下去并从头到脚进行彻底检查。当面对有疼痛的客户或患者时，我们往往会追求效率而不是有效性，会将注意力集中在疼痛区域。将所有的精力放在疼痛部位会让患者感到高兴，但其实有较大可能是患者远端的身体部位影响了全身的动作，并导致了问题的出现。

当我们看不到可预测的结果时，就需要问问自己是否使用了错误的方法，或者这些方法是否被滥用，因为高估症状掩盖了体征。

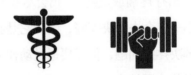

不要错过筛查中的疼痛

许多专业人士匆匆忙忙地进行了筛查或初步检查，以便可以直接进入治疗或训练阶段。其中一些人是为了追求效率，但另一些人可能是基于恐惧——认为有人来找他们是因为疼痛或是为了锻炼，而如果第一次见面80%的内容都是测试的话，那客户就不会再回来了。一些人急于训练或治疗，可能是因为对真正问题存在不确定性和想为患者或客户提供有价值的东西。

然而，成功的教练和临床医生并不担心这一点，因为他们明白，在前面为了获得清晰的信息而花费更多的时间，会使他们在接下来的工作中更有效和更高效。

请记住，FMS和SFMA的第一个目标是发现功能模式中的问题。在你的测试中，在患者或客户做每一个动作前你说的最后一句话应该是，"如果你在做这个动作时感到任何疼痛，请告诉我。"

在我们与职业运动员共事的20年中，在这些简单的姿势和模式中经历了没有预料到的疼痛的人员数量仍然令人感到惊讶。他们不会总是将疼痛说出来——他们不想让我们担心，或者只是想表现出坚强，所以我们要时刻注意他们脸上的不适迹象，或者他们按揉或触摸疼痛部位的肢体语言。如果没有进行有针对性的关注，即使是被训练成过度关注疼痛的临床医生，也经常会在剖析动作的细微差别时迷失方向，而无法识别哪些模式会引起疼痛。

临床医生会识别SFMA中的模式，即"功能障碍、有疼痛"（DP），"功能正常、有疼痛"（FP），"功能障碍、无疼痛"（DN），以及"功能正常、无疼痛"（FN）。这种命名分离了疼痛行为和功能障碍行为的语言和视觉，有助于改善沟通和问责。疼痛和动作的关系在临床医生的治疗计划中起着重要的作用。

如果患者可以通过全方位的动作表现良好的动作质量且没有明显的不对称性，我们将其标记为功能正常。对于任何偏离该标准的行为，我们称其为功能障碍。

	功能正常、无疼痛（FN） 完全无限制的动作，无疼痛	可以安全地发展
	功能正常、有疼痛（FP） 完全无限制的动作，伴疼痛	保护
	功能障碍、有疼痛（DP） 有限的、受限的动作，伴疼痛	
	功能障碍、无疼痛（DN） 有限的、受限的动作，无疼痛	纠正

对那些没有医学背景的教练来说，如何识别疼痛比简单地识别疼痛的存在更重要。无论你的角色是什么，动作时的疼痛总是会影响你的第一个行动——保护。

不要训练有疼痛感的模式

在动作筛查中出现疼痛的人需要接受某种程度的医疗护理。护理人员可能是学校的运动损伤防护师、手法治疗师、物理治疗师、脊椎按摩师或医生——他们需要解决疼痛的原因和来源。这种情况将会考验你对第二动作原则的信任度，因为即使作为一名健身或动作专业人士，你也应该与医疗专业人士在相同原则下进行操作。

1. 首先，不要造成损伤。

2. 先保护，后纠正。

疼痛和功能障碍是不同的。通常，患者关注的疼痛部位（有症状的部位）并不是我们发现的功能障碍的根源，引起疼痛的动作模式可能有功能障碍，也可能没有。

如果我们测量出肩膀能够全范围活动，但疼痛仍然存在，我们不应该认为这是功能障碍，应该将其视为有症状的或激发了疼痛的动作。我们如果说某个动作有功能障碍，就需要进行一些练习来纠正该动作。对于有疼痛感的关节或动作模式，在此基础上加入纠正练习就像用手指猛击车门，希望自己的手感觉好些。

当在FMS中发现疼痛时，保护机制要求我们进行更深入的健康评估，同时避免那些产生疼痛的模式或活动。

这并不意味着因为疼痛的存在而要求一切都完全停止。在该客户等待以医疗方式消除疼痛时，筛查提供了识别其他模式来解决问题的机制。你可以围绕疼痛进行训练，但你不太可能在健身过程中找到解决方案。作为一名教练，在解决其他功能障碍区域的同时让疼痛区域冷却下来，这并不意味着消除任何东西——训练那些不会引起疼痛的其他模式或身体部位，通常可以发展身体长期自我纠正功能障碍的能力。

当患者到达诊所时，临床医生会进行更深入的评估，以了解动作和疼痛行为的4个象限（FN、FP、DN、DP）。我们虽然拥有保护和解决这些存在功能障碍和疼痛模式的关节和软组织的工具，但同样有机会与教练一起指导客户纠正这些DN模式。

有时候，人们会看到这些有功能障碍的模式，并将其描述为，"哦，他50岁了，或者他很僵硬，或者他打了一辈子橄榄球"，而没有意识到地基上的每一个裂缝都可能是促成因素。当我们能够以比处理痛苦模式更快的速度更安全地处理DN模式时，没有理由做出这些假设。我们可以回过头来看引发问题的根源有没有得到改善。

你可以利用自己的技能和本领来解决疼痛、软组织受限、不良运动控制或关节灵活性欠缺问题，但通过评估确定这些DN模式可以为患者和专业人员建立联系，便于针对后期训练进行沟通。你为解决DN模式而制定的任何纠正措施或策略都可以在训练环节中进行传递和加强。你和教练无须担心该遵循谁的指示而出现潜在的拉锯战，可以运用一种综合的、积极的方法来完成康复过程，因为大家都在使用同一张计分表。

"不要让医学诊断来驱动健康之舟"

休姆（Hulme）博士的这句话捕捉到了许多临床医生在提供和传达有效的治疗计划时所面临的困难。患者通常在几乎没有被参考其他功能或行为背景的情况下，被一份医疗诊断所标记。有时，通过自己的研究或与朋友和家人交谈，人们走进诊所时会对自己的需求抱有期望。

你多久才被询问一次"有什么好的练习可以缓解我的（身体部位）疼痛？"

你会对每一个诊断结果相同的患者进行相同的治疗吗？你当然不会，因为你认识到，除了疼痛的关节或受伤的肌肉之外，可能还有其他损伤或问题。我们治疗的不是诊断结果，我们治疗的是患者。医学诊断从局部层面提供了可能发生了什么的生理学或生物力学视角，但它没有提供关于该做什么的明确指导。

提供治疗方法的人知道这一点，但患者不知道。这就是我们需要立即与患者进行对话的原因。人们相信某种特定的拉伸动作、练习或治疗是解决问题的方法。他们正在寻找一个人来证实他们的想法。

医学诊断并没有告诉我们该做什么，它告诉我们不要做什么——要避免的姿势、负荷和感觉，以及可能导致愈合受损或疼痛反应加剧的生活方式。

通过SFMA得出的功能诊断结果告诉我们可能需要避免哪些动作，以及哪些动作可以从纠正方法中受益。我们可以帮助患者认识到疼痛不是问题所在——疼痛是信号。

提供一种意识工具

毫无疑问，正如你所经历的那样，患者和客户在讲述他们的受伤或手术史时可能是不靠谱的，甚至是那些现在就存在疼痛的人，也并不总是能够理解疼痛会带来什么影响。即便他们可以就什么行为可能导致疼痛提供有价值的信息，但在病史采集期间，你询问10个关于疼痛的问题花费的时间可能并不值。

我们的首要任务是提供保护，我们为保护他们而做的事情比他们为保护自己而做的事情更重要。深入研究生物心理社会模型的各个方面是必要的，因为除了花费1小时来了解患者的病史外，如果不采取措施来管理一天中的其他23个小时，你将很难解决疼痛问题。

不幸的是，花费一个小时或更多的时间就可以了解患者的病史是不现实的，所以在这种情况下，需要一种更系统、更有效的方法。几年前，休姆博士创建了一本"正念/疼痛日志"。该日志提供了他通常通过关于疼痛的探索性对话收集的信息，患者可以在家完成这项工作。

这比亲自提出问题更好，原因有两个。首先，当人们积极监测和记录症状以及他们一天中进行的活动时，可以解释某些行为或活动在他们没有意识到的情况下正在伤害他们。其次，记录有助于后续随访沟通，将患者的经历与功能诊断联系起来。

知道疼痛是否或何时会通过某个姿势或活动来改变，可以显著增加帮助他人的概率。你可以清楚地认识到动作在哪些地方能够提供帮助，以及为了提供更好的疼痛管理方法，可能需要放弃哪些姿势或活动。你可以将这些经验与功能障碍或感到疼痛的动作联系起来，并采取有针对性的方法分离它们。

了解何时需要等待

通过将FMS与SFMA结合使用，我们可以观察动作功能障碍和疼痛，以协调局部和整体之间的矛盾。我们将这些视为捕捉整体动作生命体征以更好地指导我们护理工作的首要工具，但无论你在何种环境中练习，当有人处于疼痛状态时，你没有义务在初始检查期间进行动作筛查。

当你在做FMS和FCS时感到疼痛，我们希望你立即咨询医生，并保留筛查结果以备下次使用。功能不是我们当下关心的问题，我们关心的是生活质量、安全和生命体征。

尽管SFMA在检测可能导致疼痛动作的功能障碍模式方面很有价值，但它在某些情况下并不适用。问问你自己，基线数据是否值得冒险收集，动作筛查或评估是否会提供相关信息来指导你的行动。

当某人明显感到疼痛或难以进行基本的功能性活动时，我们可以从评估中收集哪些有价值的信息，或者从任何可能引发更多疼痛的测试中收集哪些有价值的信息？

我们知道疼痛和炎症会改变动作的表达。急性损伤或手术经常会产生大量的炎症反应，以至于患者不仅没有为SFMA做好准备，甚至可能需要多次就诊才能准备就绪。

持续成功的秘诀是什么？

明智地使用你的周期。

明智地使用你的模式。

明智地使用你的压力和压力源。

明智地使用你的产品。

首要任务不是 SFMA，而是让与休息和再生相关的健康和生命体征达到最低水平。这意味着确保患者呼吸正常、睡眠充足、为身体补足水分和能量，以帮助恢复，并了解通过更好的姿势或疼痛管理来提供暂时缓解的方法。

我为这些患者设定的目标比我在研讨会的讲台上展示出的效果要低得多，但我的很多病例都是这样开始的。他们还没准备好接受花哨的东西。我要求他们补充水分、离开躺椅去床上睡觉。对于需要稍微运动的人，我甚至会给他们戴上支架，并不是因为我想让他们的肌肉变弱，而是因为我需要在纠正任何事情之前提供一定程度的完整性和生活方式保护。

使用功能性动作系统，确保你在分析并将各个部位与损伤联系起来时，不会无视大局。当我们遇到疼痛或急性健康问题时，筛查会告诉我们需要保护哪些动作，而我们的局部测试和衡量标准会提供更多可指导操作的信息。

让患者或客户经历这种意识和保护过程，提供控制局面的机会。

我们的责任是促进发展，因为我们有义务给他们的状况带来有意义的变化。在我们解读功能性动作之前，我们需要教会患者和客户如何理解筛查结果。

改变的机会

看法

- ▶ 你如何将疼痛的动作和功能障碍动作区分开来或联系在一起？
- ▶ 在努力解决疼痛的同时，你何时可以安全地追求动作的其他特质？
- ▶ 当你面前的人需要你提供专业范畴外的帮助时，你的角色是什么？你的职业关系网络有多强大？

行动

- ▶ 将注意力集中在发现并保护未受保护的部分、模式、负荷和技能上。为某人提供一个简单的工具或流程来监控他们的疼痛及其对行为或活动的反应。
- ▶ 如果可能，在一节课快要结束时再直接面对疼痛问题，只要过程中你看到动作指标朝着正确的方向发展，而疼痛并没有加剧，你对积极结果的信心就会增加。
- ▶ 构建医疗转诊网络并加以利用。

反思

▶ 与你的客户一起查看意识或疼痛日志,帮助他们识别和了解数据趋势。你是否看到他们能自主掌握那些会影响他们疼痛的变量?

▶ 临床医生:在你解决了一个无疼痛的功能障碍模式后,重新测试疼痛模式,并查看动作质量或疼痛是否有所改善。改善其他部位的功能障碍会影响疼痛吗?

▶ 教练:追踪有多少看似健康的客户在筛查中暴露了疼痛。如果没有这样去测试,你会发现疼痛吗?

第10章
掌握沟通技巧，承担你的责任

▶ 你会从客户和患者那里得到什么反馈？

▶ 如何判断他们是否理解并记住了你告诉他们的内容？

▶ 通过指导或感知来改变行为是否更容易？

我听过的最真实的一句话来自阿尔文·科斯格罗夫（Alwyn Cosgrove），他说："感到困惑的顾客是不会购买产品的。"他的意思是，如果必须让人们坐下来，向他们推荐你的产品，或者向他们解释为什么如此需要你，他们可能不会为你的服务付费——有些人甚至从一开始就不会出现。他是从商业角度谈论这个问题的，但我认为这句话适用于我们与客户的每一次互动。

感到困惑的顾客不会购买你的产品，感到困惑的学生不明白你在教什么，而感到困惑的运动员不会接受你的指导。困惑的客户不会遵循你的治疗或训练计划，因为他们不了解其价值。

你不需要教客户功能性动作系统的语言，但是客户执行你的筛查机制时，你可能需要改进谈论筛查和动作的沟通方式。

如果本书中有一个你会反复看到的主题，那这个主题就是沟通。从我职业生涯的一开始我就认识到，运动表现训练、健身、医学和康复之间的主要问题来自沟通不畅和相互推诿。我们向专业人士教授系统性的语言，因为我们希望开发一种更简单的方法，使沟通变得更友好，并对跨越成长和适应的每个阶段的整体动作负责。

有些人表现出的样子好像他们的教育水平或地位不允许他们进行良好的沟通。他们无法理解为什么有人会怀疑他们的诊断或质疑他们的方法。他们的地位其实会增加他们的负担，因为有效沟通是必要的。

一方面，作为专业人员，我们需要在与客户和患者交流时使用更周到、更有针对性的语言。另一方面，为了培养客户的自我意识，帮助他们改变动作，我们还需要闭上嘴、让开道。

归根结底，要提高语言的经济性和易懂性，以及了解如何利用行动创造教学时机。这些需要进行有意识的训练，可悲的是，我们的专业教育侧重于训练解决身体问题的能力，而不是侧重于如何教学和建立联系。

因为我们都是教学环境（我们在其中接受教导）的产物，所以默认采用了单方面互动的方法。当你与没有学过代数的人谈论微积分和三角函数时，再多的技术解释也无助于对方理解你的意思。

第一次与客户或患者合作可能是建立联系的唯一机会。期望他们理解你所说的话可能是让他们走上成功之路的第一个障碍。

以人为本，与之相遇

"如果我在改变动作上有天赋，那不是因为我的手巧，而是来源于我亲自躺上过治疗台，接受过外科手术。"所以我理解对话另一方的感受，也许你也有同感。

在教学或辅导时使用的语言比你可能意识到的更重要。客户想要的交谈方式可能不是你喜欢的。通常情况下，你可以通过少说话、提问题和倾听答案来发现最好的语言。

在收集客户的历史记录并进行评估或筛查后的第一次互动中，你需要克服每一个职业冲动，不要描述动作筛查结果向你展示的内容。你内心可能会尖叫着让你对分数进行解释，介绍这些分数意味着什么，以及你的计划是什么，以证明接下来选择的练习或干预措施是合理的。

筛查可能会提供足够的信息来绘制前进路线，也提供了了解某人身体自我意识的第一个窗口。所以在完成筛查后不要去做讲解，而是提出这样一个问题，"你认为你做得怎么样？"

客户："我做得太糟糕了！"

你："真的吗？为什么你认为自己做得很糟糕？"

客户："我做不到。"或者"那太难了。"

你："实际上，我认为你在那个方面做得很好。你认为你在哪个方面做得最差？"

有时他们对自己的判断是正确的，但通常他们是错误的。如果他们认为自己的右脚有很强的平衡能力，而你刚刚通过跨栏步或单腿平衡测试向他们展示了他们的右脚没有很强的平衡能力，你需要阐明这一点以让他们意识到问题。这种意

121

识的转变并不是因为被告知分数低或动作有功能障碍。这种意识来自让他们说出他们想说的话，以及他们对自己所经历的这个过程的看法。

让你的客户拥有这种意识和体验。如果你不需要将他们的语言翻译成你的专业术语，那就不这么做。你可以在自己的头脑中翻译，只要你确信他们的措辞（比如"僵硬、紧绷或错位"）与你的客观衡量标准相匹配。

如果你认为他脚踝僵硬，而患者告诉你感觉像是"被卡住了"，那就使用"卡住"这个词语。任何你能做出的让他改变这种感觉的事情都会被认为是有价值的。在你进行关节松动时，患者告诉你感觉卡得不是那么紧了，你也看出了明显的进步，那你就不必再就生物力学或生理学知识做什么讲解了。在患者心中，你提出了一个问题；患者感觉到了变化，而你也评测出来该变化。

你不能口头上强迫人们或教育他们顺从或接受——他们必须自己去感受。你要求他们做的那些活动（自我拉伸、自我松动或日常锻炼）促进了他们成为你的盟友。如果你在前期花点时间将他们的主观评价与你的行动和客观衡量标准相结合，那么后期就可以避免很多压力。如果他们不能理解你在做什么，你就要一直解释和证明你服务的价值。

只需展示成果，什么都不必说

如果我们需要质疑客户问题产生的根本原因，那么列出客观证据有助于提供支持，但如果经验不足或信念不坚定，就无法说服任何人。我们需要进行对话，而不是进行演讲，更不是试图用事实来贬低某人的看法。当人们认为他们是灵活的，但实际情况并非如此的时候，我们需要通过一种让他们发现自己可能没有意识到某事的体验来揭示这一点。这就是我们经常做得不足的地方——在他们积极参与的时候，没有把整体策略描绘清楚。

想想在医疗诊所初次就诊的典型经历。患者走入诊所，填写登记表，我们记录病史，并进行了一系列他们不理解的测试，然后在开始治疗前对所有的信息进行归纳和解释。

即使是在首次训练课上，大部分环节也会包括测试和记录病史，以便在开始锻炼前建立基线。当这节课接近尾声（说到为什么他们需要买我们的服务）时，我们可能认为解释得越多，他们对我们的技能就越有信心。

事实上，我们说得越多，他们就越有可能产生抵触情绪。

战术——视频反馈

我们提到过，在学习如何进行筛查时，使用视频非常有用，在你面对客户时，视频也非常有用。当人们在自己的感受之上有了新的视角，并能够用自己的方式表达时，改变就会出现。

有很多手机应用可以让你在视频上画出线条，所以当你告诉客户你要测量他们的下蹲能力或伸展颈部的能力时，你可以立即提供反馈。你可以在客户完成动作的位置画一条线，再画一条线代表应该达到的位置。

你可以展示出动作的范围，然后说："这就是你现在的位置，我们需要达到××度。"

当客户看到他们需要到达的地方时，你进行干预后，再制作另一个视频来展示变化。通过将动作与动作体验联系起来，你可以强化他们头脑中的功能模式。

创造这种体验可以获得非常必要的认同，因为你描绘出了他们的旅程可能会是什么样子的——展示了一种功能性视角，并节省了自己的时间和精力。

你有多少次给出了"每周来3次，持续6周"的标准，或者出售了一套训练课程，却在人们突然不来了的时候感到困惑？

如果你没有获得信任，并提供客户可以看到或感觉到的证据，不是所有人都会给你需要的恢复他们身体机能的时间。从客户的角度考虑，双方是否对限制因素、最薄弱环节或瓶颈达成一致意见？在没有说出你的理由或进行对话的情况下，优先考虑你的计划可能会让你永远没有机会将计划付诸实施。

如果你认为客户的脚踝僵硬，你可以测试以下理论：恢复脚踝的活动度并改善弓步蹲模式可能会带来成功的深蹲动作或减轻背部或膝盖的疼痛。如果你做出了正确的决定，并采取了局部或整体的策略来引发积极的变化，那么你现在就有机会说出你的观点和关注的反馈形式来获取客户的认可。

你有没有遇到过有人看着你，目瞪口呆，在你所做的某件事立刻缓解了疼痛、改善了动作或力量之后问："你是怎么做到的？！"当人们能够感觉到变化，或者能够直观看到之前和之后的对比时，你无须说服他们现在比原来强——他们会告诉你。

现在，他们比你花15分钟解释解剖学和生物力学更深刻地了解了你的价值。如果你是医疗专业人士，你现在可以自信地解释预后和治疗频率与持续时间。如果你是一名教练，你可以谈谈计划最初会是什么样的，以及该怎样进阶，什么时候可以开始不受限地进行训练。传达最终目标和列出某人的过去、现在和未来的能力非常重要。传达过程中信息是明确的，你的客户会感觉自己参与并投入了这个过程中——一个额外的好处是，你看起来很聪明。

沟通不仅仅是口头指令

这些策略主要描述了与客户和患者的初始互动，在你后续的工作中，同样的规则也适用。我们自然而然地认为成为一个更好的沟通者意味着提供更好的解释，可是有时候，虽然你进行了解释，却并不能保证客户可以理解。

恰当的沟通意味着成功地传达想法，以确保他人的理解。优秀的沟通者是那些理解自己话语的价值并能谨慎且有策略地使用它们的人。他们取得成功的方法是：创造可以进行自我学习的环境和情境，并提供背景知识、指导和鼓励来促进自我实现。

动作的语言不是口头语言，这就是为什么试图通过口头指令或指导来改变它是如此低效。这就是有意识的技能训练和潜意识的动作纠正之间的不同之处。你必须解释一个新的动作或技能，这样某人才能获得有意识的感知，但像灵活性和平衡性这样的特质表现为对动作任务和障碍的反应，人们很少能在意识层面上感知到。他们通过成功重复具有挑战性的活动来解决问题，并让动作或技能变得根深蒂固，而不是通过别人的指导来绷紧肌肉或用其他方法来实现。

精进你的沟通方式意味着给出适量的指令和引导，但这一切都始于创造提高自我感知水平和促进有效自我学习的环境和体验。良好的沟通意味着摆脱自己的固有方式。

改变的机会

看法

- 你的患者/客户/运动员看重你，是因为你了解他们的程度深还是因为你让他们参与的程度深？

- 如果有人问起你的客户，你认为他们能够就薄弱环节和你制订的计划进行交流吗？

- 你是花更多的时间去解释，还是花更多的时间去培养身体感知能力？

行动

- 在解释你的测试和筛查结果之前，请询问他们的观点。

- 他们认为最困难的是什么？他们觉得自己需要做些什么？他们认为问题是什么？

- 了解他们的感觉和想法，并通过动作体验来证明或反驳他们。下一章会详细介绍这一点。

- 在第一次互动结束时，请客户重述他们需要努力的一个或多个领域，以及他们打算做什么来解决问题。

反思

- 追踪有多少人不会再次光顾你的诊所。你知道他们不回来的原因吗？

- 追踪有多少人没有完成他们的治疗进程或训练计划。他们是提前实现了目标，还是离开了你？

- 追踪有多少人完成了他们的家庭作业。他们是不了解其中的价值，还是没有体验到好处？

第11章
创造体验，灌输意识

▶ 能通过调整指令或改变某人的看法来有效地改变行为吗？

▶ 如何衡量一个人的身体意识水平？

▶ 正在采取什么行动来增强身体意识？

在进行锻炼和教育之前，人们需要体验。经历他们没有意识到的事情，或者体验呼吸和动作之间的联系，可能是了解当前身体意识水平和重建身体联系的最佳机会。

感知驱动行为。如果客户没有察觉到问题，或者他们不相信你找出的问题，他们就不太可能发生长期变化。

当人们认为他们不能完成一个动作，并且他们确实无法完成这个动作时，你们之间就没有问题了——他们想要获得一个解决方案，而你想提供一个解决方案。但是，当人们不善于自我调节，无法协调他们的信心与现实之间的差距时，要想改变一个动作行为（或任何行为），就需要提供刚刚好的信息，引发反思，只需要让他们产生兴趣。

重新获得意识的能力可能并不容易获得，但它必须来自行动，使某人处于自我发现的境地。如果我们让人们获得信息丰富的体验，挑战他们的意识，并阐明基本的呼吸或运动控制，在这种体验的另一面，我们应该能够提供一种可以产生可衡量变化的干预措施。

如果做不到，那么神经系统就不会接受我们所做的事情，或者其他的限制因素也会参与其中。如果有一个可衡量的、积极的反应，类似的体验可以成为锻炼或活动路径，为我们希望看到的适应能力奠定基础、注入信心。

三个R：重置

讨论SFMA时，我谈到了通过重置—强化—重建（Reset-Reinforce-Redevelop）流程来指导干预方式的系统。我第一次提出3R（重置—强化—重建）概念，目的是确保想要了解我们独特方法的临床医生不会认为练习是为了重置动作。练习可以重置动作（我们都这样用过），但我们不应该给人们分配练习，然后期待着他们能够自我纠正。

3R方法通过将一层层的干预方式组合成一个策略，为更好地自我学习和自我调节创造了环境。尽管该方法起源于SFMA，但无论你是临床医生还是教练，该流程和阶段都适用。

	测试	行动	重新测试	执行
重置 局部 整体	主观的 局部目标 整体目标	体验	主观的 局部目标 整体目标	被动的 主动辅助的 主动的
强化 保护——别做 纠正——做	主观的 局部目标 整体目标	纠正性活动	主观的 局部目标 整体目标	预设定的自主重置方法，搭配保护性结构
重建 调节压力和恢复，达到体内平衡	选择一个主要领域： 健康循环 动作模式 体力 技能	整体性活动	主观的 局部目标 整体目标	全身性运动，针对不稳定的生命体征进行纠正性补充

我们必须从客户的主观意识出发，以整体和局部测试的客观测量结果为支持，重新设置动作。当行动方案在局部、整体和主观层面产生了积极变化时，重置就出现了。

对临床医生来说，重置可能意味着采用干针疗法或手法；而对健身专业人员来说，重置可能意味着松解和动作模式重塑。无论是被动的拉伸或手动治疗干预、主动辅助（如运动控制技术），还是完全主动和独立的练习（如呼吸练习或灵活性进阶），所有方法都能奏效。但客户并不会创造这种体验。

从业人员有责任创造一种体验，规划出强化和重建的路径。在这个进阶过程中，责任从专业人员转移到客户身上，直到最终客户独立练习或与教练一起练习，以追求更高的生产力。

4×4矩阵中的重置—强化—重建

	重置	强化		重建
	意识	保护	纠正	发展
生产力	技能或运动表现的衡量标准	−	+	=
身体强健	功能性能力的衡量标准	−	+	=
全面健康	与动作相关的危险因素	−	+	=
身体健康	生命体征	−	+	=

前期基线筛查或测试会告诉我们这些客户是谁。在我们找到机会完成重置后，第二次筛查会告诉我们，我们真正提供了多少帮助。我们需要第一个快速的反馈回路来告诉我们和客户，在我们引导客户开始锻炼之前，刚刚提供的这项动作是否正是他们所需要的。在初期，为行为建立严格的反馈回路，让我们不会走向一个效果未知的方向。

局部和模式

一旦完成了筛查，你对下一步的行动有明确的方向吗？

人们常常在迈出第一步前挣扎，许多人在筛查上失败的原因是他们将模式视为练习。他们认为，如果在深蹲、弓步蹲或俯卧撑中发现功能障碍，就需要进行一些看起来类似深蹲、弓步蹲或俯卧撑的练习来纠正它。相关网站上有一个庞大的练习视频库，我们发现人们非常专注于为某种模式寻找最佳练习，而没有先确定问题的根源。

在你结合局部测试进行一次筛查后，花点时间拼凑一张动作图片。SFMA和局部生物力学检查的重点并不是要解决你发现的每一个灵活性和运动控制问题。FCS的重点不是创建一个练习清单来提高负重行走或立定跳远的能力。

筛查的重点在于找到将一切联系在一起的共同线索——从缺乏动作自由度的区域或缺乏控制的模式中寻找，这些区域或模式限制了动作质量和能力的充分表达。

我们想去除假设，代之以检验假设。如果客户在过顶深蹲中表现出功能障碍，在直线弓步蹲中出现了不对称，我们可以对薄弱环节做出各种假设：髋部紧张、躯干或骨盆的稳定性较差、脚踝灵活性受限，或者运动控制、平衡性和重心转移能力较差。

我见过有人依靠假设行事，为每个问题挑选一些练习，然后让客户带着这些练习回家；或者只是将纠正性练习纳入训练计划中，但是并没有提供解决问题的有针对性方案。采取这种方法去试图覆盖得尽可能广泛，说明他们只是希望碰巧可以解决那个实际问题。

相反的情况可能同样糟糕。追逐每一个错误的模式，详尽地评估每一个可能的身体部分，摆出10种不同的练习形成一套纠正策略，但这不是客户会认可的解决方案。

试图一次性解决10个不同的问题不仅会让依从性得到很大挑战，还会让人感觉自己的身体已经支离破碎了。

不要"练习"测试内容

当我们想要改善部分身体部位时，测试内容和练习内容最后经常是一样的，尤其是在医疗保健领域。以典型的肩袖力量测试为例，屈肘向外进行肌肉力量测试，并确定这些肌肉力量薄弱时，我们会降低弹力带的阻力，然后让这个人将这个测试动作作为训练方式。练习过后，你可以轻松地证明力量有所提高，但这是否意味着你已经恢复了相关的功能？

如果我们提供的练习等同于练习测试，我们怎么能知道自己带来的改变只体现在测量出来的数字上，而没有改变我们实际想要改变的输出结果？我们无论是在谈论筛查的动作模式还是其他测试，都不能依靠练习测试来改变动作行为。练习测试内容只在服务层面上起作用，但并没有在我们需要的更深层次上体现价值。

模式有助于制定决策

关注模式并不意味着不注重细节，我们只需要在整体看起来不正确时再调查细节。我们希望通过将设想转化为假设，有效地消除可能的限制因素。我们可以完全依靠局部测试，花15分钟来测量脚踝和髋关节的活动情况，或者测试髋部和核心的肌肉；或者我们可以扩大范围，观察动作的整体画面，并筛选出更多有价值的信息。

如果你看到弓步蹲不对称和过顶深蹲功能障碍的客户表现出对称的仰卧抬腿和跨栏步，你可以消除髋关节灵活性和稳定性等限制因素，或至少不考虑髋关节灵活性和稳定性是限制因素。如果患者能够对俯卧撑和旋转稳定性有很好的控制，则可以排除稳定肌肉薄弱这个可能性。你现在已经将可能性从5种减少到1种很大的可能性（脚踝）和4种不太大的可能性。现在，你可以使用一个局部测试（也许是脚踝外翻测试，或真正的关节或活动度评估）来看看你的判断是否正确。

一次检验一个假设，并针对你认为是薄弱环节的一两个领域，就像将第一块多米诺骨牌推向正确的方向，让其他一切水到渠成。

你必须先处理脚踝，但这只是因为问题和测试结果将你带到了这里。如果你发现了"出故障的部分"，没有理由不处理它们，但是你需要向客户展示，你在局部所做的事情不仅测量出了活动度上的进步，还提高了动作的质量和控制动作的能力，或解决了疼痛。你可以处理局部，然后看看模式是否发生了改变，或者如果没有受限的局部，那就处理模式，然后看看动作是否能自行修复。

区分何时处理局部、何时处理模式不应该超过3个步骤：测试、采取行动和重新测试。你不需要在一次治疗课中就解决问题，但当你做出更好的决定时，客户会开始意识到，某个看似不相关区域的薄弱环节能够在动作上产生层叠效应。

灵活性至上

你可能非常熟悉我和力量教练迈克·博伊尔（Mike Boyle）一起发明的逐个关节理论，作为帮助你更有效地观察身体各个部分的工具，它值得我们再次讨论。我们将该方法简化，让从业者能够从整体角度看待关节灵活性和稳定性之间的局部关系。对身体关节的解剖结构和序列的了解在评估的前期很有帮助，还有助于随后的练习选择。

灵活性和稳定性的逐个关节模型

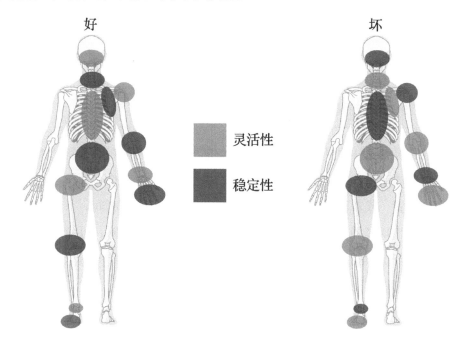

好　　　　　　　　　　　坏

灵活性

稳定性

　　在人体解剖学构造中，我们看到了一个灵活性和稳定性交织的系统。所有关节都需要将灵活性和稳定性相结合，在这种系统中有一个简明的结构，在该结构中，有更大自由度的关节通常位于结构更稳定的关节之前。

　　该系统允许有效地传递和吸收力量。在跑步时，当脚接触地面时，稳定的足弓允许灵活的脚踝适应地面，而稳定的膝盖可以吸收力量并将其传递到灵活的髋关节。如果由于脚踝或髋关节受限或足弓不稳定而无法有效地进行这些调整，存在功能障碍的模式会导致动作代偿。

　　当需要在超出身体代偿能力的环境或活动中做动作时，灵活性和稳定性之间的关系就会破裂。如果在这种环境或活动中经常失败，那么链条中的连锁反应往往也会以疼痛和损伤告终。

　　当存在功能障碍的动作模式将我们引向局部问题时，了解灵活关节和稳定关节之间的关系可以帮助我们识别需要更深入评估的区域。你使用什么工具或技术来评估或纠正有问题的部分取决于你，但你需要知道对肌肉或关节的局部干预是否会有整体性效果。

战术——优先考虑脚踝的灵活性

保持所有关节的灵活性和稳定性对保持功能至关重要，但缺乏自由活动的最常见问题区域是胸椎、髋部和脚踝。如果我们必须为客户、患者或自己选择一个优先考虑的区域，那就是脚踝。一切动作都是从地面开始向上传导，我们发现预测未来损伤的最强有力的指标之一就是踝关节背屈不足。

无论选择什么样的灵活性干预措施，都需要经过一遍筛查，看看干预措施是否影响了整体动作。如果该干预措施没有产生整体性影响，你必须问自己是否处于正确的位置，或者客户是否需要增加暴露的时间或整合的时间。

当客户出现多种功能障碍模式、不良生活方式和损伤史时，可能需要一两周时间才能展现出功能性动作的显著变化。不过一旦脚踝有足够的活动度去做下蹲或弓步蹲，脚踝损伤就不再是无法下蹲或弓步蹲的借口。

只有确保首先解决模式内的灵活性限制，才能让后续的运动控制、平衡性或提高能力的练习更加有效。当人们的脚踝或髋关节执行下蹲模式的活动度不足时，他们就无法尽可能有效地感受来自环境的输入并做出反应。这也意味着他们可能无法执行你提供的指导和口令。针对髋关节或脚踝的关节松动可以提高深蹲的质量和能力，因为障碍被消除了。

灵活性策略

被动的	主动辅助的	主动的
手法 关节松动或复位正骨、针灸、干针、软组织干预（ART®、Graston®、扳机点、按摩） **自我-被动** 静态拉伸、自我关节松动、泡沫轴滚动或自我软组织放松（使用按摩棒等）	在外部来源（人或器械）的帮助下进行主动动作，以减少动作模式的自重要求 **示例** 提供支持的深蹲，阻力带辅助的主动直腿上抬	动态拉伸或自我关节松动、本体感觉神经肌肉促进（PNF）或收缩放松技术

提高灵活性有多种形式，选择使用哪种形式很大程度上取决于你的技能和你要求客户的参与程度。我们认为，干预措施的进展和身体学习上的进展方式大致

相同。向客户介绍新体验、姿势或活动的切入点是专业人员控制刺激的暴露程度，且客户是被动参与的。随着客户变得更自在和更有意识，自我调节练习和活动的参与程度和独立性也在提高。

你不需要从手法治疗、泡沫轴滚动或自我关节松动等被动的灵活性方式开始。然而，采用被动的灵活性策略可以减少机械阻力，改善神经系统功能，产生对新位置的熟悉感。通常需要某种软组织干预来重置动作，因为组织会适应我们的生活方式。当你与某些人一天中的不良动作（或缺乏动作）时刻做斗争时，期望仅通过3组重复10次的练习来改变动作是一项艰巨的任务。

在许多情况下，我们在对侧肌肉中看到的紧张和无力实际上是相关神经信号不平衡的表现，它们抑制了一组肌肉，同时保护性地激活了另一组肌肉。软组织干预可以立即影响肌肉活动，无论是通过血液流动还是通过降低神经紧张度。这就是有的人从治疗台上下来之后会发现活动范围发生了巨大变化的原因。

但是他们并不算是立即拥有了这种新获得的自由。他们现在可能正在探索多年来未被开发出来的动作幅度。在这里，主动辅助和主动松动可以开始缩小灵活性和控制性之间的差距。

重置组织，然后接着加入主动活动，在恢复动作模式的过程中重新确立各部分的自然顺序。在他人或外部资源的帮助下进行主动辅助干预，我们可以通过两种方式扩展在灵活性方面的工作。

首先，我们通过促进更好的对位、支撑、平衡和动作顺序来关注质量。其次，我们通过调整负荷来关注数量，加入能强化更好的模式和运动学习所需的锻炼量。随着组织和反应的改善，这两种方式为过渡到更纯粹的练习方案和更强的控制方案奠定了基础。

让我们赋予人们力量

你可以用手，也可以用很多种工具和练习动作来提高关节和组织的灵活性。我们可以做得更好的地方是为人们提供如何独立监控和管理自己身体素质的知识。

将功能障碍的模式分解成多个部分，并实施干预措施以改善局部层面的灵活

性，这些可以对模式产生深远的影响，但前提是灵活性是薄弱环节。如果灵活性不是薄弱环节，请不要专注于灵活性干预措施，因为它对客户体验的影响可能很小。如果灵活性不是问题，或者你提供了正确的干预措施，并产生了立竿见影的效果，那么是时候继续前进了。

确认控制

从模式开始可以快速发现出问题的部分，在筛查后进行有组织的评估。

但是，如果我们找不到有问题的部分怎么办？如果我们针对灵活性提供的干预措施没有在整体范围内改变动作怎么办？

当有人出现动作功能障碍，但没有明显的损伤或身体受限时，许多临床医生不确定该何去何从。

解决动作问题就像解决一个数学方程式。

$$局部自由 + X = 动作$$

如果我们排除局部自由（灵活性和柔韧性）是薄弱环节，那么我们需要求解 X。在这个方程式中，X 代表整体控制，它来自意识、呼吸和运动控制。这3个要素很难量化，也很难通过指导进行改进，但是如果这3个要素没有达到或超过最小阈值，动作就会受到影响。

$$局部自由 + 整体控制 = 动作$$

$$局部自由 + （意识 + 呼吸 + 运动控制） = 动作$$

如果我们询问了正确的问题，我们应该对一个人的意识有所了解。我们可以训练某人如何活动或控制呼吸，但这些过程最终发生在潜意识层面。

动作的语言是凭借感觉来编写的，这就是重新恢复动作不仅仅是让各部分更好地活动的原因。如果想要重置功能，我们需要有意识地在某个发育阶段调动神经系统的感知和控制。

当你努力为客户创造一种体验时，我希望你能在头脑中完成下表中列出的示例。左侧描述的姿势遵循从躺在地上到站立的发展过程。任何比平躺或俯卧更复杂的活动都需要姿势控制。俯卧或仰卧姿势的基本稳定性最初使得婴儿能够移动和控制他们的头部和四肢，并为接下来的复杂动作奠定基础。

姿势	静态稳定性	动态稳定性
站立	站立，单腿站立	行走、迈步、跨步、踢腿、弓步、下蹲
堆叠	坐着、半跪、双膝跪地	从坐着、半跪、双膝跪地向上/向下过渡
悬空	四肢着地、平板支撑	爬行
有支撑	伸展（手臂或腿）	滚动

姿势的描述与脊柱的方向有关。

在某姿势和某模式中向上和向右移动，需要首先能够以越来越具有挑战性的姿势保持和稳定身体，然后在使用四肢进行动态爬行、伸够、提物走、踢腿和奔跑时保持该姿势。这是儿童发展动作技能的自下而上的方法，也是揭示成年人当前能力的最有效方法。

在遇到缺乏控制的客户时，我们需要回到他们失败的最基本模式，并找到不再失败的界限。这个界限就在使他们处于控制能力边缘的姿势上。这是他们在该姿势下出现受限或不对称，并进行内部处理来自行解决动作问题的地方。

战术——确认滚动的完整性

滚动是动作模式的起点。当我们看到不同姿势中的多种动作模式控制不佳时，我们经常使用滚动来重新建立对躯干和骨盆的反射性控制。

你会发现大多数人分成两类：一类人觉得滚动太容易，另一类人觉得滚动太难。当我们发现有人在这个简单的动作模式中挣扎时，大多数情况下问题是缺乏灵活性。

为了获得滚动和基本稳定性的有效样本，并提供更好的纠正措施，我们需要消除髋部、肩部和脊柱在灵活性方面的显著缺陷。

解构某个模式，找到那个正确的练习——不会太简单，以至于刺激不足，但也不是那么困难，以至于无法完成任务。它需要恰到好处。你的模式识别能力越强，你就能越快地为你的客户找到合适的姿势。

但是，你怎么知道你什么时候选择了正确的姿势或干预措施呢？当看到呼吸出现变化时，你就会知道自己已经找到了理想的工作区域。当你发现呼吸开始变短或变浅时，你正处于控制能力的边缘。

关节自由度的降低会剥夺大脑从四肢获得的反馈——浅呼吸或屏息也会剥夺大脑的信息。

大脑通过屏住呼吸和触发自主神经系统来增加神经系统的输出，给不稳定的地方提供稳定性。肌肉紧绷策略提供了稳定性，但掩盖了身体微调运动控制所需的更微妙的信号。

当你创造一种体验时，让你的患者找到最具挑战性的姿势或模式，在该姿势或该模式下，呼吸可以正常进行。消除对正常呼吸的干扰，然后你就可以通过调整反馈或辅助来进行运动控制，并让大脑不断熟悉稳定性的极限。

我看到我的许多同事试图通过追逐活动度和控制的黄金标准来解决这个问题。但是我决定先查看等号右边的内容，然后倒推。重申一下方程式：展示出基本的自由度+展示出基本控制能力=展示出基本动作。

当你试图解决客户的动作问题时，你的责任是让自己达到为这3个部分建立的标准。

稳定性策略

我们可以像解决灵活性问题一样解决稳定性问题——从发现我们所处的功能障碍水平开始，然后适当调整干预措施。我们可以通过向系统提供帮助、额外的支撑或本体感觉输入来降低某个姿势对身体的要求。微小的干扰、外部压力、关节挤压或牵引都可以使人们在动态的干预过程中恢复反射稳定性。

一旦客户能够保持一种姿势，增加主动动作的挑战就会迫使大脑对不断变化的重心进行采样并做出反应。当他们可以在保持姿势的同时成功完成动作，我们就可以添加外力来挑战身体，让身体保持或控制动作。

组合运用灵活性或控制策略，通常可以看到动作的明显变化，但客户可能只是暂时出现了动作的变化——没人能保证效果会得到保持。在这里，我们的目的不是纠正动作，而是增强意识，帮助人们体验到疼痛或动作质量的快速变化。

当客户体验到下蹲深度的变化、旋转时的稳定感，或者背部疼痛的减轻时，他们会开始感受到局部与整体之间的联系。我们只是在为一个更大的纠正策略奠定基础。

辅助训练	主动训练	反应性神经肌肉训练
为获得平衡而提供外部支撑： 用手支撑，使姿势不那么费力（动作范围更小，支撑基础更宽） 为获得本体感受而提供外部负荷： 手动加压或用类似于手动加压的其他方法、手握重物、使肌肉产生牵张力	四肢、头部或躯干主动动作，改变重心或增加动作需求，同时将支撑基础从宽调整为窄	身体某一部分的动态动作，因为外部负荷产生干扰或扭转。支撑基础应根据动作强度和负荷进行自动调整

战术——以不同的方式提供相同的行动

我过去常常想，如果我有一个出色的灵活性或稳定性练习，我应该做3组这个练习还是做3个不一样的练习？我以前只做一个练习，但现在我发现，如果给某人布置同样的任务，但以3种不同的模式或以3种不同的姿势进行训练，对神经系统会有更深远的影响。

如果我在治疗台上手动松解了客户的脚踝，使其更灵活，然后使客户处于跪姿，接着在下蹲中使其进行主动活动，我将通过3种方式传递相同的信息。

当第一次尝试结束时，我知道是哪项筛查或测试将我送到了相应的纠正环节，然后我再回去重新测试它。在第一次的体验中增加动作可以增加增强意识和改变动作的概率。

不要把自己的看法置于别人的体验之上

创造一种体验意味着在你的测试、治疗或指导中，你不能只在有意识的层面上帮助人们变得更有自我意识。他们必须自己去感受它，去了解、去消化，从而与体验联系起来，并下意识地将其内化。筛查和纠正策略放大了功能障碍，让人们直接陷入问题，引导他们走上一条自我意识更强的道路。

当你做了正确的事情时，你和客户都能看到是否有变化出现。然而，你所知道的产生变化的原因和客户感觉产生变化的方式可能是不同的。因此，必须调和这种语言。

当谈到客户如何描述他们的感受时，我们谈到了使用与客户相同语言的重要性——我们所说的"僵硬"是他们所说的"被卡住了"。但是，当你通过一个体验式动作或训练计划中的新练习来教授或指导他们时，你如何进行沟通？

你会用他们的语言进行教学吗？

例如，如果我们在测试站立时的多部位旋转，我们可以要求两个测试者尽可能地转动他们的身体。我们先问第一个测试者："你有什么感觉？"他说："我感到左侧肋骨有挤压感。"然后我们问第二个测试者："你也有那样的感觉吗？"她回答："不，我感觉到右侧背部有拉伸感。"

现在想象你正在教两个测试者同一个动作：你告诉他们扭转身体，直到感到肋骨区域有张力为止。这可能是你扭转身体时的体验，而不是他们的。

这似乎是一件微不足道的小事，但你的话很重要。如果你依赖于通过内在或内部提示进行教学，那么你就有可能将你的看法置于客户的体验之上。如果他们经历的感受和你描述的不一样，那你就错失了与他们建立联系的机会。

你还可以通过外在或外部提示进行教学，例如："当你转动身体时，用你的眼睛进行引导，尽可能让目光转向更远的地方。"将注意力放在外部就不会再传递你的感知了，但这种做法对进行练习的人来讲可能不会培养出太多的自我意识。

我们需要反复思考所使用的词语和语言，这也可以总结为选择"刚刚好"的区域——刚刚好的外部提示来提供方向，刚刚好的内部提示来激发意识。这意味着要求人们把注意力集中在他们对某项动作或练习的感受或体验上，并用他们自己的语言进行交流。

有了这个参考点，你就可以开始将他们的注意力集中在他们的呼吸、对位或感觉上，以培养意识，然后将他们的注意力转向外部的任务上。

你的指导可以很简单，比如"用你的眼睛进行引导，在转动身体时让目光尽可能转向远方，然后在该姿势下进行呼吸。如果你感到不稳定或不舒服，呼吸并找到一个你能保持的姿势。"

你不用要求他们感受任何具体的东西，而是要求他们移动并使用他们的内部处理器来自我纠正。人们经常忽视某个简单的呼吸循环，而它却是减少不必要的紧张并允许在动作边缘进行探索的最快方法。

当我们在研讨会上做脚趾触摸动作时，会让多年以来都没有触摸过膝盖以下部位的人们触摸脚趾，我们不会告诉他们会感觉到什么或在哪里有感觉。我们指导他们在两腿之间夹一个泡沫卷，然后向天花板伸展，接着向下触摸脚趾，并在做这些动作过程中保持呼吸，倾听来自身体的声音。

除了"慢下来，深呼吸"之外，你能提供的最重要的内部提示是不要去感受什么。我们需要提醒他们保护自己免受损伤或加剧疼痛，但我们通常只进行以下解释："不要进入疼痛范围，当动作变得很艰难时，停下来呼吸。"除此之外，无论发生什么，无论他们感觉到什么，这些都是他们的经历。当人们在长大成人后第一次触摸到自己的脚趾时，他们不太在乎为什么现在可以做到了，更多的是在乎让他们这次能够做到的体验。

获得认同

获得患者、客户和运动员的认同一直是人们讨论的话题。我听说过成百上千的人提出各种方法让客户投入与他们的合作中，但我一直倾向于寻找那些不会为获得认同而担心的专业人士，比如眼科医生。

当我们在验光师的办公室完成一系列测试和测量后，他们给我们试戴不同度数的镜片，却不告诉我们哪个镜片更好，而是让我们告诉他们。眼科医生进行了一项不言而喻的、实用的、现实的测试，以增强我们所需的视觉能力。如果你有足够严重的视觉缺陷，那么在你出门之前，你会立刻清楚你需要什么。

当你能在单次的训练课中展示出动作方式的变化时，你就有了一个类似的机会。让客户、运动员和患者接受并不意味着需要说服他们什么是错的，以及他们应该做什么来实现目标。你需要根据自己设定的基线提供积极的动作体验，然后才会获得人们的认同。如果你能清楚地证明你消除了某个限制，并用更好的身体动作表达来代替它，还能展示出达成这一效果的步骤，那么你每次都会收获一个新的"粉丝"。

运动员或积极主动、竞争性强的客户或患者，有时会很有挑战性，因为他们需要你证明你比他们曾经遇到过的教练更优秀。尤其是如果他们过去曾经取得过成功，而你所提出的建议暗示了他们与现实的差距，你就有不受欢迎的风险。

我们发现，当以一种直截了当、有形的方式呈现信息时，我们已经做好了迎接变化的准备。当通过增强对动作的意识来传递信息时，这种信息最容易被接收。

对许多运动员来说，最棒的时刻是你将你的测试与他们遇到困难的地方联系起来的时刻。假设客户是一个主动直腿上抬能力很差的棒球投手。

你："你的教练有没有一直告诉你要把重心放到你的前腿上？"

客户："是啊，你怎么知道的？"

你："在我们做的那个测试中，你必须把一条腿抬到空中……这基本上和你投球时所做的动作是一样的。但是如果你不能在平躺的时候缓慢而轻松地完成这个动作，那么当你单脚站立投球时，又怎么能够做得到呢？"

或者假设客户是一个在脊椎治疗室里感到背痛的跑步者。

你："我们发现你在单腿站立时没有足够的控制力，这意味着每次你的脚着地时，你的身体都会超额工作以确保你能站直。你有没有发现在不同的路面上跑步时，你的背部有不同的感受？"

客户："当我在高中学校的跑道上跑步时，感觉还不错，但我一旦开始在人行道上跑步，几分钟内我的背部就开始疼痛。"

在一堂训练课中对他们进行抬腿或平衡训练，然后重新测试对他们最重要的动作，我们可以得知，我们解决的是起重要作用的问题、无关问题，还是问题的根本原因。我们可能还没有完整的解决方案，但继续将他们的体验与我们的数据相结合，就可以在改变的过程中进行双向对话。

我们面临的挑战是，客户不是为了那一次积极的反应而来的，他们想要一个长期的解决方案，这需要长期积极的适应。

设定明确的期望

很久以前，一位我的物理治疗助理曾对患者说："在你感觉到变好的两三天前，你的动作会做得更好。我希望情况是反过来的，但事实并非如此。如果你发现动作做得更好，但在4天的时间内没有感觉更好，我就再给你复查一次。"

他不需要就正在发生的事情的复杂性进行疼痛科学讨论或讲座。大多数人不太关心问题发生的原因，而是更关心他们需要做什么，以及需要多长时间才能回到他们喜欢的活动中。

一些人可能只需调整他们的意识、呼吸和控制就能解决问题，而其他人可能需要进行补充性工作或采取有针对性的干预措施。最终，你可以通过提供更多的信息和进行更多的解释来试图说服某人采取最佳行动方案，或者你可以提前做好工作，将不断变化的身体意识与你的行动联系起来。你们可以交流在这个过程中该有的感觉。

在健康和健身领域，很少有简单的解决方案，但与一个健身方案相比，减少风险因素通常可以提供更大的回报。我们寻求的健身收益会在健身方案能够实行时更容易实现。

力量或体能的提升可能不如消除动作或生活方式中的风险那样能改变生活质量、活动或支持你正在做的事情。消除存在功能障碍的动作模式或提供一些改变行为的东西，在防止更大的功能性债务方面比立即追求更大的回报更有价值。累积积极的变化可以对某人所能完成的工作质量和数量产生复合效应——这一切都是因为你降低了成功的门槛。

获得认同并非基于与某人更好地交流，而是基于为人们提供机会来感受和看到变化，并让他们来告诉你，你的行动计划是有效的。

拿你的名誉来冒险

对许多采用这种方法的专业人士来说，最不舒服的部分是让自己变得很脆弱。当需要实施你的行动计划时，你需要利用一个教学时刻，采取行动把客户的关注点转移回来。脆弱来自你处理你认为是根本原因的事情，但这个事情可能与你的客户所认为的重点没有明确的联系。

客户有颈部疼痛，而你却在处理存在功能障碍的胸腔模式。客户希望提高跑步表现，而你却选择练习呼吸。我们必须通过将客户的潜意识功能障碍转变为有意识的功能障碍来达成共识，即对问题的意识。

这是主观和客观相结合的地方，也是我们试图创造的体验。

你必须对你的衡量标准、反馈回路和你采取的措施感到满意，因为你的客户只会给你有限的机会来证明你找到了问题的答案。

展示你的工作，并解释你认为哪里是薄弱环节，以及为什么解决它很重要。如果你在没有系统和流程支持的情况下做出错误决定，就会有内在风险。好消息是，"我想获得更好的信息"是一句妙语，因为当你采取任何措施时，无论好坏，都会有3种可能的结果。

1. 疼痛、动作或生产力变得更糟——更好地了解要避免什么。

2. 疼痛、动作或生产力没有发生变化——更好的信息表明这不是主要原因。

3. 疼痛、动作或生产力得到改善——更好地了解你需要做什么。

这3种结果中的任何一种都提供了一个教学机会，但要真正找出一种可以避免很多问题的逻辑，你就要给客户提供一种体验并做出判断。

这是一个让你自己充满力量的时刻，你可以针对最薄弱的环节采取单一措施来创造积极的变化。如果你对和客户达成一致的事情采取单一措施，那么你只是对结果感兴趣。如果重新测试在主观、局部和整体范围内都显示出积极的结果，那么你就意识到了那个受限区域，而且也都意识到了正在发生的变化。

你不需要说什么——不用争论，也不用讨论。他们都会支持你。

你收集的主观、局部和整体动作数据的总和应该指向至少一个你可以采取行动的区域。如果你系统地收集数据，选择并执行第一个措施，你有85%的可能性会看到一个可测量的变化。

你只需要看到一个积极的变化，就可以让客户开始进入训练，或是选择强化一个新的姿势，增强新发现区域的控制或灵活性。当你在首次体验中始终如一地有效为客户提供服务，你的前进道路将会更加清晰，你会发现自己很少向客户和患者推销自己的价值。

改变的机会

看法

▶ 你的测试是否指出了产生功能障碍最可能的根本原因是什么？

▶ 你是否怀疑有限的局部自由度或受损的整体控制是主要的薄弱环节？

▶ 重置时，你认为哪个部分或动作模式可以从更复杂的动作中消除功能障碍？

行动

▶ 根据你的测试结果，选择针对灵活性或稳定性的纠正路径，提供你的干预措施，并重新测试以查看是否发生了变化。

▶ 一旦你明确了想要去的方向，就将你的假设和策略传达出去。当你能准确地描绘出客户的经历以及你期望他们如何做出反应时，你会获得对后续所有行动的更多认同。

▶ 不要立即选择被动或过于保守的姿势来解决灵活性和控制问题。选择你的客户最积极参与的选项，这些选项会在灵活性或动作方面产生积极的变化。

反思

▶ 致力于对某个存在功能障碍的动作层采取行动。你能否让动作质量产生可测量的变化？结果告诉你是继续坚持，还是需要改变？

▶ 在训练课之间，你的患者/客户/运动员需要强化不超过3个的纠正练习动作。下次他们见到你时，能维持或改善积极的变化吗？

▶ 尝试仅通过引导呼吸循环来指导锻炼。这是否改变了锻炼对动作质量的影响？这是否改变了对客户意识的影响？

第12章
保护你发现的质量

▶ 人们是在更多的信息中学习更有效，还是在更有利于学习的环境中学习更有效？

▶ 客户能摆脱不良饮食习惯吗？睡眠不足时，他们能有效地学习吗？

▶ 可以从某人的生活方式中移除什么来帮助他获得成功吗？

在识别并确认客户的薄弱环节后，下一步就是强化你所创造出来的改变。当大多数人听到"强化"这个词时，会考虑通过添加某些东西来加强或支持某些东西。但是在系统中，我们会在以保护、纠正、发展为道德原则的背景下考虑"强化"。在尝试通过增加新的动作、练习或活动来实现纠正之前，需要通过移除成功道路上的障碍来保护自己。这些障碍不仅是我们测量出来的灵活性或稳定性问题，还包括导致缺损出现的负面因素。

与其看成功的、持久的表现者都做了什么，不如看看他们都避免了什么。这说明了通过管理最低限度来实现不失败的想法。自负告诉我们，教人们用一些新的东西、做新的事情会给人留下更深刻的印象。事实是，专注于去除那些可能适得其反的东西，效率会得到提高。

你所掌握的方法或技术多有效并不重要。当人们每晚只睡五个小时，以能量饮料和加工食品为生，试图每周训练五天，同时还要管控自己在学校、工作或家庭中的压力时，成功将是有限的。发现这些薄弱环节时，你没有义务改变它们，但如果无法确保睡眠、水合作用或营养等达标，它们就会随时制造破坏。

你可能已经提供了正确的治疗方法，但是当一天的其他23个小时都在不利的环境或生活方式中度过时，身体将无法保留在诊所或健身房中所获得的改变。许多专业人士并没有意识到，在他们审查治疗或训练项目的质量之前，可能需要消除多少负面因素。帮助客户改变他们一周的呼吸、饮食、睡眠和活动方式，可能比为他们提供5次最佳的纠正性练习更有机会看到动作上的变化。

	试验	行动	重新检测	执行
重置 局部 整体	主观的 局部目标 整体目标	体验	主观的 局部目标 整体目标	被动的 主动辅助的 主动的
强化 保护——别做 纠正——做	主观的 局部目标 整体目标	纠正性活动	主观的 局部目标 整体目标	预设定的自主重置方法,搭配保护性结构
重建 调节压力和恢复,达到体内平衡	选择一个主要领域: 健康循环 动作模式 体力 技能	整体性活动	主观的 局部目标 整体目标	全身性运动,针对不稳定的生命体征进行纠正性补充

即使能够在功能或生产力方面做出积极的改变,如果无法确保改变的最低标准,也不太可能长期解决运动功能障碍,因为客户永远不会获得这些收益。

	重置	**强化**		**重建**
	意识	保护	纠正	发展
生产力	?	移除压力大的活动	+	=
身体强健	?	移除会产生伤害的练习	+	=
全面健康	?	移除动作风险因素	+	=
身体健康	?	移除健康风险因素	+	=

消除负面因素以管理风险

动作筛查提供了一种风险衡量标准,但如果没有处理所有可改变的风险因素,那么FMS分数多高或者所设计的训练计划多好,可能都无关紧要。大多数临床医生不知道患者有多少危险因素。许多患者已经摆脱了疼痛的发作,但最终康复出院时仍有与之前相同水平的危险因素在发挥作用。在忽略其他风险因素的情况下消除疼痛并不能显著降低以后症状再现的可能性。

谈到筛查在损伤预防中的作用时，不可避免地会有大量评论家质疑工具的有效性。这种谈话总是会进入死胡同，因为他们对信息的解释是，在FMS或FCS上获得一定分数意味着某人受伤的可能性较低。这不是我们要表达的意思。

很多在筛查中获得21分的人仍然会受伤。在一次NFL联合演讲中，我指出每个职业橄榄球运动员都有100%的受伤可能性，无论FMS的分数如何。筛查的目标是识别那些未来受伤风险更大的人，因为这些人没有达到他们所处环境的最低要求——我正在筛查失败的可能性。较低的筛查分数与较慢的恢复相关，因为风险因素使恢复变得更复杂。[9]

前NFL力量教练乔恩·托内里（Jon Torine）带领的印第安纳波利斯小马队是联盟中因伤缺席比赛的次数最少的球队。他提醒我们，在4.3秒内跑完40码（1码≈0.9144米，余同）并不意味着这个人会成为NFL的成功接球手，有些人在4.5秒或4.6秒内跑完40码，却成了名人堂成员，这样的例子有很多。但是，如果一个接球手跑40码用了4.7秒，我们可以很自信地说，他在NFL的职业生涯中取得成功的可能性不大，因为他没有达到最低标准。

高FMS分数并不意味着人们会在选择的活动中表现出色，或者更快恢复，因为FMS分数只是一个变量。事实上，当筛查中出现得分为1、0或不对称时，或者生活方式对保持功能产生反作用时，客户在赛场上或生活中遇到麻烦的可能性就要大得多。

已确定的动作风险因素[10]

不可改变

- 年龄大于26岁
- 既往受伤史及曾经因伤缺席

---

9 Butler RJ, Contreras M, Burton LC, Plisky PJ, Goode A, Kiesel K. Modifiable risk factors predict injuries in firefighters during training academies. Work. 2013 Jan 1;46(1):11-7.
10 关于这些风险背后的研究和基本原理，参见附录第299~301页。

可改变

身体健康	全面健康（整体性功能）	身体强健
• 运动时出现疼痛	• Y平衡测试不对称	• 肌肉力量不对称
• 自我感知的恢复程度	• Y平衡测试综合得分低于标准	• 心血管健康状况不佳
• 体重指数偏高	• 踝关节背屈不对称	
• 握力不对称或低于年龄标准	• FMS中多项获得1分	
• 体力活动减少	• FMS中多项不对称	

了解这些客观数据点以及在初次拜访时进行的问卷调查中发现的不良行为，有助于在制订治疗或训练计划之前锁定风险最大的区域。与其在进展停滞或挫折出现时谈论降低风险或改变生活方式，不如早识别引发症状或阻碍生产力的特质、活动和行为。可以将其中一些作为治疗或训练计划的一部分而采取行动，同时为患者和客户提供衡量变化的工具，使他们能够更好地帮助他人。这就是目前许多人在手机和手表上使用活动跟踪器或应用的好处——当我们改变活动、睡眠和饮食时，能够监控和跟踪生理反应有助于我们所做的事情。

部署一个建立在移除负面因素基础上的更大的计划来管理风险，可以确保患者/客户/运动员在诊所和健身房中打下的良好锻炼基础不会在他们离开后立即消失。没有万无一失的方法或策略来确保患者/客户/运动员能继续保持努力，以防止这些风险再次发生，但通过管理他们的行为，是让他们接受随后发生的一切的最佳方式。

不要为了健身而牺牲功能

当谈到移除负面因素时，你会遇到的最难的对话之一就是告诉人们应该停止训练或锻炼。告诉他们需要暂时搁置一些事情，或者暗示他们参加的体能训练营或跑步俱乐部实际上可能已经破坏了他们的生产力，这可能是一个敏感的话题。如果你不相信我，请尝试告诉受伤的跑步者停止跑步。

我们经常发现有健身错觉的人。他们寻找能以孤立的形式训练的环境，或者去参加团课，加入能产生内啡肽的活动团体，这可能会模糊他们对功能障碍的看法。他们追求练习中更大的负荷，或更短的完成时间，但在追求健康的过程中，他们牺牲了功能。功能和健康应该一起成长——为了健身而放弃功能可能让你无法保持很长时间的健身。

例如，在前交叉韧带重建术后，我们看到高中运动员试图恢复跑步，他们的单腿平衡能力甚至比70岁的人差。他们能够很好地代偿，也许能够完成跑步的动作，但是我们会认为他们甚至连散步都不安全，有摔倒的危险。

许多人都能带着医疗或功能问题继续运动，只要咬牙坚持或围绕问题做代偿动作就行了，但在体育活动中承受痛苦不应成为一种常规。医疗或功能问题可能不会得到改善，实际上可能会变得更糟，从而产生更多问题。

锻炼和健康之间的联系已经深入大脑，以至于我们会继续追求健身活动，相信健身会改善健康或功能问题。

无论客户找到你是想改善他们的健康、体能，还是生产力，你的责任是保护他们的完整性。当有人在动作筛查上的得分低于可接受的阈值时，如果对话中没有提到应该暂停那些危及完整性的练习或活动，那么你就是在制造问题，而不是解决问题。

战术——确认你的纠正有效

想要一个简单的示例来看看某个练习或活动是否对功能不利？纠正存在功能障碍的模式，让客户在跑步机上跑一英里，或执行任何你认为对他们的模式有反作用的活动，然后重新测试该模式。

当你重新测试那个模式时，你的纠正有效吗？

如果功能障碍再次出现，这就是一个增强这个人的动作意识的时刻，同时也是完善你纠正策略的机会。

当然，告诉成年人他们不能做某些事情和对青少年说这样的话的效果一样。如果你一直告诉他们"你不能这样做，你不能那样做"，并且不允许他们按照自己的设想进行锻炼或参与活动，他们可能会去找一个说他们想听的话而不是要求他们听话的人。你需要告诉他们，有一个动作模式或身体部位出现疼痛、功能障碍

或不对称并不意味着他们需要放弃健身计划，只是需放弃适得其反的健身内容。

我经常问患者和客户："你能承诺暂时不健身锻炼，而是和我一起做其他可能产生更大影响的事情吗？我能否先将你的健身目标放一边，制定一个一到两周的纠正策略，然后再重新评估？"

如果你已经在前期做了一些工作，以获得患者或客户对该流程的认同，那么提出这些问题并审查可能适得其反的练习和活动将不再那么困难。通过这种体验引导客户或患者，可以让他们在不增加压力的情况下产生巨大变化，因为更好的感知在短期和长期内都能推动更好的行为。

一旦有了更好的意识，教育就是最好的投资，因为一旦有了意识，保护行为就是清晰、简单和可操作的。谈话会从"你不应该做"转移到"你为什么要做"。

红灯、黄灯和绿灯

在我们明确哪些活动或行为需要受到限制之前，不应让人们继续锻炼，因为我们知道那些活动或行为可能会造成更多的伤害而不是好处。如果你不能清楚地传达这个信息，那么说服人们停止做他们可能最关心的事情将是徒劳的。

如果已经进行了全面筛查，就会有两类模式：一类是客户可以负重和训练的模式；另一类是功能障碍或疼痛模式，我们需要通过纠正策略进行调整或处理。我们可以保持甚至改进那些没有问题的模式，与此同时纠正那些有待改进的模式，但保护客户或患者总是首要考虑事项。

解决方案不必是一个全有或全无的方法——在实践中，这甚至可能是一种适得其反的方法。

你的锻炼和活动决策以及患者和客户的决策可以通过一个系统来过滤筛查结果，从而完成智能指导，这个系统类似于交通信号灯系统。采用这种方法可以直接过渡到训练和练习选择。

► 红灯练习——需要避免的练习，因为它们直接挑战疼痛模式或功能障碍模式。

► 黄灯练习——谨慎使用的练习，因为即使它们没有直接挑战疼痛模式或功能障碍模式，也有可能不会产生积极效果。

- 在编排黄灯练习后重新进行筛查，你能够了解它们对模式产生积极影响还是消极影响。
- 绿灯练习——可以安全使用的练习，因为它们要么不会影响功能障碍模式，要么会对模式产生积极影响。

首先，识别得分为0、1或不对称的红灯练习。在模式达到最低标准之前，尽可能避免这些练习。当你做一些禁忌的事情时，你通常不会立即得到反馈。当进行过头推举时，肩部可能不会受伤，但肩部可能缺乏足够的灵活性或控制，当累积的压力最终暴露出来时，损伤可能已经造成了。

红灯练习（保护）、黄灯练习（纠正）和绿灯练习（发展）的示例。更完整的列表，请参见第302~303页。

	红灯 （0分、1分、 不对称1分/2分*）	黄灯 （2分、 不对称2分/3分*）	绿灯 （3分）
主动直腿上抬	跑步、冲刺 硬拉 高翻 壶铃摇摆	深蹲 蹬台阶	单膝跪地下劈或上拉 上肢训练 核心训练
肩部灵活性	过头推举 引体向上 倒立 抓举	划船 水平推	硬拉 高翻、摇摆 下半身训练
跨栏步	跑步、冲刺 单腿练习	对称负重深蹲 硬拉	单膝跪地下劈或上拉 手提箱硬拉 上肢训练
深蹲	负重深蹲 高翻 抓举	单腿练习 分腿蹲、弓步蹲	硬拉 土耳其起立 单膝跪地、 双膝跪地下劈或上拉

* 1分/2分和2分/3分是在身体两侧进行的测试中表示不对称运动（抬腿、肩部灵活性、旋转稳定性、弓步和跨步）的分数。

其次，识别那些黄灯练习中具有功能障碍的动作，并对挑战客户生产力的相对风险与回报做出判断。当我们看到一个糟糕的俯卧撑时，我们需要思考是否值得冒险让客户站着训练。如果客户已经证明无法在水平位置上稳定上肢和下半身，那么是否值得冒险让他们站起来并为自己添加负重，期待他们在要求更高的垂直位置有躯干稳定性，能组织好身体并稳定脊柱和躯干？

遵循交通信号灯方法能够尊重运动的自然发展规律。这样做可以保护客户免受自身错误行为的影响。

有时比赛或训练中的情况不允许完全避免某些模式，这需要你多加注意，并在练习选择上更加灵活。在错误的基础上训练或加负荷，然后不得不通过过度指导来解决问题，这对每个人来说都会令人沮丧，而且更有可能导致更大的功能障碍和受伤的可能性。

不要损害完整性

变形的动作不应该被重复，并且绝对不应该为了某个体能训练的效果而重复做变形的动作。

在比赛中或在力量房的测试日，在尽最大努力完成动作时，我们能预料到动作会变形。

在训练中，我们需要始终努力保持动作的完整性。在功能障碍之上增加练习次数、技能训练或行为，意味着你可能会锁定一个你永远无法摆脱的模式。这就是留点余地并以质量为先是个好主意的原因。

随着时间的推移，优先考虑训练时间、训练量和训练强度而不是完整性最终会导致人体的完整性降低。

因为促进健康和运动是身体发展的重要组成部分，所以在我们试图纠正和发展客户需要的动作之前，需要保护客户的动作。提倡积极健康的生活方式绝不应该以牺牲基本动作的质量为代价。让消极的动作或生活方式不受控制，会不断地破坏你在改变动作方面的最大努力。

当我们增强客户的意识，保护他们免受身体和行为对他们的运动和生产力产生负面影响时，我们会更清晰地看到前方的道路，沿着追求身体适应的道路努力前进，以尽量减少先入为主的影响。

改变的机会

看法

▶ 你可以移除哪些行为或环境因素来保护你的患者/客户/运动员的身体健康、全面健康、身体强健和生产力？

▶ 你可以提供什么来更深入地了解他们如何保护自己的身体健康、全面健康、身体强健和生产力？

▶ 你如何选择该避免什么练习、要谨慎对待什么练习或利用什么练习？

行动

▶ 始终寻找可以（永久或暂时）消除的变量，以降低风险，并为发生积极变化创造更好的环境。

▶ 不要训练得分为1分的模式或疼痛模式。在增加数量（训练量、负荷、速度）之前解决运动的质量问题。

▶ 不要训练人们进行更糟糕的运动。在训练后迅速重新筛查功能障碍模式，以捕捉负面变化。更重要的是，教导人们如何筛查自己。

反思

▶ 使用相同的意识工具，检查你的患者/客户/运动员是否报告了生活方式或行为变化带来的影响。他们能看到或感觉到积极或消极的变化吗？

▶ 经过一两周的干预后，正式筛查生活方式的改变是否会带来动作发生可测量的变化？健康、功能、体能或生产力是否得到改善？

▶ 构建一个包含不同练习或各种训练的动作库，既要考虑到存在功能障碍的动作，同时还要能达到治疗或训练目标。你是否有某个练习动作的至少三个变式，以让某人成功完成该动作？

第13章
纠正不符合标准的问题

▶ 所观察到的问题是某个局部、模式、能力还是技能方面的问题?

▶ 是否有工具和测试可以给你提供明确的答案?

▶ 可以采取哪些措施来纠正问题?

纠正性练习受到了不好的评价,许多被贴上"纠正"标签的练习甚至没有真正纠正任何东西,这给许多教练留下了不好的印象。它们大多针对身体的单个部位或组织,对感觉系统或整个身体的运动几乎没有挑战。这种类型的纠正性练习最终会成为笨拙的排练动作,或者被任意给定训练量和负荷,从而以某种方式增强力量、完整性和能力。

纠正性练习的关注点是动作的意图、目的和行为,而不是运动的肌肉。这似乎有悖常理,但是,练习中激活特定肌肉所需的口头纠正和指导越多,这个练习有纠正性效果的可能性就越小。纠正不良动作模式出现在能力到达极限的时候,在合理的尺度下进行活动可以让适应自然而然地发生。

作为一名医疗、健身或运动专业人士,我们在重置动作时采用的流程和技术同样适用于纠正动作。针对薄弱环节,需要以合理的尺度进行干预和纠正,才能使产生的变化保持下去。如果我们发现了为动作或疼痛带来积极变化的干预措施,就应该已经有了明确的前进方向。

然而,薄弱环节不仅仅是有不足的局部和模式。动作筛查和评估主要着眼于生长发育模式,因为一旦孩子们获得了这些模式,他们就会自然而然地开始爬行和攀爬、举起和提物走、奔跑和跳跃,不断增加运动频率、运动量。

在一生中面临独特的障碍、习惯和损伤时,表达这些人类动作的自然能力往往会随着动作质量的降低而降低。缺乏执行或维持某项活动的能力可能会导致代偿行为,并使模式失去平衡。

纠正性练习不仅仅是活动脚踝、在地上滚动,或者使用弹力带运动。纠正性练习是指任何旨在重建和保持对灵活性、稳定性和动作的基本意识,以及动作质量和能力适当基线的练习或活动。

	试验	行动	重新检测	执行
重置 局部 整体	主观的 局部目标 整体目标	体验	主观的 局部目标 整体目标	被动的 主动辅助的 主动的
强化 保护——别做 纠正——做	主观的 局部目标 整体目标	纠正性活动	主观的 局部目标 整体目标	预设定的自主重置方法，搭配保护性结构
重建 调节压力和恢复，达到体内平衡	选择一个主要领域： 健康循环 动作模式 体力 技能	整体性活动	主观的 局部目标 整体目标	全身性运动，针对不稳定的生命体征进行纠正性补充

> **功能障碍**——缺乏应对和适应环境刺激的最低标准。
>
> **不足**——没有达到其他成功表现者在此环境中所具备的最低标准，而那些人正是你的客户想要成为的人。
>
> 一旦在人群中进行了筛查，就可以在人群中寻找与可接受的风险和生产力相关的最低筛查分数。此时筛查不再笼统，它有助于定义失败。

如果人体没有达到适应和应对基本环境刺激的最低标准，则可以认为该动作是存在功能障碍的动作。如果无法达到同一环境中其他成功表现者在此环境中所需要的标准，那么就认为动作是有不足的。

任何关于体能或技能可接受水平的争论总是与同一角色或活动中的其他人有关，也和个人的目标有关。

客户需要足够强壮才能成为NFL后卫，或者需要足够强壮才能成为消防员吗？客户是需要足够的耐力才能去建筑工地工作，还是需要足够的耐力才能去参加铁人三项比赛？动作筛查告诉我们客户是否有足够的反应和适应能力，能力和技能测试告诉我们客户是否达到所处环境的平均标准。

▶ 胜任力——根据动作筛查的基线进行测量（展示基本功能）。

▶ 能力——针对特定人群或活动类别的标准数据进行测量（面对特定环境压力的持续性功能）。

▶ 技能——由教练和专家进行测量，他们通过观察、特殊测试、技能训练和先前可用的统计数据进行评估（在特定环境条件下的专项功能）。

	重置	强化		重建
	意识	保护	纠正	发展
生产力	?	–	身体健康、全面健康和身体强健的总体表现	=
身体强健	?	–	一般体能	=
全面健康	?	–	一般身体素质	=
身体健康	?	–	一般的体征	=

纠正性练习的标准操作程序

在最大限度提高运动层次（身体健康、全面健康、身体强健或生产力）之前，前一个层次需要达到最低限度。疼痛、健康状况不佳、功能有问题或消极的生活方式永远不会为生产力提供长期支持。确定潜在的健康或运动问题并不意味着我们不能训练，只是需要改变预期和方法。如何处理每个维度取决于特定的技能和专业知识、要达到的标准，以及通过测试和观察得到的存在机会的领域。

职业上的成功取决于快速有效地调整纠正策略和战术。我们应了解让客户的内部系统重组到平衡状态的系统性方法，从而走上最直接的道路，通过额外的训练或环境上的输入来塑造他们。

SFMA——纠正有功能障碍和疼痛的身体机能

任何纠正策略的首要任务就是让患者摆脱疼痛。如果局部和全局评估发现疼痛或发炎的关节或肌肉，SFMA会提供一个寻找DN模式的机会，让你集中注意力。这并不意味着要推迟对疼痛或发炎部位的治疗，但如果认为患者适合走上探索功能障碍的道路，那你需要明确价值最大的DN模式。

SFMA每个首要层级模式的分解都会指向软组织或关节自由度的丧失，或者完整性、稳定性或运动控制的丧失。患者表现出单一功能障碍模式、纯粹与组织相关的问题或仅存在运动控制不足的情况很少发生。你可能会发现多个需要解决的区域，在治疗中与功能障碍模式接触的深度取决于你。

如果有人在评估中展现出了3个以上的DN模式，那么限制自己只关注一两个最基本的模式会更有价值。这通常会是一个更好的方法，因为做的测试越多，相关疼痛区域受刺激的可能性就越大。幸运的是，如果选择了正确的关注模式，那么其他DN模式通常也会有所改进。将选择范围缩小到关键的模式基于了解如何扩展从简单到复杂模式的动作需求。

颈椎→肩部→多部位屈曲或伸展→多部位旋转→单腿站立→深蹲

前屈（多部位屈曲或伸展）通常是我们在测试中看到的最明显和最常见的DN模式之一。人们通常认为，积极地分解和纠正这一模式会更有效，因为它涉及与其他模式相关的身体部位。这种逻辑没有错，但是最初尝试纠正一个更复杂的模式可能会导致另一种可能性，即首先寻求效率会影响效果。因为更复杂的模式包含了颈部和肩部这样的简单模式，这些模式的功能障碍实际上可能导致了更复杂模式的不良动作。

对于一位患有前屈功能障碍并伴有颈椎活动障碍的患者，我们花3分钟治疗颈椎问题时可能需要考虑以下问题：

▶ 把多部位屈曲或伸展的DN变成FN——证明了颈部是薄弱环节；

▶ 使动作质量有所提高——表明颈部是问题的一部分；

▶ 没有产生任何变化——告诉我们颈部的功能障碍与多部位屈曲模式无关。

纠正性练习的起点是将功能障碍的模式分解成不同部分，并逐渐将这些部分整合回动作模式。单一干预措施的效果可以辐射到其他模式上，从而让这个人更有效率。在最坏的情况下，纠正性练习也算是提供了有价值的数据来继续推动治疗。

解决行动自由问题

我们讨论了为什么在发育过程中灵活性优先于运动控制能力，以及为什么应该在恢复功能性动作时运用同样的进阶方式。虽然首先需要重新获得足够的灵活性，但不能将灵活性干预措施作为唯一的选择。我们观察到的灵活性限制并不总是代表关节或组织质量发生了变化。相反，这是神经系统的自然保护反应，这种反应会使关节周围的软组织变硬和收缩，让力量和控制无法在这里提供足够的稳定性。

局部结构的自由度和周围肌肉的发力顺序在运动中发挥作用，这就是"灵活性"和"稳定性"干预措施都可以改善活动度的原因。某个动作的被动和主动活动范围之间存在较大差异时，这通常是关节性能的最佳指标，说明此时专注于稳定性和控制可能比专注于灵活性的干预措施能够产生更快和更持续的效果。

不管缺乏灵活性的根本原因是什么，在重新恢复灵活性的时候如果没有增加运动控制，意味着你忽略了点击"保存"按钮。提高灵活性而不增加力量或控制力来管理它，就会增加而不是减少受伤的风险。

像往常一样，测试、应用干预措施并重新测试，以确认是否发生了变化。从干预措施中看到DN模式的改善对于预后和计划很有价值，但对患者来说，重新体验其他疼痛模式在推进关系和依从性方面有更大的价值。

多少家庭练习才算够？

作为一个家庭练习计划，这里没有神奇的纠正练习方法——该计划永远要针对患者和具体问题。从最小有效剂量的角度进行考虑。如果你用3种纠正动作使患者产生了一个积极的动作改变，你是否需要提供6种纠正动作让他们回家去做？家庭练习越多越好吗？

最初阶段，你的目标是让患者的家庭练习能保持他们在诊所或健身房产生的改变。给患者增加的负荷要小。询问他们愿意投入多少时间和精力来解决问题。

如果患者看到并感觉那些没有被处理的动作模式在活动上、控制上、稳定性上或疼痛感上立刻出现了改善，他们就很容易接受你的策略和技术。这一点很重要，因为第一次到访期间的主要目标之一是建立第一层纠正措施，以便让患者当

天就能在家实施该措施。这一最初的家庭练习完成之后就成了另一种可以帮助你了解你能以多快的速度改变动作质量的方式。

当疼痛发生时，相较于患者只是表现出较差的运动控制或活动能力，我们对于反应效果就没有那么确定了。当我们提供一两个纠正练习动作让患者回家练习时，最初的重点放在最简单的DN模式上，因为需要确认该患者在隔了48小时回来后，会不会出现比以前更糟的状况。

如果客户带着两个纠正练习动作回家练习，而回来时却表现得像是我们什么都没为他提供一样，那么这个人就和带着两个纠正练习动作回家，纠正后的模式得到改善的那个人完全不一样。如果变化得到了保持，我们就得到了全速前进的准许。如果变化没有保持下去，有可能需要更长的时间，说明可能我们选择了错误的纠正练习动作，或者需要重新检查模式。

如果你之前捕捉到了变化，你就可以再次捕捉到它——只需重新审视那些要防范的因素和活动，以及能够继续带来进步的纠正方式和行为。

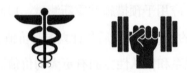

FMS——恢复胜任力以支持能力

SFMA治疗层级结构采用了与FMS纠正性练习相同的方式，从简单的动作模式逐渐向更复杂的动作模式转变。先解决可以轻松识别和突破灵活性瓶颈的基本模式，可以解锁功能性姿势和模式。这就是主动直腿上抬和肩部灵活性模式与脚踝灵活性模式位居前列的原因——它们提供了驱动其他模式的灵活性和控制的第一过滤器。

主动直腿上抬→肩部灵活性→脚踝灵活性[11]→ 旋转稳定性→

俯卧撑→弓步蹲→跨栏步→深蹲

---

11 脚踝灵活性是运动控制筛查中的一项排除测试，但由于其对高级别模式中运动质量的重要性，所以在
　　FMS的背景下对其进行介绍。

当灵活性显著提高或被排除出考虑因素时，需要识别系统何时存在显著的低效率。如果一个人不能控制住这种灵活性，或者在不改变呼吸或绷紧肌肉的情况下才能保持姿势稳定，那么效率的提高更容易来自挑战大脑，而不是身体。在思考如何让肌肉或动作变得更强之前，由意识、呼吸、灵活性、时机、协调和控制组成的神经肌肉平台需要先自我完善。我们通过提供丰富的感官体验来实现这一点，这种体验刺激了感官–运动记忆，是一种具有挑战性的体验，该体验并非没有错误，只是没有代偿。

不要与动作对抗。有时姿势是你唯一需要的劣势条件。通过限制环境，让动作被激发出来，像跪姿或趴在地上这样的发育姿势不仅仅是为了重新获得平衡，这些动作模式存在系统性的劣势。不提供答案或告诉人们要激活什么，通过引导人们采用他们可以克服的具有挑战性的姿势，让他们跳出框框，重新安装他们的内部软件。

有些人有足够的肌肉力量可以草率地完成动作，也有很多专业教练试图指导客户完成力量训练，但客户无法达到或控制所需的动作或姿势。

在考虑进阶到更具动态的动作之前，问问自己有没有对这些姿势的掌控能力。在简单保持平板支撑或深蹲姿势时，能保持好姿势吗？可以在以跪姿保持平衡的同时缓慢、有控制地进行呼吸吗？

选择一个高运动表现或活跃的人，要求他做更少而不是更多的练习，这会让人感觉是一种倒退。我们都在寻找能看到变化的最短、最快路径，但我们忘记了许多情况下变化的产生并不需要很长时间，因为其在很大程度上都与神经系统有关。

抗阻训练的前四周通常会产生最大的力量增长，但这并不是由于肌肉组织和结构出现了显著变化。这些收益不是来自肌肉的物理变化，而是来自新的练习或活动中神经系统效率的提高。

如果利用神经系统会产生在健身中看到的突然、剧烈的变化，那么我们如果不把最初的努力投入调整自然动作系统中，就错过了最大限度地增加这种变化的机会。

控制始于呼吸

瑜伽、武术和冥想重视呼吸在神经系统中的作用。呼吸产生瑜伽中的控制和平衡、空手道踢腿的力量和速度，以及冥想的放松和恢复。

我们知道呼吸对身体的生物化学系统、对情绪和压力反应的平衡、对脊柱和肌肉的生物力学功能和张力的影响，但我们很少在健康或健身环境中对它给予足够的关注，除了当客户的脸变红时大喊"呼吸"。

有很多优秀的临床医生和教练认识到呼吸是中枢神经系统压力的一个指标，并努力通过干针、脊柱复位正骨或深呼吸练习来减少压力反应。然后，他们让客户去健身房锻炼，艰难地锻炼会让客户屏住呼吸，刺激神经系统，将系统重新启动。这样看来，如果你对早期运动干预的关注度不如你对手法治疗或扎针的关注度高，那又能有什么用呢？

当客户在他们能力的边缘探索动作时，功能障碍和挣扎的第一个迹象可能是呼吸的变化。屏住呼吸、快速呼吸和浅呼吸都是无意识的策略，可以刺激神经系统以获得更多的输出和控制，特别是在感到疼痛或存在功能障碍的情况下。不幸的是，这些策略都是代偿性的。当举起或放下一个重物时，屏住呼吸对保持稳定很有价值，但当简单地单脚站立或移动次最大负荷时，却不应该屏住呼吸。

勤勤恳恳地监测客户的呼吸，让他们意识到并有意识地控制呼吸的深度和速度，这会将你在提高自由度和控制方面所做的努力最大化。这是从系统中消除不必要的压力的有效工具。

指导全方位呼吸——向各个方向扩张胸腔，当你让某人从基础姿势转变为功能性姿势时，绘制的是与其他纠正策略相同的纠正路径。如果你能教导某人如何轻柔地以3∶1的呼气与吸气比率进行呼吸，随着运动的复杂性和需求的增加，就可以逐渐将呼气与吸气比率过渡到1∶1。

练习壶铃摇摆时的呼吸与练习瑜伽时的呼吸是不同的，但是学习如何以最有效的方式呼吸可以让两种活动从基础层面和功能层面上都变得更好。

战术——在呼吸上投入时间

在系统中一直使用呼吸技术让人们重新熟悉他们的呼吸，并且在进行了最简单的呼吸练习之后，大约在70%的时间里会看到动作上出现积极变化。

你的武器库中最有价值的指导口令可能就是"慢下来，呼吸"，因为一旦人们无法正常呼吸，就抑制了代偿，也失去了竞争优势。

重新整合模式

稳定不代表缺乏运动。稳定性不等于僵硬。稳定性是围绕关节建立完整性所需的反射性或反应性时间。神经系统要做的工作越少越好。

训练稳定性和运动控制与训练力量有明显不同。大部分稳定性的作用是让关节对齐，产生动态姿势，并创造主动肌启动所需的旋转轴，而这产生于肌肉收缩达到最大自主收缩的20%左右时。

在运动员中，我们经常将动作模式的稳定性误认为是腹部收紧或高阈值策略。当人们进入一个认为需要加强某些部位才能纠正功能障碍的思维模式时，他们训练的节奏会过度激活主动肌而不是激活稳定肌。他们不是在训练强有力的、稳定的躯干和骨盆，而是强化了一个坚硬、收紧的核心，从而限制了同时呼吸和运动的平衡。

当到了表达动作的时候，指导刚性的收紧策略会训练身体拉紧"手刹"，而不是轻踩"刹车"以重新获得控制权。"手刹"可能会让你立刻停下来，但如果你在继续行驶时无法将它松开，则会以牺牲"刹车片"和"燃油"经济性为代价。

重建稳定性始于对神经系统的反射性控制。当通过消除疼痛、解决呼吸问题和改善灵活性从而为系统消除干扰时，我们减少了重新获得运动控制的障碍，因为信号现在更清晰了。

人们通常认为神经系统的输出以力量、爆发力或速度的形式体现，但一个人的相对力量并不总是能够反映出反射系统的工作情况。

我们经常与肌肉力量高于平均水平的运动员一起合作，他们在试图以跪姿进行简单的下劈或上拉时会摔倒。我们不再仅仅因为人们在特定活动中表现出卓越的生产力或能力就假设他们拥有足够的稳定性。当运动员缺乏稳定性时，令人难以置信的是，他们的卧推、冲刺速度或垂直跳跃能力甚至可能无法接近其真实能力。

这也是SFMA和FMS的动作旨在帮助确认发育序列中姿势稳定性质量的地方——从基础（地面）开始。当人们进行仰卧或俯卧时，他们能表现出最基本的稳定性控制质量吗？他们能保持呼吸和控制良好的姿势吗？当加入动作或增加复杂性时，他们能控制姿势吗？

姿势	模式	
	SFMA	FMS
站立	蹲下 单腿站立 多部位屈伸 多部位旋转	蹲下 弓步 踏步
堆叠	动作分解 （长坐，坐姿躯干旋转，窄距单膝跪地）	—
悬空	动作分解（四足支撑摇摆，腰椎锁定旋转）	俯卧撑 旋转稳定性
有支撑	滚动 *肩部灵活性 *头颈部运动	主动直腿上抬 *肩部灵活性

*虽然我们在站立位筛查这些动作，但它们是在基本姿势上发展而来的。在有支撑的姿势下评估和纠正通常会揭示它们完整的功能障碍情况。

我们应该将该框架内FMS和SFMA的动作模式视为进阶路径上的检查点。如果有人可以在测量的动作中展示出灵活性和无疼痛的静态和动态稳定性，我们可以说他具有"功能性"，这会让我们对基础的完整性有更强的信心，敢于在此之上继续发展。只有当我们对每一种动作模式的这些问题都做出肯定回答时，我们才能开始重新发展，让身体更健康、身心更健康、体能或生产力更强。

从基础（地面）开始建立稳定性

了解如何系统地确认这些姿势的稳定性很简单。提供并调整干预措施以提高这些姿势的稳定性是系统方法经常失败的地方。

我们从临床医生和教练那里听到的一个常见请求是要我们给出特定练习来纠正特定模式——这是一种一举消除功能障碍的"灵丹妙药"。他们问的是如何通过考试，而不是如何解释他们的发现。

我们在FMS网站上分享了许多我们认为对改善特定问题或模式最有益的练习，但与任何出色的系统一样，你应该选择你喜欢的练习，或使用你从课程或研讨会中学到的东西，并能够确定可以将其插入系统的哪个位置来产生最佳的效果。更多的工具资源可能很有价值，但不如了解如何应用你已经拥有的工具在短期内找到最佳解决方案，以及如何解决未来更具挑战性的问题那么有价值。

纠正性练习的4×4矩阵是我们在SFMA课程中提供的一种工具，它是一种更精确的决策工具，用于根据客户的能力选择要练习的姿势。最好的练习是在动作质量上产生最深刻变化的练习。对那些寻找少数解决方案的专业人士来说，这并不是一个令人满意的答案，但练习是一种多感官体验，应该使用尽可能多的输入形式来教授。

纠正性练习4×4矩阵1

姿势	辅助动作	独立动作	反应性模式	独立的抗阻动作
站立				→
堆叠				→
悬空				→
有支撑				→

这个纠正性的4×4矩阵来自我与脊椎治疗医师格雷格·罗斯（Greg Rose）博士的合作，当时我们试图创建一个框架，从神经学和骨科医学的角度来分析我们在增强灵活性或静态和动态稳定性时如何处理动作。每个方框都提供了一个标记，用于在适当的级别提供干预措施，对模式的发力顺序和内化进行再教育。有人可能需要被动辅助才能成功执行某个模式。增加一些阻力实际上可以帮助激活稳定肌肉。你需要考虑能在网格的哪个位置提供合适的练习或活动。

我们是否要让每一位客户都应用这个矩阵？绝对是。

我们是否需要涵盖矩阵中的每一项？没有必要。

这是因为动作会告诉你从哪里开始，下一步要去哪里。增加阻力和主动运动始终是加强动作完整性的目标，但如果你发现自己需要为某人不断提供指令和提示，以使他能够在负荷或强度下进行训练，那么很明显，你需要降低任务要求。

另外，如果你观察到某个模式的快速变化，你可能会跳过一个级别的辅助，进入一个更具挑战性的姿势，或者增加一层阻力。进阶或退阶来自对姿势的微小调整，或帮助客户摆正姿势和体位，只有正确的姿势和体位才能让动作正确进行。我们观察到的成功自我纠正会告诉我们什么时候可以前进到下一个阶段。

战术——优先考虑对称性

这里有一个让许多新手感到困惑的场景。

在直腿抬高或弓步蹲等双侧筛查中，客户呈现不对称的2分/3分。在做了一周的纠正性练习后，重新进行筛查，客户获得了对称的2分/2分。你是否让这个人变得比以前更糟糕？

答案是否定的。恢复一侧的稳定可能会暂时减小一些活动范围，但现在有机会让该客户恢复完整性。

进步并不总是意味着将动作模式的得分从1分或2分变为3分。对称性应该比3分更重要，因为获得3分的时候，一侧可能处于不稳定或高度灵活状态。

我们总是希望通过增加需求和阻力来加强这些姿势和模式，因为这些干预措施增加的反馈和神经需求有助于某人掌握某个姿势或模式。我们所有的纠正策略都是为了给模式增加负荷，因为给模式增加负荷就像是在新编排的动作上点击"保存"按钮。

当我们加载一个动作时，刺激的增加和重复练习会将该动作模式硬编码到大脑中，这就是为什么在达到功能阈值之前过早地加载模式或姿势并进行不良形式的训练会适得其反。在增加负荷或速度之前，无须要求在熟练动作上有完美的技术，但我们需要采用客户可用的基本动作模式来验证效率。

我们需要深思熟虑，以提供人们最容易接受的纠正干预措施。这最初可能意味着在稳定某个姿势或模式方面提供辅助，或者在客户解决稳定性问题时提示和指导。

促进技术	
反应性神经肌肉训练	独立完成动作，并增加要求以挑战稳定性和提供更好的反馈
主动的	独立完成动作，注重提高呼吸、控制和时机的质量
辅助性的	在额外的支持、反馈或环境下开展运动，以减少需求

当整个身体的各个部分没有保持对称或因此带来有功能障碍的动作模式时，通过引入较小的阻力或干扰来放大功能障碍，这可以通过"放大错误"来实现纠正性代偿。这种反应性神经肌肉训练（RNT）的示例包括：当人们做下蹲或弓步动作无法保持膝盖或支撑面对齐时，提供一个外部负荷，比如在膝盖或髋部周围绑一条带子，或手动加压，使人们进一步陷入功能障碍。我们不是试图激活特定的肌肉，而是试图引发身体的反射性反应，以重组和连接由各个运动部件组成的系统。

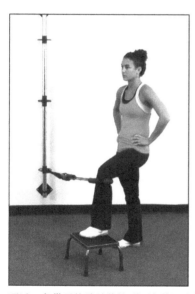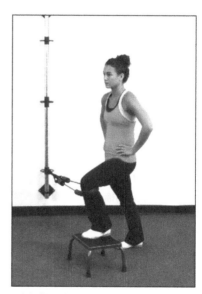

通过一条带子将膝关节拉到不良位置来提供一种刺激，该刺激可以"放大错误"——帮助神经系统有意识地或潜意识地做出反应，以解决功能障碍的部分，并恢复对下肢和躯干的整体控制。

纠正性练习4×4矩阵2

随着控制能力的提高，客户可以完成更直立的姿势，我们继续循环促进静态和动态控制流程，直到我们重新测试FMS的模式，发现这些措施是有效的。如果停滞不前，我们可能需要寻找另一个薄弱环节，或者重新审视灵活性或那些行为风险因素，看看我们是否遇到了新的进展障碍。

检查4×4矩阵可以告诉你，你可能需要在哪些地方投入更多的时间和精力，但是当有人"通过"FMS时，对纠正的需求并没有停止——它只是提供了一座通往身体健康和全面健康的桥梁，以探索更好的健身效果和生产力。

拥有可接受的运动能力只是告诉我们，客户应该能够合理地应对和适应环境。但是，如果我们希望客户在这种环境中成为有弹性的、始终如一的执行者，我们需要提供相同的纠正策略，以便在更大的体能和技能训练计划中加强稳定性。

纠正多部位屈曲模式的干预措施的示例			
姿势	辅助动作	独立动作	反应性模式	独立的抗阻动作
	被动或主动辅助	活跃的	RNT	静态和动态加载
站立	脚跟抬起的摸脚尖进阶动作	反向摸脚尖	带模式辅助的抗阻站立躯干卷曲	完整的土耳其起立
堆叠	弹力带辅助的单膝跪地下劈	单膝跪地躯干卷曲	带模式辅助的抗阻单膝跪地式躯干卷曲	完整的土耳其起立
悬空	弹力带辅助的四足躯干旋转	四足躯干旋转	带模式辅助的抗阻四足躯干旋转	部分土耳其起立
有支撑	弹力带辅助的仰卧卷曲	仰卧卷曲	带模式辅助的抗阻仰卧卷曲	部分土耳其起立

*在这些示例中，"弹力带辅助"表示使用了弹力带来更轻松地完成动作模式，"模式辅助"表示使用了阻力带来提供稳定肌肉的额外激活。

纠正行为

这里概述的示例专门针对纠正性练习，但不要忘记，在纠正客户其他行为时，使用的原则是相同的。尝试纠正客户的饮食、睡眠或水合作用也可以用同样的方式解决——提供帮助以使改变更容易，增强独立性，然后增加复杂性或挑战性，使这些新习惯更持久。

FCS——强化能力以提升技能

此时此刻，你可能在想你应该始终努力保持动作胜任力。这就是我们试图传达的信息，但当成功的真正障碍可能是能力或技能的不足时，专注于消除每个功能障碍可能会适得其反。

当我们给某个模式增加负荷时，我们的目标不仅是查看该模式在什么时候崩溃，同时也是加强该模式。我们可以通过最好的纠正策略来指导某人，但是，当需要在比诊所或健身房更苛刻的环境中执行纠正练习时，仅仅增加负荷或训练一个模式可能不足以暴露薄弱环节。

FMS可以告诉我们什么时候有足够的功能可以很好地完成动作，也提供了关于如何经常运动的指导。如果某个动作低于生命体征标准，那么该动作就是一个功能障碍的动作。当该动作低于环境标准的要求时，它就存在不足。

大多数运动、工作或活动要求已经接受了健康能力标准，以衡量人们在特定环境中的表现能力。像两英里跑或单次重复最大负荷这样的测试需要满足运动员某个运动项目的标准，对于举起和承载特定重量的能力，或在许多工作或活动要求下站立特定时间的能力也是如此。

这些最低限度的定量运动标准比我们的定性运动标准更容易确定，但两者有着不可分割的联系。不能达到最低能力测量值的人被视为有健康问题的人，但他们表现出的不足实际上可能是功能性的。

我们引入了FCS作为一种工具，以FMS衡量运动能力的相同方式来衡量最小运动能力。通过FCS，我们可以衡量我们发现的健康问题是缺乏力量、耐力或爆发力造成的，还是个人缺乏充分表达这些品质的能力造成的。

如果不对功能性能力进行筛查，人们很容易认为，如果我们对健康或表现训练施加压力，生产力中的不足会得到自然解决。这就是为什么教练通常很难看到对实施纠正措施的需求。他们跟踪的健康和表现指标告诉他们一切都很好，让客户或运动员跳得更高或跑得更快只需要训练爆发力和速度。

我们很容易倾向于选择与想要改进的物质相似的测试。测试一个人的垂直跳跃能力或速度，或者某人可以单独举起多大重量，这些可以告诉我们输出是什么样的，但无法告诉我们输出是否代表了一个人的真实能力。

优秀的运动员和表现出色的人通常可以掩盖不足，因为他们在以更快的速度移动时可以进行很好的代偿。然而，通过测试更高程度的运动控制，添加额外的过滤器（比如FCS）会暴露薄弱环节。

量化运动能力

随着动作模式负荷的增加，运动能力也随之增强——我们可能知道能力存在于动作模式中，但是我们想要挑战这些模式。发展模式中的筛查和体能测试尊重爬行和攀爬先于行走和提物走出现，然后发展为跳跃和奔跑的概念。

运动控制、姿势控制、爆发力控制和冲击力控制是FCS中的发展测试，用于确定以可衡量的方式执行这些基础活动的一般能力。我们部署的所有特定健身和表现测试正是针对特定环境或活动的测试。

我们收集的数据提供了一个机会，让我们可以了解这些整体性模式中存在哪些不足，以便我们可以在训练计划的初始设计期间投入适当的注意力。不检查这些不足会增加训练计划最初几周的风险，从而导致效果弱于预期的结果。

动作控制　　→　　姿势控制　　→　　爆发力控制　　→　　冲击力控制
（运动控制筛查）　　（提物走筛查）　　　　（跳远）　　　　　（三连跳）

客户能否在多个平面上展示平衡和控制能力？他们能在负荷和疲劳下保持姿势和对位吗？他们能通过身体有效地产生力量吗？他们能有效地吸收和重新有效地使用力量吗？

如果我们想知晓答案，并增强对客户的持久性和恢复力的信心，我们应该少关心人们在这些品质方面有多好，多关心他们在其他方面有多糟糕。FCS约束条件通过为我们提供一个更好的测量标尺来量化运动能力，并在不考虑任务或环境的情况下在不同组之间比较它们，从而逐步暴露可能限制全局适应性和生产力的薄弱环节。

能力的质量

运动控制是通过运动控制筛查（由Y平衡测试的组件组成：参见第296页）进行捕获的，可以作为初始连接FMS和FCS的桥梁，因为它将检查在稳定的极限下功能障碍被放大时的控制。

我们的研究告诉我们，通过运动控制筛查和Y平衡测试来测试运动控制，可能会提供比跳跃、弹跳或特定技能测试更好的洞察力，这些测试旨在寻找哪些人在恢复活动时会有问题，因为筛查限制了利用代偿来掩盖问题的机会。[12]

如果筛查显示在两个或三个运动平面上控制四肢时存在功能障碍、不足或明显的不对称，那么人们能够跳多远或能够跑多快就变得无关紧要。

姿势控制会考验运动员是否能在负重情况下保持完整性——这一点的重要性在那些在比赛中表现出不一致或经历慢性损伤的举重运动员身上尤为明显。

从历史上看，大多数基于团队的力量测试包括深蹲、硬拉或推举的单次重复最大负荷，将他们与同龄人相比，查看他们是高于还是低于平均水平，然后进行更多运动特定测试，以制订一个训练计划。

通常，当我们通过让运动员负重提物走来测试这些运动员的姿势控制时，我们发现，与他们在力量房中获得的测试数据相比，结果就不那么出色了。我们只要求他们携带75%体重的重量，这只是他们中的一些人在训练或比赛中举起的重量的一小部分。当我们看到负重提物走后的成绩时，我们不禁质疑他们在健身房中令人印象深刻的单次重复最大负荷成绩是否代表了他们真正的最高水平。

诸如此类的研究结果表明，尽管运动员可以依靠原动肌来控制姿势，但他们同时还要产生力量，因为他们的稳定肌无法胜任这项任务。这不是负荷的问题，负荷下的整体性才能证明力量。正因如此，我们总是强调客户应该在学习举重之前学会提物走。

当我们看到有些人提物走的负重低于平均水平，而举起的重量却高于平均水平时，我们就可以知道他们在生产力方面已经接近平台期，因为提物走的负重水

12 Teyhen, D. S. et al. What Risk Factors Are Associated With Musculoskeletal Injury in US Army Rangers? A Prospective Prognostic Study. Clin. Orthop. Relat. Res. 473, 2948-2958 (2015). Teyhen, D. S. et al. Identification of Risk Factors Prospectively Associated With Musculoskeletal Injury in a Warrior Athlete Population. Sports Health 1941738120902991 (2020).

平是观察系统组织能力的一张晴雨表。有了这个额外的信息层，我们可以看到，如果专门花时间来改善姿势控制，是否会纯粹由于系统效率的提高而产生更大的力量提升。

沿着运动层次向上，爆发力控制着眼于产生爆发力的能力，而冲击力控制则更进一步着眼于吸收和重新定向爆发力的能力。

如果我们观察到功能障碍或测量到任何一种能力不足，试图采用"训练这项测试"的训练方法，即采用看起来像是测试动作的力量训练或强化训练来进行训练，这很难说是最好的选择。像杠铃高翻或壶铃摇摆这样的练习非常适合用于训练身体产生和吸收力量，但这些都是后天习得的技能。

即使是逐步进阶的增强式跳跃也需要一定的技巧。当基本控制已经受到损害时，我们不需要增加复杂性。这个人需要的是练习中的身体体验，这种体验能够提供即时的视觉和本体感受反馈，此时学习曲线显著降低。

这就是为什么战绳（Battling Rope）可以成为发展爆发力控制的一种简单纠正方法。我怀疑所有使用过战绳的人都不会说这感觉像是一种纠正性练习，但当有目的地进行战绳练习时，它可以产生纠正效果。当我们逐渐增加难度，从跪姿过渡到站姿或者用更粗的绳子时，我们让身体有机会在更多功能性姿势中找到并内化新发现的控制。

战术——随机实践

当纠正动作模式时，我们并不试图针对肌肉生理学。我们试图以一种感觉为目标，并改善该动作的延续效果，所以我们不应该只是重复相同的练习。如果我们想重新使用这些模式，我们需要进行更多的随机练习。

提供3个或4个练习来完成特定动作的预期目标，然后让客户随机进行这些练习4~5次，这比只专注于一个练习更有效。切换刺激方式可以训练大脑做出反应，做出这个动作模式以满足不断变化的需求。

这有点像学习如何投篮。从地板上的同一位置投篮会帮助你更快掌握技巧，但如果你想在实际比赛中进行学习，你需要改变篮筐之间的距离、跳起的高度和投球的速度。

如果客户的目标有必要过渡到像壶铃摇摆或杠铃高翻这样的练习，以发展爆发力，那么具备了最低能力就可以支持这些练习所需的技能。

加强像深蹲或推举这样的动作可以提高这些模式最终可能崩溃的阈值，但要将其转化为生产力，必须比仅加强模式更加深入，以使其更持久。像走平衡木、熊爬、六位置负重行走、绳波或棍棒操这样的练习看起来不像是特定的运动或活动，但它们都允许我们在提高能力的同时纠正整个系统的控制。

当我们认识到神经系统比组织更敏感，适应速度更快时，我们就能从纠正性练习中获得切实的好处。它允许我们建立一个作为有凝聚力的单元运作的身体。将这些功能性组件整合到一个特定运动或特定活动的训练计划中，可以在获得更好的身体发育的过程中维持这种功能性能力。

你需要FCS吗？

FCS是动作系统的最新成员，这使得许多专业人士质疑它是不是提高其技能的必要工具。根据你的服务和技能所覆盖的运动维度，评估所需的组成部分取决于客户的表现和目标。归根结底，是你能否识别阻碍提高生产力的身体障碍，以及如何最好地衡量和评价这些信息。

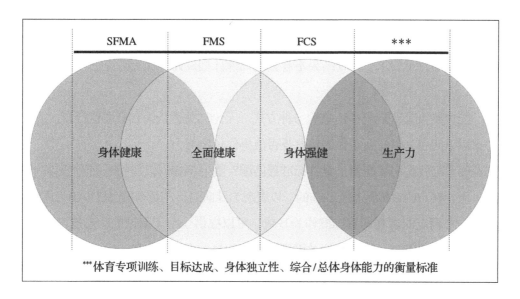

SFMA	FMS	FCS	***
身体健康	全面健康	身体强健	生产力

***体育专项训练、目标达成、身体独立性、综合/总体身体能力的衡量标准

FMS（和FMS的改良版本）是适合每个人的身体测试。对那些在医疗保健领

域工作的、与疼痛患者打交道的人，或者那些在与功能做斗争时可能需要更深入评估的人来说，SFMA是一个必要工具。

FCS与目标和活动相关，因为它缩小了动作胜任力与动作能力和技能之间的差距。一名60岁的私教女性会员可能不需要完成FCS——但如果她也是一名跑步者，或从事其他竞争性运动或与运动表现相关的活动，她可能需要完成FCS。当对在特定环境中表现良好的能力存在疑问时，在进行更高强度的训练之前，我们需要确保有足够的能力来应对这些需求。

作为决定FCS必要性的基础，你需要问自己的最大问题是：

▶ 这是否适用于目标？

▶ 做筛查是否安全？

▶ 我收集的信息会对我设计的训练计划产生影响吗？

至少，每个人都应该做FMS。如果你发现患者在FMS中感到疼痛、其病史中有显著的危险因素，或者医学专家已经给予了限制性参数，那么做FCS可能是不合适的。如果你在任何模式中观察到1分，故而担心执行筛查的安全性，那么最好放弃FCS。

如果患者在运动中出现功能障碍或感到疼痛，那么你从FCS中收集的数据可能会有偏差，因此筛查的价值最初可能很小。在这些情况下，有更迫切的问题需要解决，以恢复功能基线。如果客户是一个普通的健身者，没有某种运动、活动或职业所需的特定要求，筛查结果不会影响训练计划设计，那么筛查也可能不是必需的。

能力筛查是获取更多信息的一种方式。无论你是否认为有必要执行FCS，请考虑以下问题，以及所获得的信息是否值得你付出努力。

哪些筛查与我们用来衡量进度的标准最匹配？我们将如何以及何时使用它们？

无论客户的目标是基于动作的、以表现为导向的，还是本质上以审美为主的，建立一个商定的客观衡量标准作为基线，可以提供一个无偏见的动态进度报告。这包括FMS和FCS，以及其他关键测试，例如身体成分、力量、耐力和运动专项测试。

我们需要为这个客户准备什么样的环境，我们需要开发什么样的能量系统？

摔跤运动员需要能跑4英里吗？游泳运动员需要做奥林匹克举重练习吗？此人是否必须在特定的挑战（天气、地形和其他因素）下表现出色？如果有一个基于表现的目标，客户需要在什么级别中竞争，在什么时候做好准备？

了解在何种环境下实现目标是了解如何有效地编排训练计划以实现客户目标的关键。生活方式、活动或运动需求都决定了对有氧或无氧系统的更具体的发展要求。每项要求都需要应用特定训练，因此该计划应该与竞争所需的功能能力和能量系统保持一致。如果这些训练或环境要求会对FCS中获得的动作质量产生影响，那么基线数据会决定你所设计的训练计划吗？

活动的要求是什么？这个人需要产生和吸收多少力量——频率、速度是多少？在什么平面用什么姿势？

同样，我们需要考虑能量系统，训练时挑战身体需要创造一种压力，从而产生所需的生理适应。你如果不了解客户的运动或活动需求，就不可能知道何时达到了最佳的力量、爆发力或耐力水平，以满足日常或竞争环境的需求。

对于不同的人群和活动，有大量的资源可用于提供标准的表现数据，但人们在追求最高水平的力量、爆发力或速度时会迷失方向，在大多数情况下，他们不需要达到最高水平——他们只需有足够的力量或速度。

提高健康水平会让人们朝着运动表现目标前进吗？很有可能，但是我们无法知道人们的生产力是否达到了应有的水平。除非我们确认胜任力和能力都存在且足以支持完整的动作表达，否则我们可能会放弃开发一部分健身和生产力领域。

战术——利用能力获取功能

建立基线后，在同一天同时执行FMS和FCS是非常有价值的。如果你在FMS或运动控制筛查中看到功能障碍，然后应用一个可产生积极变化的纠正措施，快速再次进行FCS，有时可以证明能力有显著提升。

将FMS中手臂或腿部的伸展距离增加几厘米，会如何提高力量和能力？想象穿着紧身牛仔裤或绑着脚踝的跳跃或奔跑。稳定肌缺乏灵活性会限制身体充分发挥支配能力。

纠正流程

成功的体育文化背后，都有系统的流程在起作用。

从动作系统的角度来看成长和适应，就是要看到我们在一个连续统一体上筛查和纠正动作模式，以绘制出通往更高生产力的最直接的路线。我们是否每次都按照这个顺序处理每个领域？不是的。我们先确认动作的每个方面的质量都是完整的且具有功能性的，再集中精力推动进一步适应。

通过动作模式来恢复功能的系统流程将我们引向发展更强壮、更快速、更强大身体的门口。当每个模式都能得到认可时，我们应该相信，随着我们扩大活动和练习的范围，我们已经为体能的成长和适应奠定了基础。

以下是对动作筛查和评估中所有整体模式的概括，提供了我们如何尝试捕捉该发展路径的视角。

<u>**基本灵活性和控制**</u>

颈部灵活性和控制

胸部灵活性和控制

整体屈伸

脚踝灵活性和控制

呼吸筛查

<u>**基本动作模式**</u>

主动直腿上抬

肩部灵活性

躯干稳定性俯卧撑

旋转稳定性

<u>**功能性动作模式**</u>

直线弓步蹲

跨栏步（FMS）和单腿平衡（SFMA）

深蹲

<u>**运动控制（单肢受力平衡和运动控制）**</u>

下肢运动控制筛查

上肢运动控制筛查

Y平衡测试

姿势控制（运动控制——针对姿势的压力）

提物走筛查

爆发力控制（力量剖析和示范跳跃）

跳远

双手叉腰跳远

单腿跳

冲击力控制（储能剖析和演示绑定）

三连跳

2-1-2跳

关于动作的标准操作程序要求客户能够通过这个测试清单，并确认每个模式都是完好无损的，且质量达到可接受水平。在我试图把工作转变为最简单的形式时，我经常认为处理动作的流程很简单：

感到疼痛的运动→解决问题

不正常的运动质量→调整系统

运动能力不足→训练弱点

生产力受损→消除通往成功的障碍

在流程中投入时间

作为专业人员，你可能不具备相关知识来解决你遇到的每种模式或每个问题。但是，你有责任保护所有人的完整性。

如何解决你遇到的功能限制取决于你自己。有无数的工具、技术和策略可供使用，但尊重围绕动作建立的流程要求你始终对你对所采取的行动有一个明确的意图和目标。每当你遇到疼痛、功能障碍、不足或生产力受损时，该流程提供了一个决策模型来回顾和缩小灵活性和稳定性方面的差距，而不是与那些可能隐藏功能障碍的更高层次的姿势和模式做斗争。

如果你努力坚持这个流程，我保证你会发现花时间在基本的发育模式上通常会让动作自我完善，简化和加速流程，提高生产力。

但是猜猜什么时候动作不会自我完善？当你不花时间的时候。与其急于指导动作并要求人们记住该动作，不如确保他们知道自己在做什么，然后保持轻松。

每一个恰当使用的纠正性练习都会让人产生一些焦虑和挫败感，所以你会让客户感到有点沮丧。让他们摇摆不定吧，但不要急于让他们进行诸如土耳其起立之类的练习，不要让他们匆匆忙忙地完成下劈或上拉动作，不要让他们匆忙经历每个人在单腿硬拉时都会遇到的挫折。如果人们不了解错误是什么感觉，当真正做对的时候，他们也感受不到。

你在这里扮演什么角色？讲笑话，多微笑，保持环境和你的输入具有建设性，提醒对方呼吸。

打破动作模式，并运用你的技能从头开始纠正它们，这样做可以深刻改变客户日常生活的轨迹，但这种改变通常是暂时的。

当有人以比他们来时更好的状态离开你的诊所或健身房时，这并不意味着他们下一次会以同样的状态回来。提供纠正性练习来保持这些改进并不是一个解决方案——它只是一个保持动作活力的工具。

提高生产力并成功保持动作质量不仅需要强化和纠正措施。摆脱身体障碍，追求我们喜欢的运动的唯一方法是开发身体的新大陆。

改变的机会

看法

► 你如何选择锻炼哪些身体素质？优先锻炼哪些身体素质，为什么？

► 你如何确定某人何时准备好或能安全地在自己选择的环境中锻炼？你的标准是什么？

► 你对以下事项的标准是什么？

  ► 让某人出院；

  ► 确定某人是否准备好（安全）训练；

  ► 清除某人重返运动的障碍；

  ► 认为某人已经准备好在没有你指导的情况下追求自己的目标。

行动

▶ 为每一层动作定义最低标准，一旦达到这些标准，则确认某人可以安全地追求动作的更高层次。

▶ 在每次重新评估中安排一次筛查（至少是FMS）——每4周或每10次到访后，重新评估一次。

▶ 建立一个转诊网络——认同我们理念的医学博士和临床医生，或者健身和训练专家构成转诊网络。

反思

▶ 当你进行重新评估时，请执行全面筛查，以寻找所有模式中的变化。你的训练计划会促进还是阻碍动作？

▶ 不要将纠正练习看作独立的练习，而是将其作为热身、恢复或体能练习之间的填充练习。你能通过更好的训练计划来保持动作的质量吗？

▶ 测试—干预—重新测试。无论是单次干预、单次治疗/训练，还是一个治疗/训练周期，你都需要捕捉至少一个动作快照以保持路线的正确。你今天可以从哪里开始？

第14章
提高质量以支持适应性

患者和客户来找我们并不是因为他们想要发挥出最佳水平，是因为他们想摆脱疼痛，想举起重物，想跑得更远、更快，或者跳得更高——简而言之，他们想做更多的活动，且做得更好。因为他们提高生产力的目标很少包括在地面上更好地滚动或提高动作质量，要求他们将个人目标放在一边一两周，以消除其运动风险因素，他们可能会觉得这是一种过于保守的做法。这可能是许多专业人士不愿意在其业务中采用这种方法的最大原因之一。

重建动作是许多人急于进入的阶段，因为这是展示专业能力和创造力的阶段。不幸的是，我们往往没有采取那些无聊但有价值的保护和纠正措施，也没有采用那些增强自我意识的富有挑战性的步骤。试图通过优化我们认为有价值的事情来证明我们有多好，可能会在短期内给患者、客户和运动员留下深刻印象，但从长远来看增加了不必要的风险和不确定性。

不管与他人合作的切入点是什么，都应不断地回顾过去，找出那些可能会影响你成功的弱点或风险。

今天，我们面临更多的功能性问题，这些问题不是仅靠医疗保健或健身就能解决的——我们看到很多人对我们为他们准备的训练毫无准备。因此，在健康和健身之间，就有建立竞争优势的最佳机会之一；弥合康复、健身和生产力之间的差距有一个广阔的探索空间。产生这种情况的一个重要原因是，许多专业人士在提供动作纠正和动作发展策略时存在脱节。

对健康专家来说，纠正性练习被放大到如此程度，导致他们很难过渡到一个更可持续的训练计划。在这个过程中的某个地方，患者要么最终进入康复炼狱，注定永远进行低强度的练习，要么接受一个由更多纠正性练习而不是旨在改善健康状况的运动所组成的训练计划。

另外，许多私人教练和运动教练试图通过构思复杂的练习或训练来同时解决多种质量问题，使自己与众不同，而不了解如何安排这些训练来满足客户的需求。

他们相信，以尽可能多的方式挑战身体可以纠正失衡，同时改善健康状况，因此他们设计了使普通的练习变得更加笨拙或更不稳定的新方法。

	试验	行动	重新检测	执行
重置 局部 整体	主观的 局部目标 整体目标	体验	主观的 局部目标 整体目标	被动的 主动辅助的 主动的
强化 保护——别做 纠正——做	主观的 局部目标 整体目标	纠正性活动	主观的 局部目标 整体目标	预设定的自主重置方法，搭配保护性结构
重建 调节压力和恢复，达到体内平衡	选择一个主要领域： 健康循环 动作模式 体力 技能	整体性活动	主观的 局部目标 整体目标	全身性运动，针对不稳定的生命体征进行纠正性补充

他们的客户正面临更大的风险。

重建人们在此过程中失去的身体健康、全面健康、身体强健和生产力，必须尊重每一个动作层次之间存在的微妙平衡。有些练习可以同时纠正和训练动作，但是，只有先识别、纠正那些阻碍动作的功能障碍或不足的模式，才能有效地进行这些练习。

那些从一开始就让我们走上正确道路的筛查和评估，现在必须成为更好的工具来监控进度并辅助进行小幅调整，以便那些我们帮助的人不仅能够达到其目标，还能以最安全和最有效的方式来实现。

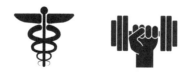

连续统一体：胜任力、能力、技能

这是一个不完美的类比，但打造一个更强壮、更灵活的身体与建造一栋房子并没有太大的不同。如果想建造一个新家，你不会将它建在有裂缝的地基上。你要确保混凝土板足够坚固且水平，以支撑你在上面建造任何东西。同样，到目前为止，所有的保护和纠正工作都是为了平整运动的基础。当你确定了胜任力、能力和技能足够后，应该对你的客户有信心，相信他能应对和适应你的计划带来的压力。

任何时候，施加压力来推动适应以支持更高水平的技能和生产力时，我们都冒着打乱下面各动作层的风险。没有压力我们活不下去，但是没有恢复能力就无法应对压力。这些发展窗口永远不会完全关闭，因为保持每一层平衡和完整性的工作永远不会真正结束。

	意识	保护	纠正	发展
生产力	？	－	＋	再学习技能
身体强健	？	－	＋	再给压力
全面健康	？	－	＋	重建模式
身体健康	？	－	＋	再循环

在努力提高生产力的同时保持体内平衡，要求我们继续提高每个较低动作层的质量以保持平衡。为了健康，我们需要开发更强大的循环系统，如呼吸、心血管和消化，以及睡眠，以促进生长和恢复。为了健康，我们需要重塑行为和运动，因为随着健身压力的增加，这些行为和运动可能会开始具有侵蚀性并暴露风险。为了健康，我们需要对生理系统施加压力，这些生理系统创造了一个身体能力的缓冲区，以便我们安全地探索允许我们提高技能和生产力的活动。顶部的任何增加都必须与底部的增加相匹配，否则将面临压力和恢复周期崩溃的风险。

培养这些品质不仅仅是从纠正动作过渡到训练动作。如果做得好，这种转变看起来更像是有智慧的体能训练计划设计，而不是从纠正性练习开始大规模转变。

任何有运动功能障碍或不足的人都必须停止一切运动并严格遵循纠正计划的想法是错误的。你会发现，很少有人会在每一项都达到最低要求，即使对那些能够做到的人来说，日常生活的压力也很容易打破功能的平衡。

随着我们发展更强健、更有弹性的客户，需要在不牺牲我们已建立基础的情况下开发每一层，但如果没有必要，不应该牺牲更高的层——特别是健身或生产力。对有一些功能障碍模式的患者或客户来说，没有什么比完全停止他们的活动和训练更糟糕的事情了。一些专业人士太专注于寻找和纠正一两个不良模式，他们忘记了还有五六个良好的模式需要训练。专注于修复受损元素，但仍然要处理表现良好的元素。

应该尽我们所能让人们保持活跃和训练，但需要安全地完成这项工作。避免训练或加载功能障碍的模式。但是，客户最不想要或需要的是一个仅包含纠正性练习的训练项目。如果客户进行250磅硬拉，而问题与硬拉无关，那么用较轻的壶铃进行硬拉或完全停止练习可能只会让人变得更虚弱。

我们想看看是否可以维持像仰卧抬腿这种模式，在局部范围内通过触脚尖和负载髋铰链，以及在整体范围内长距离步行、负重行走或进行其他能够整合纠正并转化为熟练活动的练习。这不是纠正或发展动作层，而是组合我们的工作，以提升薄弱环节，并共同发展动作。

在这里，重温红灯-黄灯-绿灯练习的概念可能很有用。我们早先在保护的背景下提出了这个概念，以及为避免压力导致功能障碍或疼痛模式而采取的策略。使用信号灯作为一个更大的策略来推动功能的适应，这使得我们能够提供一个围绕纠正和体能的计划。

通过调整我们所选择的干预措施带来的压力和需求，并检查系统的完整性，我们可以加强策略的每一层，并对我们所做选择的反应进行衡量——确保我们在不损害其他任何方面的情况下消除最薄弱的环节。如果每次我们训练客户时都需要按下重置键来恢复功能基线，那么要么是身体出了问题，要么是我们传递给身体的压力出了问题。

信号灯系统策略

红灯	得分为0分、1分，或者不对称1分/2分	解决0分健康问题 保护+纠正1分和不对称模式
黄灯	得分为2分或者不对称2分/3分	纠正+谨慎发展
绿灯	得分为3分	发展

以假设的客户的FMS分解为例。

▶ 深蹲：2分。

▶ 跨栏步：3分/3分。

- ▶ 直线弓步：2分/2分。

- ▶ 肩部灵活性：1分/2分。

- ▶ 主动直腿上抬：2分/2分。

- ▶ 躯干稳定性俯卧撑：1分。

- ▶ 旋转稳定性：2分/2分。

你会如何与该客户合作？你需要纠正获得1分和2分的这些动作中的每个动作，并且只训练获得3分的某个模式吗？你从哪里开始做这些决定？

与其被分析每个分数所麻痹，不如将这些分数视为风险指标。不对称的动作或在筛查中得分为0分或1分的动作比得分为2分或3分的动作在负荷和训练方面存在更高的风险。

我们应该更加谨慎地对待那些涉及更高风险模式的练习或活动。查看分数，可以了解这位客户的得分大部分为2分，但不对称的肩部灵活性和存在功能障碍的俯卧撑表明需要重视的模式和需要避免的练习——这些都是红灯。这两种模式中出现功能障碍意味着进行过顶练习或推举的风险要大于收益。

模式	红灯练习（避免）	黄灯练习（谨慎使用）	绿灯练习（可安全训练）
肩部灵活性	过顶练习 过头推举	划船 水平推举 部分起立	硬拉 壶铃摇摆 下肢锻炼 核心锻炼
俯卧撑	推举 对称负荷的闭链练习	硬拉 壶铃摇摆 核心锻炼	俯卧撑进阶版 单腿硬拉 部分起立

俯卧撑得1分也意味着此人的上肢和下肢的连接不良，这表明在进行双侧负重的站立练习时要小心。如果你能提供一个纠正措施，可以至少提高到2分，那么你可以扩展该方法，用黄灯练习来解决这些模式，这可能会通过更有智慧的训练继续提高质量和能力。

作为一般热身的一部分，该客户可以做一些弹力带辅助的肩部活动、下犬式、滚动模式和熊爬式练习。即使这可能不会改变当天的其他项目，热身后重新测试肩部和俯卧撑也可展示是否带来了积极的反应。如果变化很小或没有变化，明智的做法是避免在这个环节给这些模式增加训练压力。如果这些模式提高到至少2分，你可以尝试引入负荷来锁定新功能。

你可以增加下肢锻炼，如单腿硬拉、弓步或分腿蹲，以及单臂壶铃农夫行走。如果热身中的纠正措施使肩部和俯卧撑都获得2分，那么你会有更多的练习选择，比如划船或水平推举，即使从安全角度考虑，你至少有3个可靠的练习来发展能力的基础。

这种混合方法允许将纠正性练习融入热身中，或者放在两组练习或两个练习之间的休息时间进行，同时专注于增强其他方面的训练。在组间插入纠正性练习，填补了被动休息的时间，还能重塑动作。

在两组练习之间进行较低强度的纠正性练习，如壶铃十字固或双膝跪地壶铃绕头举，会让大多数客户感觉更像是做核心练习，而不是纠正性练习……这是部分原因。包含这些组合练习的一堂训练课看起来或感觉不像是一个纠正性练习计划。但它其实就是一个纠正性练习计划。

战术——不要给一个人的动作贴上标签

拥有健身或运动表现目标但动作不佳的客户不需要感到沮丧。事实上，他们不需要听到关于不对称、功能障碍或任何运动能力不足的话语。在某些情况下，他们只需听到"这是你的训练计划"这样的话语。

我们需要做的不是给人们（或问题）贴上标签，并限制他们参与活动，而是尽我们所能让人们安全地追求积极的运动行为。

最佳纠正路线通常是明智地制订训练计划，以保护和纠正关注的区域，并安全地重新加载已纠正的模式来修复身体。

一个发展动作能力的计划不应该看起来像一个纠正性练习计划，因为发展和维持动作能力最终应该作为提高运动能力的副产品。通过筛查和采用信号灯训练，并询问自己："我需要对动作能力提供保护或进行纠正吗？或者我可以安全地发展动作能力吗？什么练习和活动最能支持我纠正和发展动作能力？"

通过练习和活动培养运动能力，提高生产力，增强身体抵御环境和压力的能力。这一切都始于使用筛查来指导对恰当的模式进行训练。

掌握这一流程并将重点转向健身和生产力指标仍然需要我们继续关注功能指标，以了解我们是否正在保持胜伤力、能力和技能之间的微妙平衡。如果不提供一个共同的运动标准，就很容易以牺牲能力为代价来追求更强的体能。你可以保持灵活性，同时变得强壮有力，但你不能犯规。

抬高底线

通过训练恢复体能的目的是在个人能力和活动或环境的需求之间建立一个缓冲区。体育运动中有一个常见的说法，某人发展的上限是其可预测的潜在最大能力。大多数成功的运动员在特定的身体能力或技能方面表现出比他们的同龄人或竞争对手更高的上限。

但是问一个成功的力量和体能教练，在力量房中表现最好的人是否也是场上表现最好的人。你通常会得到"不是"的答案。

毫无疑问——将发展和适应提升到最高水平是你胜过竞争对手的关键。然而，那些在高水平上持续时间最长的人很少是最强壮或最快的人。最优秀的运动员可以提高和保持生产力，他们是那些意识到提高最薄弱部分的水平会使自己更难被击败的人。

与保护或纠正动作不同，发展动作意味着积累资源并知道最需要这些资源的地方在哪里。当压力压垮了链条中最薄弱的环节时，失败就会不可避免地出现。当挑战出现时，在优势领域储备资源而不是将资源用于改进劣势会增加失败的风险。因为大多数人无法获得无限的资源，我们需要明智地选择将资源投向哪里。环境的需求越接近最薄弱动作层的能力，人充分发挥其能力的机会就越少。

> 一旦我们将动作资源的质量水平提升到最低可接受的水平，我们就可以利用聪明才智来发展技能。
>
> 当我们允许资源下降到一个至关重要的极限以下时，大部分的资源最终都被用来补漏洞。
>
> 最终结果是什么？效率低下、不必要的压力、学习能力受损以及潜在的受伤风险增加。

竞争、试图创造新的个人纪录或承受不断增加的环境压力，都会在要求身体提供可能并不存在的储备时暴露功能性体能的差距。如果训练的重点是最大限度地提高某种身体能力（如耐力），而没有确保其他能力（如力量或姿势控制）达到足够的水平，那么运动员将永远无法充分利用他们投入的资源。他们只能发挥出他们最薄弱的一面。

身体健康和全面健康也是如此。如果人们为了工作而牺牲了几个小时的睡眠时间，却不愿意在训练的频率和强度上妥协，那么他们的身体健康和全面健康就会拖累体能和生产力。

思考一个常见的示例，一个业余跑者为了缩短其马拉松时间而参加了运动表现训练。她一直遵循不同距离和强度的结构化跑步计划，同时自己进行力量训练和拉伸练习，却仅在比赛完成时间上略有改善。你会进行哪些测试来识别阻碍其生产力的薄弱环节？这些信息将如何影响你为缩短其比赛时间采用的方法？

如果我们过分强调体能和生产力测试，并将大部分精力放在训练上，只看到这些方面的改进，我们就是将人们想要的置于他们需要的之前。运动技能或运动输出是人们如何利用他们拥有的资源的一种表现，但这并不能准确地捕捉他们需要的、可利用的资源。

当我们没有明确和管理身体资源的最低限度时，我们可能会发现，遵循一种以运动表现来驱动的训练计划最终并不会产生我们期望看到的变化。在有三个轮胎漏气的情况下行驶，选择练习或干预措施来增加发动机的功率可能不会产生最大的效果。

为了发展和维持功能和健康以追求更高的生产力，应该像纠正计划一样自下而上地制订体能训练计划。这确保了在增加复杂性和训练量以推动适应之前，基本的能力是足够用的。

动作控制 → 姿势控制 → 爆发力控制 → 冲击力控制
（运动控制筛查） （提物走筛查） （跳远） （三连跳）

这些应该有直观意义。你越能在稳定性限制范围内控制好你的姿势和动作，你在负荷下保持姿势和控制的能力就越强，你就能更好地将其转化为快速的动作，你就能更好地应对和适应不断变化的某项活动。

这就像是说，某人应该先从简单的自重练习开始，然后再增加阻力和速度来完成更复杂的举重。发展这些动作模式的能力，同时尊重这个发展顺序，让我们可以免于直接跳到训练生产力的环节，并假设运动员已经具备了基本的能力，仅仅因为运动员一直在进行高水平的训练或有高水平运动表现。

在进行更具体的高水平运动表现训练之前，提高模式的基线能力和基本体能并不总是提高生产力的最快途径。如果成功是通过你能多快地做出改变来衡量的，那将是一个问题，但是你能多快地创造改变与某个项目的持续成功和结果的持久性几乎没有关系。衡量成功的标准应该是，你需要在长期内采取多少行动和调整来促进稳定的增长和发展。

你可以立即采取行动，同时发展多种品质，并被迫不断做出反应，修改你的计划；或者你可以先巩固基础，消除成功的障碍。

当你将最初的努力应用于管理底线，并将底线提高到超过失败门槛时，你会发现你的道路上的障碍要少得多，而探索和扩展身体发展界限的机会要多得多。

整合自我限制性练习

当你重新加载和重新训练模式时，自我限制性练习是一个有价值的练习子集，可以被整合到你的计划中。自我限制性练习需要更多的主动参与，并能产生更强大的身体意识，因为它不会像在利用健身器械或做简单练习时给你无痛的掌控感。这些应该构成纠正或发展计划的基础。自我限制性练习，如滚动、平衡木行走、跳绳或土耳其起立，通过提供持续的反馈和当完成质量没有达标时出现的物理性阻碍来强调有意识的对位、平衡和控制。

自我限制性练习需要正确和安全的指导，但因为它呈现出自然的界限，可以提高和维持高质量的动作。在适当的规模和指导下，自我限制性练习会显示出运动员何时已经到达极限，因为它对神经系统施加的压力通常比对肌肉生理施加的压力更大。

当以正确的运动强度进行自我限制性练习时，他们以同样的速度提高意识性和反射性控制能力，都是为了满足需求，而且收益在很大程度上取决于一个人如何有效地将呼吸、意识和控制协调起来。

自我限制性练习的示例

摘自《运动》

通过疼痛或不适来学习身体管理		
平衡木行走	攀爬活动	
赤脚跑步和训练——姿势跑法、气功跑法或钟摆式跑法	农夫行走	
呼吸		
鳄鱼式呼吸（瑜伽）	滚动模式	经典瑜伽指导
经典武术指导	加压呼吸获得爆发力	跷跷板呼吸法（费登奎斯）
抓握/肩部/核心/控制		
高脚杯深蹲、过头推举	壶铃倒置高翻、壶铃倒置推举	壶铃倒置高翻接一次推举、双膝跪地
壶铃倒置推举、双膝跪地	攀爬活动	重型战绳训练（布鲁克菲尔德）
平衡和小支撑面控制		
越野跑	壶铃倒置推举、双膝跪地	单腿硬拉
单腿药球接球	单膝跪地壶铃绕头举	双膝跪地壶铃绕头举
高脚杯蹲-绕头举	药球投掷、单膝跪地、双膝跪地	单腿或交替腿跳绳
姿势和协调		
跳绳	挥舞体操棒	土耳其起立
壶铃过头行走	农夫行走	冲浪和站立式划桨
组合		
越野滑雪	越野跑	单腿深蹲
单臂俯卧撑	下劈或上拉，单膝跪地和双膝跪地	推举——自下而上，单膝跪地
双手推举，双膝跪地	壶铃倒置高翻/深蹲/推举	双壶铃倒置高翻/深蹲/推举
瑜伽	垫上普拉提训练	武术动作
攀爬活动	冲浪和站立式划桨	障碍跑
拳击	上坡跑	下坡跑
压缩的体育活动——意味着更小的场地、更快的比赛、更多的一对一运动和自己处于不利地位的活动		

　　向缺乏基本运动能力的人介绍一套土耳其起立可能很有挑战性，但这种能力一旦获得就能很好地保持整个动作系统的质量。壶铃训练有助于保持全身的力量

和爆发力，因为它暴露了力量或稳定性方面的薄弱环节，并要求将练习调整到适当水平以取得成果。像站立式划桨或越野跑等活动具有自我限制性，因为它们需要身体意识和对不断变化的刺激和即时反馈的更高水平控制。

如果人们在训练中不能保持运动的质量，他们就不会在一项活动中取得成就。通过自我限制性练习，有意识的客户通常可以相信，只要他们拒绝在技术上妥协，这种练习就可以防止过度训练。我们如果从长远的角度考虑，不仅要考虑发展，还要终身保持运动、功能和健康的质量，通常这些类型的练习和活动提供的自然支持超出了正式训练计划提供的支持。

战术——有效维护功能

我们发现，维护功能的最简单方法，是在下肢训练计划中包含髋铰链练习的变式，并在上肢训练计划中包含土耳其起立。

与群组合作

有效地筛查群组需要尽可能收集最优质的数据，并利用可用资源确定最需要关注的运动员。有效地纠正和训练群组中的动作需要在前期进行额外计划，但你的努力方向仍然与应对个人训练时一样：首先处理最小值，然后使最大值通过有智慧的训练计划得到自行处理。

不管是10人还是500人的群组，如果你需要与群组合作，那么你的目标就是不要让任何人掉队。无论你是给消防员、CrossFit® 运动员还是给一群小学生训练，都是如此。

在一系列特点中确定最低能力水平，并确保整个团队至少达到最低标准，这对每个人和整个团队都更有利。筛查永远能呈现出功能性动作或功能障碍动作以及充分或不足的动作情况。确定那些需要更多支持的人是至关重要的，组织和扩大训练计划是帮助整个团队茁壮成长的唯一途径。

当一个群组的成员不能或不应该进行某项特定的练习时，你会怎么做？执教时将你的注意力集中在他们身上，找到正确的练习调整方法，这种做法可能很难大规模进行下去；还是你就坚持执行计划，只是减轻重量，等待他们获得灵活性、控制力、体能或技能以取得成功？

你可以采取观望态度，也可以承认对群组中的每个成员使用一刀切的训练或纠正计划是低效的，而且可能带来伤害。

我们可以去看高水平的健身比赛，我会向你展示一些最高的FMS分数和负重行走、垂直跳跃、三级跳远的精彩示例——这些都是我们珍视的测试。但在课堂环境中，许多人会试图完成那些运动员完成的事情，自己却没有必要的动作能力。

这些竞争者不仅仅有力量、爆发力和耐力——与他们击败的大多数人相比，他们几乎拥有体操级别的灵活性和控制力。追求高强度训练的普通人不仅缺乏体能，还缺乏快速适应的能力，因为他们必须先克服自己动作层面的问题。

用铅笔而不是钢笔写你下的计划

为群组提供以动作为重点的训练计划要求你提供一些选项。例如，如果某天的训练计划要求进行颈后深蹲，那么你该如何安排训练计划才能让每个人受益？那些在FMS中获得3分的人可以做后蹲，专注于寻找合适的负荷；那些得分为2分的人可能选择前蹲或壶铃深蹲会更成功；那些得分为1分的人最好做一些纠正性练习，比如摸脚趾深蹲。

未经训练的人看到一群人在做三件不同的事情时可能会问，如果这是当天规定的练习，为什么并非每个人都在做后蹲。我们并没有根据练习的重要性来设计训练计划，而是根据我们想要训练的模式和每个人的需求来设计训练计划。深蹲训练要以最安全和最有效的方式进行。

但是这样做，每个人的训练动作进阶不就不一样了吗？如果一个人在做后蹲，另一个人在做深蹲的纠正性练习，不会产生肌肉不平衡或者产生不同的训练效果吗？

也许吧。只有当每个人都达到了相同的功能临界点，并表现出与同龄人相同的最低质量标准时，关于高级练习的辩论才有价值。在短期内，可能需要一个更复杂的训练计划结构，但如果我们能让每个人都达到一个相同的标准，然后在中长期内保持下去，实现个人计划就会变得更容易。这并不意味着每个人都需要做纠正性练习——只是那些证明有需要的人才需要做。

我们如果能弄清楚每个人需要实现的目标，就能更轻松地在群组环境中进行训练和锻炼。一旦有了基线，我们就可以交付计划并重新测试，看看我们是否正在实现预期的效果。

除了基线，对于你使用的收集信息的方式，以及你选择的干预措施，不要深信不疑。如果有人提供了不同的意见或提出了实现目标的新方法，你可以根据标准对其进行衡量，并确定它是否比你目前使用的工具更好。

战术——训练群组时要灵活

训练群组的艺术在于擅长选择进阶、退阶和替代练习。

每个主要力量训练项目要有2个或3个替代练习——硬拉包含在训练计划中，但是那些在抬腿方面获得1分的人需要进行弹力带辅助的纠正性练习、分腿蹲或单腿硬拉，那些获得2分的人可能在壶铃练习方面比杠铃练习做得更好。

将模式纠正融入热身中——在抬腿方面获得1分的人需要完成3个特定的纠正性练习；肩部灵活性方面得分为1分的人需要完成其他3个练习；获得2分或3分的人要做一般的动作模式热身。

加入纠正性练习——在两组练习或两个练习之间的休息时间加入纠正性练习。

重新测试——看看你能多快让你的客户重新掌握一个完整的模式。

重新训练技能和运动表现以提高生产力

学习一项新的运动技能是很困难的。任何与运动员或专业人士一起共事过的人都知道，为旧的运动技能重新设定程序更具挑战性。我们在客户和患者身上测量到的疼痛或生产效率低，通常是他们以糟糕的技术或战术方式来重复执行技能模式、运动方式的结果。这通常是他们来找我们寻求答案的典型原因。

本已具有挑战性的任务变得更加困难，因为从历史上看，技能和运动表现训练更依赖于教练的艺术而不是科学。生物力学测量和分析已经将熟练动作分解为更精细的数据，但是许多技能和运动表现教练依赖训练有素的眼睛或直觉来指导特定的训练和练习。通过专门的训练、小工具或详尽的指导和暗示来强调某个部位或特定肌肉，可能会在发展新技能或精细技能方面产生积极的收益，但这真的是最有效的途径吗？

如果你主要是为了提高运动员在比赛中的表现，那么你可能很难看出动作筛查的价值。这些动作看起来不像扔橄榄球或跨栏那样明显。把一个在深蹲筛查中获得2分的人提升到3分并不意味着你会神奇地看到垂直跳跃高度有显著增加。

筛查中获得1分或0分的人，或者在体能筛查中表现出严重不对称的人，就是你需要识别的人。因为已经有众多的运动选项被排除了，所以出现问题是更有可能的结果，而不是更高的生产力。如果你希望输出能够与付出的努力相匹配，你需要识别人们实际的能力，并确保你所提供的训练内容覆盖到了这些动作的最低水平。

从专业力量教练的角度思考。力量教练的困境是，他们需要在一个压缩的时间周期内提高身体输出，但他们面前的专业运动员的原始身体条件可能并没有达到比赛所需的水平。如果只有4周时间来提高垂直跳跃高度或40码短跑速度，解决方案就是快速开始刻苦训练。

但是表现最好的人往往也是代偿能力最强的人，而那些运动员可能会脚踝僵硬地走来走去，几乎无法下蹲到平行位置。与其进行积极训练，不如花一周时间让脚踝活动起来，并尽可能深地进行下蹲，然后增加单腿和双腿的力量练习，再加上跳跃、跳绳和增强式训练。我们一次又一次地看到，这种方法在动作方面产生了更好的结果——在运动生产力方面也是如此。

这就是来自FMS、FCS和Y平衡测试的信息与特定运动或基于运动表现的测试一样重要的原因：动作测试为我们指明了方向。如果我们观察和衡量生产力中的限制，但没有通过测试和干预措施来确认能力和体能处于可接受的水平，我们就无法确定这个人只是缺乏技能，还是缺乏身体能力来实现和维持动作所需的姿势和模式。

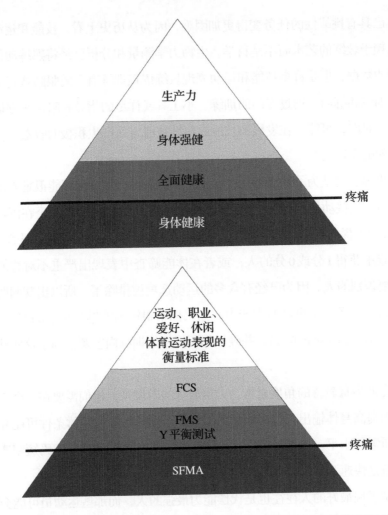

在尝试将一个人的训练变得更丰富之前，我们需要了解身体资源的完整性和可用性。

▶ 如果我们在FMS或Y平衡测试中发现了疼痛或重大功能障碍，首先要恢复无疼痛的功能性动作，并重新加载这些模式。

▶ 如果我们要衡量FCS中的不足或功能障碍，那么重建体能和提供充足的动作资源将成为重点。

▶ 如果我们知道动作能力（功能）和动作资源（体能）可用且充足，但特定测试显示生产力不足，那么应投入一些时间和精力再次进行技能训练。

这并不是说我们不能同时衡量和培养这些品质，而是如果不致力于发展最根本的薄弱环节，生产力将永远受到影响。达到最低水平的能力或体能有时可以让技能自动重置，同时提供更大的生产力作为副产品。但是，在没有确认身体健康、全面健康或身体强健基础的情况下应用某个解决方案只会增加结果的不确定性。

动作系统的案例研究

在世界高尔夫健身峰会上，我提供了一个关于这种渐进式方法的示例，即一个年轻的高尔夫球手处理疼痛的案例研究。我展示了SFMA如何轻松解决问题，并将我们带到了FMS的门口。

FMS深入研究了有问题的模式，然后将我们带到了FCS的门口，在那里我们加入了相当多的负荷和压力来制订一个练习计划。

除了减轻疼痛之外，这位高尔夫球手在球场上的击球效率也提高了，且没有专门练习高尔夫球技——因为球技会自动重置。

技能存在于潜意识中

在职业体育运动中，练习、旅行、身体疲劳和竞争，对生产力产生积极影响的可能性低于日复一日对生产力产生负面影响的可能性。了解风险回报比率的教练会采取适当的措施，识别出哪些运动员在功能、体能和技能方面处于平均水平或平均水平以上，哪些运动员低于平均水平。那些处于平均水平和高于平均水平的运动员可以通过周到的结构化训练计划继续前进，而那些低于平均水平的运动员需要花费更多的时间和资源，才能使身体进入更安全的领域。

我喜欢体育锻炼，但我最热衷于重置和重建那些自动运行的动作模式，因为它们提供了一个纯粹的基础。当我谈到恢复功能筛查中捕捉到的动作时，除非人们改变了解剖结构，否则他们不应该在意识层面上进行再训练，以实现他们小时候学到的潜意识动作。

这就是进行一两次纠正性练习可以突然让人触摸到脚趾的原因。它们没有神奇地改变筋膜的长度或关节的活动范围，而是改变了体内环境和任务，允许访问他们重新获得的、存储在大脑中的正确动作模式。执行一个功能性动作，意味着我们要经过一个这样的过程：

潜意识的功能障碍→有意识的功能障碍→有意识的功能→潜意识的功能

当训练新的复杂技能涉及更多有意识的控制和有目的的练习（如挥动高尔夫球杆或投掷弧线球）时，人们要通过对动作的纠正和发展来提高对功能障碍的认识，并重新建立潜意识动作。这就是我们如此相信4×4矩阵的原因。如果我们从一开始就做对了，那么接下来的所有行动都会指引我们走向一个自然的成长和适应过程。

更高的生产力位于矩阵的顶角，它只能增长到它下面的特质所能发展到足以支持它的程度。在你花费额外的精力、设计计划和细心执教来获得更高的生产力之前，花一点额外的时间回顾一下身体强健、全面健康，甚至身体健康，以确保基础上没有裂缝影响你的努力和结果。

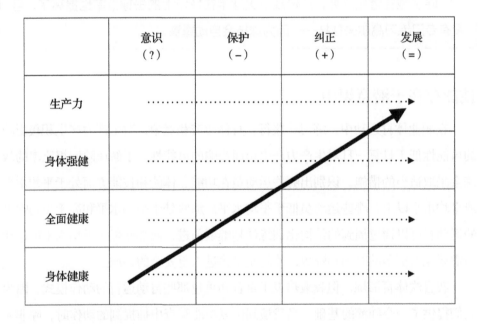

	意识 （?）	保护 （-）	纠正 （+）	发展 （=）
生产力				
身体强健				
全面健康				
身体健康				

改变的机会

看法

▶ 你流程中的潜在瓶颈在哪里？你能控制它们吗？

▶ 在某项活动或运动中追求更高的生产力是否会增强或削弱身体健康、全面健康或身体强健？

▶ 你是如何平衡压力和恢复以维持系统动态平衡的？

行动

▶ 寻找可能影响结果的上游瓶颈。尽可能采取行动，消除系统不必要的压力。

▶ 在康复的出口或健身的入口执行FMS。在从健身到运动或高强度训练的过渡阶段执行FCS。

▶ 制订你的治疗或训练计划，强调体能和发展动作，始终尊重那些需要保护和纠正的区域。

反思

▶ 当你努力拓展健身和生产力的界限时，请始终回头寻找那些底层动作完整性可能正在崩溃的迹象。

如果你看到这些问题出现的迹象，你能判断自己行为是不是原因吗？

▶ 临床医生：

花一些时间与患者一起，确定他们可以在康复过程中安全进行的自我限制性活动或练习。

你能观察到他们在护理计划中是否有更高的参与度并取得更好的结果吗？

▶ 教练：

跟踪重复性损伤或可预防性损伤的发生率和持续时间。

在开始训练计划之前和执行整个训练计划的过程中实施一致的筛查后，你能否检测到恢复能力或恢复速度的提高？

第15章
提高运动表现能力或增强独立性

▶ 客户是寻求更高的运动表现能力，还是更多的独立性？

▶ 是否提供了工具和指导让他们走上正确的道路？

▶ 如果脱离你，客户能否继续向目标前进？

患者/客户/运动员在他们的生活中寻求什么：更高的运动表现能力还是更多的独立性？

主要在康复中心工作的人可能会说，大多数患者寻求独立性。除了绝对需要，他们不想在诊所停留太长时间，他们想了解如何管理磨损的膝盖或易痛的腰部，以恢复积极生活。如果你曾拄着拐杖四处走动或从手术中恢复，就会知道独立性比运动表现能力更重要。

如果你是一名私人教练，许多客户会向你寻求指导，以获得更瘦、有更多肌肉的身体，或者参加更高水准的比赛。但是可能也有客户来咨询专业知识，以学习如何制定生活方式、健身或活动的策略和战术。如果他们的目标是继续突破生活中某一部分的界限，那么在完成这个目标之前，他们靠自己只能实现这一目标的一部分，他们需要新的知识和指导才能最终完成目标。

运动表现能力或独立性很少是非此即彼的。普通人不能或不愿通过长期坚持来恢复损伤、减掉50磅的体脂或学习掌握一项技能。即使目标可能是独立性，治疗师、教练也是必要的。一名有竞争力的运动员希望达到最高运动表现水平，但他通常需要一个专业的团队来管理其生活方式和训练各个方面才能实现这一目标。

即使是最敬业、最有动力的运动员也很少完全独立——挑战运动表现的极限总是需要更多的资源，无论是更多的金钱、更多的时间还是更多的支持。

许多人不仅仅想要独立性或运动表现能力，他们想同时拥有两者。他们在寻找需要最少资源的最短路线，最终，他们找到的是自己独立完成的能力。《四小时身体》（*The Four-Hour Body*）的作者蒂姆·费里斯（Tim Ferriss），因为向普通人提供破解自身能力的方法而声名鹊起，该方法让人们看起来像是自己完成了整个旅程，且只用了一半的时间。但几乎在所有情况下，人们都不是独立完成该旅程的。人们花费时间、精力和金钱去挖掘大多数人无法获得的资源，以加速学习曲线并快速完成学习之旅。

我们可以找到改善健康状况或生产力的捷径，但如果不先花时间学习和掌握消除中间步骤所需的流程，获得这些好处可能会变得很难。我们可以赋予独立性，并教会人们遵循自我纠正和自我管理的道路，或者可以通过为他们设计和控制变量来最大限度提高运动表现能力，但无法同时有效地做到这两点。对其中一个目标投入过多意味着会忽略另一个目标。

我们需要了解客户真正需要什么，并能够进行关于独立性和运动表现能力的对话。大多数人已经有了一个关于运动表现能力的对话脚本，但还应该有一个关于教授独立性和责任感的脚本，以及让人们知道他们在这两方面做得如何的指标。我们应该坦然地询问他们："你是不是不想处于这个境地？你是不是更想自己做这件事？或者你想要显著提升自己的能力吗？"

我们应该很乐意提出这些问题，因为两条路都可以通向更高的生产力。只是快速通道把独立性排除在外，因为需要更多的引导。

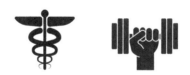

你提供的是独立性还是运动表现能力？

当人们独立开启健康或健身之旅时，他们想要的是顾问，而不是教练。他们想学习自己可以应用的生活方式和健身工具，然后在需要更多指导时再来咨询。

从某种意义上来说，你在赋予客户独立性方面做得越好，就在越快让自己变得无关紧要。

从商业角度来看，似乎没有什么动力去采取这种方式。然而，如果事先知道客户或患者想要独立性，你就可以成为有史以来最好的老师。如果为人们提供成功的知识，以及有工具可以了解他们何时接近极限，那么每当他们需要更高的运动表现能力时，他们知道从哪里获得该能力。

当人们想要独立性时，你不应该害怕让他们对身体进行自我管理，总有其他人想要或者需要你的长期参与。当他们的社交圈里某个人正在寻找类似的体验时，他们知道将此人送往哪里。

有些人在其余生中都需要进行物理治疗或脊柱保健。有些人，无论是缺乏动力还是自暴自弃，在没有私人教练的情况下都无法保持健康。

如果没有一路上的指导和辅导，几乎不可能获得高水平的技能或生产力。但是对潜在客户而言，如果你的大部分成功案例都需要持续维护，那么对他们的时间和金钱而言，你听起来不像是一个很好的投资选择。

我们一直被告知，成功的业务建立在创造终身客户的基础上，但修复身体健康、全面健康和身体强健，也是我们理念的基础，意味着我们只能让一部分健身爱好者和希望改善健康状况的人完全依赖我们的系统。

对患者和客户来说，陷入无休止的运动表现驱动模式是不可持续的，因为他们要继续努力为自己的身体健康负责。

你今天为客户提供的东西是可持续的吗？他们的健康和体能在经济萧条时期能保持下来吗？

我们都相信，我们正在为人们提供保持独立性的工具，但我敢说，大多数患者和客户不再来找你，不是因为双方都认为客户已经做好了准备。他们的离开是

战术——促进自我选择的健身（贾森·休姆）

在结束与我们的合作时，我们希望人们实现他们的目标，并了解他们必须做什么才能远离诊所。我们不希望人们陷入始终需要护理的模式，除非他们真的需要持续护理。最佳结果是他们在后端自行选择健身。不是我们影响他们去健身房，而是他们对这条路的认识和选择在影响他们。

我们特别强调在治疗的最后阶段引入健身元素，因为我们希望患者意识到，"如果我用壶铃做划船练习，我的肩痛就消失了。"或者"当我坚持硬拉或养成每天步行30分钟的习惯时，我感觉比以往任何时候都要好。"

与其提供一份三页纸的日常保持性练习，不如帮助人们感受和了解生活中最小有效剂量的健身所带来的好处，帮助他们将健身作为其生活方式的一部分。

因为他们的预算用完了，或者他们看到自己的时间和财务投资的回报在减少。如果他们的时间、金钱或资源突然被夺走，他们会取消健身房会员资格，或者很久不再寻求你的服务。

我们没有大批量地开展业务，而是基于最高水平的专业知识开展业务。遵循动作系统的策略和流程，确保我们采取的每一个行动都能让人们沿着尽可能直的路线达到他们期望的身体健康、全面健康、身体强健和生产力。但我们的长期商业利益与大多数客户的独立性相关。

在尽可能短的时间内使人们变得更好、更独立之后，我们的候诊室从来没有空过。我们让人们有能力独立改善他们的健康，提高健身水平，他们会告诉任何愿意聆听他们说话的人，他们生活的转折点始于我们的诊所和健身房。这个转折点不一定是他们摆脱疼痛，活动情况或运动表现突然超出预期的时刻。当我们提供工具和指导手册来打造属于他们的以动作为中心的生活方式时，这个转折点就出现了。

接受挑战—练习技能—训练一致性

如今很难找到关于如何过上强健、丰富的运动生活的指导手册。美国改善健康或健身质量的方法是首先关注练习和训练。规定训练标准，比如跑多长时间或举起多重的重物，通常需要做许多修改和妥协，以至于人们因为解决方案的复杂性而放弃，或者更糟糕的是，想要参加一些活动却没资格。

人们没有评估可以管理的生活方式或消除的风险，而是试图在日常生活中补充一些练习，并怀着最好的意图，最终在错误的时间，以错误的能力、错误的负荷和错误的想法做了错误的事情。这种方法显然让我所在的团体体验了失败，但我们可以通过制订一个生活方式计划，妥善地解决动作质量、能力和技能问题，从而突破将正式练习视为解决所有问题的思维方式。

帮助人们了解如何构建支持长期功能和健康的独立生活方式的最佳策略，是先找到既能服务于他们的目标又可持续的活动形式。注意我说的是活动的形式，不是练习的形式。让练习规则支配我们的生活很容易，而我们应该让动作原则支配我们的练习。

有些人没有将正式练习作为生活方式的一部分，但他们比大多数人更健康、更健壮。这告诉我们，并非你遇到的每个人都需要一个长期的定期训练计划。如果我们能找到每个人需要和想要的身体活动，那么通往最佳身体健康、全面健康和生产力的道路不需要依赖练习。

我们是在谈论那些希望让跑步、举重或竞技运动成为生活一部分的人，还是那些只想身体上独立并能与孩子一起做游戏的人？这个人是否会从基于自我发现的方法中受益？该方法是否包括像MovNat®的埃尔万·勒科雷（Erwan Le Corre）所提倡的可扩展的探索性活动。也许这个人会更好地采用更权威的、更结构化的方法，或者你的客户只是需要一些指导，保护他们的长期成功免受自我摧残的影响。

心理、目标和动机都有助于找到正确的方向。我们使用的最简单的策略是在寻找正确练习方式方面少一些关注，多关注人们是否需要更多的游戏、更多的实践或更多的训练。参与这三个层次的活动反映了学习的过程，可以帮助你和客户共同前进。

游戏

当我们感到安全时，我们就会开始游戏和探索。游戏意味着为了自己的目的而做一件事情，只是为了获得乐趣。游戏是只为了享受跑步的乐趣和体验，而在新的小径或山坡上跑步，或者不是为了锻炼身体而参加划桨冲浪、徒步旅行或娱乐性运动等体育活动。

当环境没有受到过度限制时，创造力和解决问题的能力就会出现，探索和体验新姿势、模式或技能的空间会提供内在和外在的反馈。我们对技术或指标并不感兴趣，我们只是纯粹想促进感官体验。我们参与并探索极限。学习最容易发生在积极的情绪状态下，在这种状态下，我们可以将某人喜欢的活动转化为运动学习和动作维持的干预措施。

实践

当我们更深入、更有意识地追求喜欢做的事情时，我们就是在参与实践。在游戏发生在不是以目标为导向的情况下，实践意味着利用反馈来努力更好地掌握一项活动或技能。实践要付出努力，但它是有回报的。实践可能是试着尽可能安静地跑步，或者努力改进网球或滑雪技术。

当我女儿看到她姐姐在做侧手翻时，在接下来的6个星期里，她也试着在家里的每个房间里做侧手翻。她尝试了很多动作，并锁定了一个她想掌握的动作。以更高的质量为目标，实践会带来失败的风险，在导师或老师的监督下进行实践可以规划出更安全、更直接的路线。

训练

当运动或活动已经做得"足够好"，且注意力转向通过一致性和运动量来提高体能时，训练就会出现。训练完全以目标为导向，因为它需要基线、一致性测量以及对身体运动量和运动强度的调控，以促进和衡量进展。在训练中，我们选取跑步这项活动并反复训练，目的是提高跑得更远或更快的能力。训练比实践需要更多的努力，而且无法保证能收回投资。

问健身房里的大多数人为什么训练或在训练什么，答案很少符合标准。大多数人在健身房做的事情可能不应该归类为"训练"。

我们需要认识到，这个问题可能与人们不知道如何进行练习关系不大，而更多地与他们被告知需要做一些练习有关，而这些练习本身他们不愿意做。每个人的动机在不同层次的活动参与中发挥着巨大的作用。了解人们真正想要和需要的东西有助于更好地调整体育生活方式。

寻找游戏的机会

游戏是情感驱动的、随机的，但也有充分参与——比健身房锻炼中常见练习的参与度要高。当我们发现活动令人愉快，让人非常喜欢并想要实践它们时，我们可能需要一些帮助来保持参与感，通过刻意的实践和外部指导，我们可以获得正确的反馈和对细节的关注，从而获得改进。一旦我们进行了足够多的实践，我们可能想要改善状况，进行一些有组织的训练。只要该活动已经实践到一定程度，动作质量足够一致，能够最大限度地减少失败的机会，组织和监控一个训练计划可能是一个有价值的解决方案。

当人们在周一第一次看到像壶铃这样的东西，并在周四就用它进行"训练"时，存在一个问题。人们完全跳过安全地玩壶铃足够长的时间，以了解自己能做什么和不能做什么，然后再精确地练习它，直到教练竖起拇指让自己继续。

当我们开始担心训练的运动量和运动强度，而没有将游戏和实践与动作联系起来时，我们就会错过目标。

人们过去常常去健身房练习某项技能，产生的锻炼效果只是顺带的收获而已。这就是我们在孩子们参与一项活动时所看到的——体能训练是一种副产品，而在训练中，体能训练是重点。对想要参加比赛的人来说，训练绝对是首要任务，但是对其他人来说，训练的地位大不相同。与其首先考虑我们可以为客户设计的训练计划，不如先来确定我们可以利用哪些游戏和实践来发展和维持功能与健康。

对寻求独立性的人来说，他们的目标不是去训练，而是用训练支持他们想要更深入参与的活动。无论我们测量出的是不足还是功能障碍，训练都应该能够填补空白和提高基线，同时促进游戏和实践活动，以维持功能与健康。

当我们创建一个看起来更像每周一次或两次集中训练，2~3天集中实践或有趣的活动享受计划时，它看起来更像是整体健身计划，而不是纠正性练习计划。但是你需要能够定义"游戏""实践""训练"，以尊重和诚实的方式对待你训练的人和你自己。

也许我们应该让客户先"玩"跑步（探索小径、山丘、新环境），然后"实践"跑步（跑步时不发出噪声），如果这是他们的目标要求，接着才是"训练"跑步。如果跑步是他们想要的生活的一部分，而不是为了参加比赛才进行跑步，那么每周3天的训练计划会让他们专注于细节而不是享受。

也许我们可以把游戏日作为恢复日。站立式桨板冲浪是我喜欢做的运动，它具有持续挑战性，而且非常吸引人，但它是一种游戏。站立式桨板冲浪是一种锻炼，它看起来甚至像是在练习技能，但我进行站立式桨板冲浪纯粹是为了享受。

我们考虑放弃一个训练日，为那些我们不那么擅长或希望做得更好的活动安排一个实践日。如果我们每周安排一天进行锻炼，某个举重动作只练一下或只做一个土耳其起立，情况会怎么样？这种锻炼的关注点不是我们做多少练习；相反，我们会朝着完美的方向努力。我们不仅是在活动，还是在实践这个活动。也许我们与教练或搭档合作，互相录像，查看视频，并关注精确度和技术。这就是一次锻炼，它顺带的作用是提升体能，关键是通过这样的训练，我们让动作做得更好了。

可持续活动计划 > 纠正性练习计划

我们可以更好地影响健康和运动，不是通过不断地纠正和训练，而是通过游戏和实践活动来实现更好的体能训练，并辅以足够的补充性运动或训练来支撑薄弱环节。每周1~2天的训练可以强化动作模式，提高某个举重动作的熟练程度，或者发展体能。用愉快的活动填充这一周的剩余时间，加强大脑与身体的交流和联系。

有些人的结构可能会发生永久性的改变，以至于他们需要每天用纠正措施来更新系统。对其他人来说，一个设计良好的生活方式应该只需要在感到压力过度或不活动时，付出努力来对抗环境或行为的影响。

毫无疑问，我们都能从有目的地进行训练或与他人的竞争中受益，但这并没有削弱设计一个不在健身房的以运动为中心的计划的重要性。如果我们希望客户接受一种促进和维持动作的生活方式，我们需要通过游戏、实践和训练来吸引他们。

让人们在长期功能和健康方面获得独立性与让他们在营养方面获得独立性没有什么不同。在尝试营养补剂之前，我们需把现在的食物替换成天然食品。营养学家的期望是引导和教育人们走向自主；作为运动专业人士，我们应该抱着同样的期望。

未来的教练和临床医生不会再计算重复次数或提醒人们每周预约。他们将管理数百人，为客户、患者设计一个维持健康、健身和生产力的生活方式计划——有些人一年才约见教练或临床医生3次，有些人一个月去3次，另一些人一周去3次。

这只能通过打破那些不需要的依赖循环来实现，而这并不仅仅来自更有效的治疗或训练。它来自这样一种认知：持续的健康和恢复力依赖于发展一种生活方式和一个练习计划，这种生活方式和练习计划能够让人们在一生中追求动作丰富的活动。

> ## 战术——利用游戏来培养意识
>
> 围绕动作制订青少年发展计划的人经常会遭到父母的强烈反对，因为他们看到的许多体验活动都像是在做游戏。大部分阻力来自父母在参与体验活动时带有不同的目标。
>
> 如果目标是在积极的日常生活中发展身体的自我意识、运动能力、优雅和沉着，我们可能已经做到了这些。如果目标是培养一名奥运金牌获得者，我们可能会在这方面落后。
>
> 如果训练计划看起来不像是一个高水平运动表现的训练计划，父母通常看不到它们的价值。当我带孩子们练习时，我向父母解释，他们把钱花在能让孩子用天然的形式参与并了解体育活动，就像让他们生活在农场或在户外充满障碍的场地上游戏那样。正是那些经历，孩子自然而然地发展了他们的身体素质。
>
> 这并不意味着只让孩子玩耍——孩子愉快玩耍并接受一定程度的精确教导，且不是过度指导。在游戏环境中融入这种指导会产生训练效果，并且不需要去查看可穿戴设备的数据。
>
> 应该让孩子们感觉体育活动是自然而然的。有组织、有目的、感觉像在做游戏的活动提供了一种用非语言方式教学的机会。我和幼儿园小朋友、北京的从业人员（不顾语言障碍）在三四百人参加的大会上带领大家一起做过半泡沫滚轴的平衡练习。
>
> 当有人认为，"哇，我变得更灵活了，但那感觉不像是在做拉伸啊"或"我的平衡能力更强了，但我感觉没有用到臀肌啊"。实际上，人们是在强化从动作探索和游戏过程中自然而然产生的身体意识。

改变的机会

看法

▶ 你如何知道客户是想要提高独立性还是想要提高运动表现能力？

▶ 无论他们是需要提高运动表现能力还是提高独立性，你们是如何沟通的？

▶ 你有哪些机会提供更多游戏、更好的实践和更广泛的训练来维持或提高适应能力?

行动

▶ 询问人们想在何种程度上参与练习、活动或运动。他们是想要追求享受、精通还是竞争力?

▶ 寻找与最终目标相关的用于游戏、实践和训练的时间和精力之间的不平衡。

▶ 认识到几乎在每一种情况下,通过鼓励更多的游戏、更好的实践和提供更少但更周到的训练,都可以获得长期的好处。

▶ 根据人们的需求提供价值。

要么教导人们找到适合自己的工具和知识,要么由你规划和管理他们的旅程。

反思

▶ 为那些想要独立性的人提供自我管理身体状态的方法。

当一个独立的人回到你身边,是追求一个新的目标,还是像以前一样致力于解决同一个问题?

▶ 对于那些来找你提升其运动表现能力的人,超额提供更多的价值,但要确保系统的完整性完全取决于你。

他们知道如何完全掌控自己的行为并照顾自己吗,还是完全依赖于你?

▶ 用有目的的游戏或有意识的练习来从某一程度上代替训练和结构化的练习。

你能否衡量在练习或活动的依从性和参与度方面的改善?

第16章
知道你要实现的目标

如果你已经读到这里，毫无疑问，你已经发现了我们在促进身体成长和适应方面的方法是重复的了。这是故意的。每个人都在不同的点开始他们的动作旅程，所以准确描述该做什么并不是理想的做法，因为没有精确的练习或干预措施组合来保证良好的结果。我们没有说明什么会起作用，而是用谦卑的方式问自己："我怎么知道我是对的？"

要求我们的决策具有较高的透明度，这会让我们回到4×4矩阵，展示出我们的认知和行为以供检查。

该系统建立在询问动作会告诉我们什么的基础上，并始终遵循我们的原则：

- ▶ 首先动作好，然后常运动；
- ▶ 先保护，后纠正；
- ▶ 先纠正，后发展。

如果确定了帮助我们建立最小阈值的工具，就可以让我们的决策更接近二元的是或否。

此人目前是否表现出支持安全追求身体发展的健康品质？

此人是否展示了健康的行为和功能，以降低未来无法应对和适应的风险？

此人是否具备适应环境和活动需求的体能？

此人是否表现出在他们选择的角色、职业、运动或体育活动中取得成功的运动表现和技能？

动作代表了每个身体成长水平的一个衡量标准，但也可以将它作为仪表盘上闪烁的红灯，指示某些事情可能出错了。动作筛查告诉我们客户是否必须进行代偿，并提供工具让我们知道在采取保护或纠正策略后是否会快速发生变化。

意识 ？	保护 −	纠正 +	发展 =
生产力 （运动表现＋技能或活动特定的成功衡量标准）			
身体强健 （运动能力＋专项力量、耐力、爆发力、速度）			
全面健康 （动作模式＋身体和行为风险因素）			
身体健康 （生命周期＋生命体征）			

　　我的期望是，努力消除或减少健康改善道路上的障碍，为更大的增长创造条件。消除身体和行为上的风险因素将提高未来身体更加完善的可能性。增强体能可以促进新技能的发展，并提高未来的生产力。有动作功能障碍的人可能会变得更有效、更高效、更有恢复力和更强壮，但前提是我们首先要消除这种功能障碍。

　　在早期，你必须不断告诉自己要遵循这个系统。当目标是加速业务增长时，让人们变得更好、更快是这种增长的合乎逻辑的促进因素。让你的行为达到系统的标准看起来像是一条漫长的道路，但是让那些想提高健康或生产力水平的客户不要站着做练习，而是采用那些有助于生长发育的姿势，或者寻求医疗保健专业人员的帮助，这些通常会帮助他们更快地适应情况。

　　与变得沮丧、提供过度指导相比，我们更应该知道何时摆脱复杂性，重新建立坚实的模式或能力基础。这个坚实的模式指出了我们在身体发展方面的薄弱环节，让我们每个人都能看到完整的人类运动，并跨越界限了解同行，了解他们的专业知识和行动可以在哪些方面支持我们的专业知识和行动。

恢复意识

　　查看4×4矩阵和你认为最有价值的层，并提出简单的问题，示例如下。

▶ 用来衡量一个人"通过"身体健康、全面健康、身体强健和生产力的每一层的标准是什么？

▶ 如果有人在某一层"失败"了，我可以帮助他满足这一层需求吗，或者这
个人会从另一个专业人员的帮助中受益吗？

▶ 需要哪些信息来辅助选择保护、纠正和发展每一层的最佳策略？

▶ 我的知识、工具或技能可以在哪一层得到改进？可以为哪一层或哪几层的
增长提供额外的价值？

	意识 （？）	保护 （－）	纠正 （＋）	发展 （＝）
生产力				
身体强健				
全面健康				
身体健康	？			

如果应用图示的组织方式，事情的发展会将我们引向最大的需求——对客户
和自己都是如此。

这个人身体是否足够健康，可以专注于全面健康？

这个人是否能足够健康和足够安全地去追求身体强健？

这个人适合追求更高的生产力吗？

只要我们的调查没有提供明确的"肯定"答案，这一层就应该是主要关注点。
我们需要意识到最基本的弱点，因为这是需要我们全力关注的领域。如果不致力
于重建每一层来支持其余的层，你就是在用可持续性换取短期结果。

我们无法纠正、保护或发展无法测量的东西，也无法对来自那一层的任何东
西抱有信心。

> **你的战术过滤器**
>
> **4×4矩阵**：身体健康、全面健康、身体强健、生产力的薄弱环节在哪里？
>
> **筛查**：测量结果是否表明了每一层动作的可接受水平？
>
> **警示灯**：我是否需要停下和保护，谨慎纠正，还是我可以安全地发展？
>
> **纠正性练习4×4矩阵**：什么是可以让我为客户创造改变和适应的最高层级的姿势或模式？

付诸实践

FMS、SFMA和FCS不是为其他人构建的，是为我和我的同事构建的，目的是让我们的工作更有效。构建动作系统的过程迫使我们批判性地评估我们所做的每一个决定，并从我们的错误和误解中吸取教训。直到我们意识到，该系统为客户提供了一个自然的学习过程，让他们了解运动目标的复杂性，并控制自己的身体和生活方式。

花点时间完成4×4矩阵，给自己创造同样的机会来获得更好的认识和控制自己评估、纠正和发展动作的技能。这不仅需要在你已经在做的事情中加入新的测试或技巧，还需要你打开心扉询问自己"我怎么知道我是对的"，并接收系统提供的反馈和认识。

我们从动作筛查和我们开发这些系统的工作中学到的重要知识是：你不能失败，也不能放弃。如果你失败了，则意味着你受伤了或者你的身体无法满足需求。如果你放弃了，则意味着你的思想退缩了。

从我们的数据库来看，运动最少的群组中包含那些一直没有获得成果的人，但是只有50%的人因为受伤而没有获得成功，另外50%的人在身体崩溃之前就放弃了——我想这是因为对他们中的许多人来说，他们的大脑开出了一张身体无法兑现的支票。有些人在受伤之前就放弃了，有些人在受伤和失败之前无视了所有的危险信号和身体发出的信号。

当我们与健康和健身领域的专业人士合作时，我们看到许多人走上了类似的道路。通过纯粹的意愿和努力，他们推动和发展了自己的业务，总是希望增加更多益处，而不对自己的弱点或流程进行评估，直到他们开始被压力压垮。当人们试图将动作系统应用到实践中时，就会产生一个巨大的转变，挑战和冲突出现得如此之快，以至于动作系统起作用之前他们就已经放弃了。

我们会发现，效率常常与预期不符，在追求新知识的过程中保持开放的心态和勤奋可能非常具有挑战性。

当我们尝试新事物时，困惑、怀疑和挣扎都是我们必须经历的自然阶段，但这不应该要求我们抛弃让我们达到当前位置的东西。相反，我们需要后退一步，通过揭示我们优势和劣势来审视业务流程和行动。

更好的数据优于更多的数据

对选择遵循系统方法的人来说，接下来的问题不可避免地变成了"需要多长时间才能精通？多久我才能达到不需要完成整个SFMA或FCS的程度，或者多久我才能不需要花这15分钟？"

答案永远都是"视情况而定"，尽管这个答案一直是一个令人感到不满的答案。应用该流程的投入在人们快速发展能力方面起着重要作用，但能力的发展最终还是取决于个人解读和识别这些信息模式的能力。

4×4矩阵看起来像是信息过载，但在某些情况下，我想举一个关于赛马研究的示例。该研究着眼于赛马预测者的效率及其决策过程。成功的赛马预测者使用庞大的历史信息数据库来做决策——从骑师到马的血统和比赛历史，到天气条件，再到比赛场地的类型，等等。

研究人员需要系统地剔除大量的数据，以至于预测者只能根据他们最先查看的5条数据做出预测。他们最终发现，尽管预测者对其预测结果的信心直线下降，但他们预测结果的有效性并没有显著变化。

在我看来，这项研究揭示了两件事。首先，收集和分析所有数据的时间和经验使他们能够确定影响决策的5个重要的变量。其次，提高效率的阻碍不在于数据量，而在于他们的信心。预测者从过剩的数据中获得了一丝安慰，但他们的效率并没有受到信心下降的影响。

健康和健身领域也有相似之处。一些临床医生和教练试图收集更多的数据点来增强他们对决策的信心，但最终，却因为没有用于处理和区分所有数据的层次结构而迷失了方向。

处于连续统一体另一端的其他人对其流程的效率感到自豪，但没有做足够的工作来确定他们收集的数据是不是带来更好结果的最重要因素。花时间让这个逻辑系统成为你实践的一部分是变得有效且高效的唯一途径。

在构建系统的过程中，我们学会了识别错误，并且是快速识别它们。如果反馈给我们提供了不同的方向，我们必须训练自己快速脱离当天的计划。重要的是利用每次训练课程来缩小客户所处的位置和他们需要在的位置之间的差距。

至此概述的所有步骤和操作都是为了帮助你构建一个更有效的模型。当你例行公事地进行筛查和检查4×4矩阵中的方框时，你会发现即时反馈会削弱你之前收集的大量数据的作用。

如果你最初花了15分钟的时间进行检查，那么至少可以从流程中删除15分钟的内容，这些内容对你的效率没有一点影响。投入几个月的时间，牺牲一些效率以变得更有效果，你只会变得更敏锐，看出那些可以剥离的无关紧要的东西。

我们面对每一位患者和客户，仍然遵循前文所述的所有步骤吗？绝对不。我们变得越好，我们的方法就越流畅。我们现在知道我们可以跳过哪些内容，以及基于我们看到的结果，我们下一步的行动是什么。

我们确实做到了，因为我们建立了筛查和评估，并在近30年的时间里对它们进行了验证。我们现在可以在任何给定的时间采用整个流程的一小部分，因为像那些赛马预测者一样，我们已经了解哪些指标可以为支撑决策提供最大的信心。

从长远来看，这就是标准操作程序让事情变得更有效率的方式。首先提高流程的效率，可以省去不必要的步骤，从而节省时间。

那些按照我们制定的流程进行操作的人需要大约6个月就会获得效率提升。在第一个月，会很快提高熟练程度，在接下来的4个月里，会变得更顺畅、更严格且不会失去效率。到第6个月的时候，做事情的速度会和以往一样快，但效率更上一层楼。

业余运动员到职业运动员的转化不就是这样的过程吗？这种流程在更高的效率水平上是有效的，并且可以被始终如一地复制使用。即使你在6个月后没有达到目标，看看你的记录，你会发现在同样的效率水平下，更高的效率仍然会对你的结果和业务产生影响。

战略要坚定，战术要灵活

到目前为止概述的策略将使你系统地看待和处理你的工作。我们已经构建了一个框架来指导你，但是我们并没有要求你成为这个系统的奴隶或者改变你的身份。我们希望你将你正在做的事情，放入4×4矩阵中，并使用同一个标准衡量你的结果。

	意识	保护	纠正	发展
生产力	技能或运动表现评估	消除带来压力的活动	特殊环境或特殊任务	再学习技能
身体强健	功能体能的测量	消除有害的运动	一般体能	再给压力
全面健康	运动风险因素	消除运动风险因素	一般身体能力	重建模式
身体健康	生命体征	消除健康风险因素	一般生命体征	再循环

将你目前使用的工具和技术放入系统中。在矩阵中寻找你的知识或信心薄弱的地方，并寻找新的工具和策略，让你在那个方面变得更有效。你可以获得信心，知道自下而上加强每一层，你可以提供全面的护理。

新的并不总是等于更好的，除非能证明它比现在的更好。不要只相信我们的话——以客观和开放的方式将4×4矩阵付诸实践，并亲自衡量结果。

第3部分
示例：成为专业选手

- ▶ 你的机会在哪里？

- ▶ 你是否有一个经过了验证的策略？

- ▶ 你的企业需要什么，更多的资金还是更多的人才？

- ▶ 你对现有资源的利用效率如何？

《动作的商业策略》（*The Business of Movement*）一书中，用于"商业"的笔墨似乎并不多。这具有误导性。如果试图销售的东西无法与竞争对手相提并论，那么特定的商业策略将毫无价值（或者至少是不可持续的）。

口碑是我们在功能性动作系统上取得成功的主要原因。口碑纯粹是由许多敬业的临床医生、教练联手打造出来的，他们使用该系统来提升他们的技术技能并指导业务实践，然后将相关信息传播出去。

成为一名更好的从业者是你能为企业做的最重要的事情，因为商业成功80%的原因在于能比竞争对手更有效地改善客户的生活。

就像实践技能一样，我们经常忽略自己的薄弱领域，并致力于学习商业策略，用它指导自己现在正在做的事情，而不是专注于战略和方法来衡量哪些战术是最有价值的。如果实践技能是薄弱环节，利用商业或营销策略或战术获得的任何好处都将转瞬即逝。

在一个早已投入使用的业务中实施一个新的系统，比如功能性动作系统，可能会很艰难。一想到完全实现系统所需的时间，可能会让人望而生畏。

如果你没有见过或体验过该系统（除了纠正抬腿或改善手触脚尖动作），可能会不够重视它，不想采取下一步行动将其整合到更大的业务运营模式中。

学会足智多谋

实施FMS或任何新系统面临挑战时，我们经常听到的借口是没有足够的时间、足够的资金、足够的空间或足够的员工来取得成功。拥有更多这些资源当然会得到更多的机会，但历史上充斥着团队、企业和个人的失败故事，他们获得了更多的资产或资本，并将这些挥霍一空。

对于人们遇到的大多数挣扎，一个常见解释是实际的或感知到的资源缺乏，但我们应该对此有质疑，是否受到资源缺乏的限制，或者缺乏对已经拥有的资源的支配能力。与其问自己"我还需要什么"，不如问自己"我在做正确的事情吗"。

如果找到了完美的商业策略，并在第二天增加了40个新客户，能否保持相同的服务质量、超出预期并继续增长？还是说这会让你和你的团队超负荷？

业务增长和长期维持需要的不仅仅是金钱分析，还需要时间分析和自由意志分析，以了解在哪些地方滥用了时间和精力，阻碍了专业发展，并剥夺了自由。有时候的确需要更多的资源。但我发现，有很多事情常常就发生在眼皮底下，如果采用不同的做法，可能不需要额外的设备或额外的团队成员，就可以改变你的世界。

蔻驰·乔恩·托内里（Coach Jon Torine）总是喜欢引用印第安纳波利斯小马队的前任主教练托尼·邓吉（Tony Dungy）所说的话："当你认为某件事很重要时，你就会为它腾出时间。"

这句话在你精心制作个人标准操作程序时同样适用。

在航空业的早期，尽管技术不断进步，但飞机失事还是常有发生。建议的解决方案没有将其视为纯粹的工程问题，而是将飞行前检查清单作为标准操作程序的一部分。解决方案没有改变飞行员指令，也没有对设备进行大型检修，只是增加了一些看似不需要动脑筋的补救步骤。一年之内，在资源未发生改变的情况下，飞机失事造成的死亡人数大幅下降。

不管你多么有天赋，都需要标准操作程序，因为你会忘记一些事情，这不是什么大事——只有当1000个其他活动部件需要协同工作时，这种小事才会变得重要。始终如一的成功来自对那些小事的自动化检查和主动采取行动，而不是在人为错误或复杂性突然成为前进障碍时不断地做出反应或彻查你的方法。

尽管我们都有不同的职位，以不同的角色提供不同的服务，但我们都可以从采用类似的标准操作程序中受益。尽管每个人的职业生涯都是独一无二的，但我们都沿着同一条路线前进。我们的共同思路是：了解你的团队，找出行不通的地方，建立意识，负责任地实施，积极地改变，并确保团队成员都能感受到这种改变的价值。

你的计划将受到考验

休姆博士关于建立业务过程中分歧的观点说明了我们都会遇到的那些拐点。我们最初的关注点与我们认为世界将会如何看待我们，以及人们会因为我们拥有最新的技术或最令人印象深刻的健身房或诊所而来找我们的错误期望有关。

对每个人来说，总有一天，他们对事情发展方式的兴奋和期望会遇到更复杂的市场现实。并不是每个医疗机构会因为你的资历而乞求将他们的患者转介给你。客户可能会因为你有一个令人印象深刻的训练空间和一个良好的营销活动而走进健身房，但如果体验和结果与环境不符，他们是不会留下来的。

如果你克服了早期的障碍，并发展了业务，那么在关键时刻，你需要建立一个团队来满足不断增长的需求。为了扩大经营的范围和规模，你需要从实践者转变为管理者，从管理者变为领导者。那些进入健康和健身世界的人期望在没有指导的情况下自然实现目标，但他们最终会幡然醒悟。

每个建立业务的人都会遇到同样的障碍，尽管时间不同。如果没有一个系统的流程来帮助你度过职业生涯中的过渡时期，你可能可以在专业方面做得非常好，但在每个时期，你的原则、价值观和不可协商事项都会受到挑战。

如果你现有的结构和流程无法安全度过那些充满挑战的时期，以使你保持在正确的路线上，那么被动决策将不可避免地引发妥协和潜在负面后果。

在第2部分中，我们提供了构建标准操作程序的策略，以促进客户的身体进步和适应。第3部分提供了相同的内容，但针对的是那些已经将这些策略应用于其业务的人。

我们受益于他人，因为我们都从我们没有挖掘过的知识之井中汲取营养。本书大量借鉴了一些专业人士的经验，这些专业人士利用每个人拥有的相同资源，更加足智多谋地制定了自己的课程。在每个示例中，讲故事的人都在上游寻找问题和解决方案。他们不仅仅是为了衡量而衡量。在风险成为专业标准操作程序的一部分之前，他们会主动管理风险。

有时候，你需要在实践中付出艰苦的努力才能展现出你最好的一面——成功的记忆转瞬即逝，而痛苦的记忆却总是挥之不去。回顾一下你的不可协商事项清单，并知道每个人都将在自己的职业生涯中受到不止一次的考验。每次你都有两个选择：在核心价值观上妥协，或者找到一种办法来引导你前进。

走别人走过的成功之路并不能保证你能不费吹灰之力地走完旅途，但它提供了一个避免在途中迷路的地图。

第17章
衡量哪些是重要事项

▶ 你正在收集的数据的数量和质量如何？

▶ 你用什么客观工具衡量自己的行为，以确定你是高估还是低估了自己的效率？

▶ 你如何知道什么时候该改变策略或重新评估策略？

大多数企业家将赢利视为企业健康状况和流程有效性的主要指标。很难辩称赚足够的钱来维持和发展业务不是最重要的衡量标准。收入是一个重要的数据点，但它很少能全面反映企业的健康状况，因为它容易受到一些无法控制的因素的影响。

如果去年在业务中获得了创纪录的利润，是因为获得了出色的成果吗？是因为患者和客户喜欢和你合作吗？是因为你在社区中建立的良好关系吗？

如果去年对业务来说是特别糟糕的一年，那么同样的问题也会出现。如果没有衡量企业不同特点和维度的数据，可以根据假设而不是证据来构建你观察到的趋势背后的原因。诊所收入的多少可以作为成功的指标，但它没有提供关于哪些流程对该数字影响最大的可用信息。

建立一个成功的业务很大程度上就像一名工程师对待一项工程——专注于识别和解决系统和流程中的薄弱环节。听起来是不是有点熟悉？

学生很容易被提供的信息量吓倒，而企业家也很容易迷失在他们试图处理的大量数据中。并非所有人都有能力或资源来处理堆积如山的数据，但我们都可以保护自己免于高估一个数据点而牺牲其他重要信息。是否允许自己的个人偏见或理论说服你根据可能的错误假设采取行动？或者基于有限的数据说服自己根本不必采取行动？

努力收集更多的数据不会减慢业务的发展速度。如果做得好，它会将你的注意力和精力重新分配到需要的地方。如果将相同的精力从一个领域重新应用到另一个领域，则不需要花费更多的时间和金钱，而且你可以收集反馈来了解自己是否做出了正确的选择。

花15分钟时间与患者交谈，了解睡眠、水合作用、生活方式等，这样做可能比花15分钟测试活动范围和力量提供更多可用的信息。在最坏的情况下，你可以了解到这个人正在积极进行康复，并且可以强调这些行为的重要性。很少会出现没有发现有价值的信息的情况。

多花一点时间来实施更有效的数据收集策略，可以获得最佳的投资回报。对收集的数据考虑得越周到、越仔细，就越能从头到尾更好地管理每个客户和整个实践。开始收集不同的指标时，可能需要一些时间来达到临界质量，通过临界质量可以了解什么是有价值的、什么是没有价值的。客观衡量标准越可靠、越稳健，就越清楚应该在哪里付出努力才能取得最大成果。

战术——首先找到并修复基础

人们看着动作筛查、我们所做的测试和我们的练习库时，往往并没有意识到，在任何给定的时间，我们只是在寻找最薄弱的环节和最有效的练习来改变它。

一旦有人在抬腿方面未达标，就不用担心其他任何事情。一旦在向前弯曲时感到颈部疼痛，就应在修复另一个区域之前修复颈部区域。

所有的测试可能都会产生数据，表明某个人身体虚弱、状态不佳、缺乏技能，但这些数据在今天可能并不重要。最基本的风险才是最大的风险。基础优先于一切。

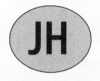

临床结果——贾森·休姆（Jason Hulme）

临床医生通常讨厌他们必须收集和报告大量的测量结果，以向保险公司展示为什么患者需要他们的服务。感觉自己的价值仅与纸上的数字相关是令人沮丧的，而且我敢肯定，如果没有相关要求，治疗师和整脊师肯定不会选择收集这些数字。保险驱动的健康模式使我们习惯于消极地看待大量数据，但收集和记录这些信息可以让我们深入了解自己的表现，还有助于患者评估自己的康复情况。

我不喜欢只关心这些数字，但我一直在努力更好地衡量患者的进展情况并向他们传达这些信息。一旦患者展示出了更大的活动范围或力量有所增强之后，太多的临床医生依靠结果问卷或患者的主观报告来告诉患者他们做得很好。我不知道有哪个临床医生不会因为患者只关注疼痛程度的变化或其他的某项指标而感到沮丧。大多数患者只对在自己身上能感觉到或看到的变化有概念，并且通常对变化是从什么时候开始的只有短暂的记忆。

在我与患者的第一次互动中，通过帮助他们在动作筛查的环境中了解到自己的问题，我看到了成功，我想将同样的思路应用于他们整个身体状况的评估，以融合两者。我使用SFMA的主要目的是帮助指导治疗方案和干预措施的选择。通过将评估置于稍微不同的环境中，并将其视为评估档案中的另一个数据点，这使得患者更容易从我的角度理解"更好"是什么样的。通过向患者公开临床监测和评估的内容，我们更新了患者对他们可能不会立即看到或感受到的变化的认识。

我们提供了各种动作测试的综合得分以及其他指标，例如疼痛报告和功能结果表格的得分。客观数据就像你在学校里获得的成绩分数一样。分数等级为A的人在筛查中可以做原始动作且没有疼痛，也没有报告缺陷；而分数等级为F的人则卧床不起，且无行为能力。

这些发现决定了我们提供护理的方式，但对患者来说，这些发现可以作为相对于他们想要到达的地方，他们目前所处位置的一张快照。如果我们做对了，每次重新检查时，我们都会得到更好的数据和更清晰的进度图并进行交流，"今天你的分数等级为C，但你第一次进来时，你的分数等级为D。这里有些区域获得了改善，但仍有一些区域需要继续改善。"

我们诊所里有一个大学投掷运动员，他一直和我们一起做康复训练且取得了很大的进步。在我们的记录中，他最初的分数等级为C+，而我们五周后对他进行重新测试时，他的分数等级是C-。他的SFMA得分现在已经提高到近乎完美的程度。他的FMS得分更高。他开始在诊所进行大量负重练习。但是他的疼痛感和他的评估分数都下降了。

起初，他的挫败感是显而易见的，但随着交谈，我们了解到分数显然反映了他对活动的自我评估，他在以前甚至都不能完成的活动中注意到了疼痛或不适。他回顾了自己在诊所里所做的一切、他在动作中取得的进步，以及在运动强度和运动量方面取得的进步，这并没有花费太多的时间。他自我报告的衡量标准使得他获得了扭曲的结果，但这是他个人唯一的衡量方式。

这种情况在实践中并非个例，它表明，如果只关注患者的主观报告，而没有以可理解的方式跟踪和呈现客观的测量结果，就必须努力让他们相信取得的进展。你需要使用一些工具，因为患者很快就会忘记他们现在所处的位置。当他们能够看到快照，理解它，并根据进步的标志重新调整他们的看法时，你们就可以进行更有效的对话，并采取更有目的性的行动。

这就是在功能模式中应用这个流程的闪光点——试图进行沟通并使困难的事情变得简单。开发一个自己的系统，以一种全面但易于沟通、透明的方式跟踪患者的进展，这有助于量化有效性和价值。

不必花时间试图说服患者现在比原来更好，或至少已经走在正确的道路上，可以将主观数据和客观数据分开，告诉每个人他们在路途中所处位置的全部情况。

战术——诊所里的一切都是教育机会

当医生并不通过阅读治疗师提供的关于患者的评估或进展记录来批准康复治疗时，治疗师会感到沮丧。我很早就意识到，医生受过的训练让他们通常喜欢查看图表。

我决定不发送书面叙述，而是发送一些视觉上的东西，包括我想突出显示的那些领域，如活动范围、力量或重返运动测试。起初，我只是用电子表格和彩色打印机在一个圆形标尺（如计时器）上显示活动范围，或者用红色、黄色和绿色制作一张图表，用这些颜色来显示病人相对于正常范围的位置。我只是想指导他们，而不是担心他们会错过笔记中的重要内容，或者试图用看起来很精美的图表给他们留下深刻印象。

提供一些直观且容易理解的东西，让我更容易为我需要传达的信息提供合理性。不管是进展缓慢还是提前出院，我都会在一页纸上展示相关数据，并附上一些简单的信息，比如"××测试证实了你的诊断，康复治疗进行得非常顺利。我估计我们可能已经完成了50%的恢复，还需要进行大约6次。如果你同意，我想将这些康复治疗间隔开来，弥补上面显示的不足。"

这几乎是万无一失的。我与共事的医生建立了更深层次的关系，并且当我开始提供这些记录后，我们建立了新的关系。我敢肯定，这不是因为我的结果比城里的其他诊所好。我只是以一种实用的方式分享信息，让他们了解我在做什么，并让他们觉得自己是这个流程中的一个重要组成部分。

*有关示例，请参见第293页的附录。

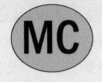

制度成果——迈克·孔特雷拉斯（Mike Contreras）

我第一次接触FMS时，正在一个消防站开展一套健康计划。我还参与了消防学院的管理，并确保新招募的人员能够在成为全职消防员的过程中完成训练。在我的第一次FMS研讨会结束时，我清楚地认识到，在个人层面上优化动作是很有价值的，希望这能让消防员保持健康和恢复能力，以满足他们的工作需求。这对我来说尤其重要，因为在我所处的工作站和学院里，我们看到受伤率在稳步上升，却没有人知道该怎么办。

学院里我们认为缺乏体能训练是失败的最大预兆，但我们在体能训练项目上的所有创新都没有取得效果。我们请来了一位物理治疗师，以便让受伤的消防员更快地恢复活动，但这也没有显著改变我们受伤统计数据的增长趋势。

研讨会结束后，我决定进行筛查，但事实上，我还是花了近两年的时间使用FMS，然后才真正体会到它的全部价值。部分原因是消防员并不强制要求参加健康计划，我不得不做大量的销售工作，让他们选择参加筛查和整个计划。

但我个人也很难放弃更好的训练可以保护人们免受损伤的观点，尽管事实上我们的健康和损伤指标表明并不是这样的。这是成功的更大障碍。

回想起来，我们的得分很糟糕，起始姿势也不一致，我们在如何执行筛查方面错过了很多机会。

幸运的是，我们意识到我们仍然在收集不同类型的数据，当我们看到人们在活动时感觉更好时，这些数据正在产生有价值的信息。因为我仅与那些自愿参与计划的人合作，所以没有足够清晰或有力的信息来证明在组织层面上，每个人都采用这种方法的价值。为了做出更大的改变，我必须自己扛起大旗，充分利用我能控制的机会。

我在每4个月的开始和结束时实施了FMS并跟踪了变化。为了简单起见，我想确定3个群组：那些在筛查中得分为0分且有疼痛感的人，获得1分或总分14分或以下的人，以及总分在14分以上的人。这种方法使我们能够进行群体纠正，因为在规模上，我可以展示一个纠正练习的3种变化，但无法有效或高效地展示30个单独的纠正练习。

我们意识到利用时间和精力的最佳方法是关注那些感到疼痛或动作分数低的人，这样可以更密切地监控他们，更有效地调整他们的训练。对于其他人，我们可以在动作准备中添加一些纠正措施，或者提供有针对性的重点动作作为热身的一部分，以保持动作质量，然后集中精力通过该计划的体能训练内容来促进更好的动作。我们微调了提供纠正措施和训练的方式，以适应每个人，同时确保群组取得成功。

消防服务测试

消防学院开学前16周：FMS，1.5英里跑步，身体灵敏性测试，指定的纠正/训练计划。

开学前8周：重新测试，必要时调整计划。

学院训练开始：重新测试，匹配功能水平的学院体能训练。

学院训练结束：重新测试，努力建立一个以动作为重点的长期计划。

专注于更好的流程会产生更好的结果

我们继续收集和跟踪数据，然后有一天，风险经理告诉我们，患者数量已经大幅下降。当时我没有注意到这一点，因为近两年来，我的主要关注点是制订一个稳健的训练计划——我的主要衡量标准是有多少新人成功通过了训练。我知道成功率上升了，当我们回顾几期数据，并跟踪了那些毕业并进入消防领域的人时，我们看到了不可否认的成果。

我们查看了最初筛查得分，以及从他们被雇用时起到我们实施运动系统的大约3年的职工补偿使用情况。我们分发了调查问卷，询问对行为、训练和纠正干预措施的遵守情况。猜猜我们发现了什么？那些在FMS中得分为14分或更低的人，以及那些没有继续采用纠正和发展行为以保持其动作质量的人，其受伤率和消耗的成本是那些动作良好的人的3倍。

最大的收获并不是那些筛查结果不好的人更容易受伤，因为就像美式橄榄球一样，作为一名消防员，身体受伤的可能性约为100%。重要的是，它表明20%的动作筛查中显示行为不佳的人，比80%的动作筛查中显示行为可接受的人需要更多的资源。这在运营上很有价值，我们也能够将该计划的影响与经费相关联，然后说服管理者就变得更容易。它完全改变了我们看待系统的方式、执行系统的方式，以及我们可以在哪些方面继续巩固所取得的成功。

我们在学院期间看到了实施筛查的这些好处，但是我们要问，"如果能更早地进行干预并让人们走上正确的道路会怎样？"由于投入了大量的时间和金钱让新人通过学院的考核，我们需要通过最大限度地增加毕业人数来获得良好的投资回报。

等到学生们入学之后才开展计划意味着我们可能无法完全解决本可以提前纠正的问题。我可以设计学院中最棒的训练计划，但是如果有人出现连梯子都举不起来的情况，或者如果有人超级强壮但是不会做动作并有效运用力量，那么人们不仅更容易受伤，还很有可能被淘汰。

因此，在每届学院开学前的16周，我们举办了一个健身博览会，在那里我们将与下一届新学员见面，帮助他们为学院的严格训练做好准备。我们会见了所有的新学员，对他们进行了筛查，并确定了那些我们需要做大量工作的人、那些我们需要做少量工作的人，以及那些可以继续做他们正在做的事情的人。

根据他们存在的问题，我们为他们提供了训练和纠正计划，并指导他们"在锻炼前做这7件事"，然后在学院开学前8周对他们进行筛查。当他们在第8周回来时，他们的生产力提高了：力量增强了，身体灵敏性提高了，1.5英里跑步时间缩短了。我们给他们提供了更多可以做的事情，在学院训练开始时测试他们，然后在学院训练结束时再测试一次。我们看到的全面积极结果意味着我们刚刚编写好了一套新的标准操作程序。

数据说明了一切

在没有明确的财务驱动因素的情况下，很少发生制度变革，尽管组织会谈论如何降低风险，但大多数组织直到出现严重问题时才会采取行动。我们收集的额外数据表明，在开始学院训练之前的16周内，功能和运动表现指标发生了明显的变化，这提供了两个有价值的东西。

首先，它通过提高毕业成功率证明了预科课程的价值。其次，一旦它成为学院课程的一部分，它就证明了我们的体能训练计划是正确的，因为我们能够看到短期和长期损伤的减少。

总的来说，这种模式的采用减少了学院人员流失造成的资金损失，减少了管理损伤的资金和损失的工作时间，提供了更多的预算资金来扩展和加强整个消防部门的训练计划。

就个人而言，这种成功可以转化为创建一个独立的业务，通过筛查、数据收集、制订可行的计划，然后大规模实施，帮助组织制订降低风险的计划。这项工作产生了来自近70 000个筛查的约400 000个数据点的数据，现在，这些数据正在帮助主动降低风险。

通过专注于提供清晰、积极的健康、功能和生产力成果的流程和系统，我们的成功会随着时间的推移而不断增加。

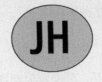

约定——贾森·休姆（Jason Hulme）

每位患者的平均就诊次数或出院前总就诊次数是大多数医疗诊所关注的底线指标。在以前，我们治疗的患者越多，赚的钱也就越多，但现在，事情变得更复杂了。保险公司越来越多地鼓励临床医生减少就诊次数——据说事情是这样的，如果你是一名优秀的临床医生，你花在患者身上的时间越少，他们就会给你更多的钱。

你无法反驳一个优秀的临床医生会帮助患者更快康复的逻辑，但保险公司的商业模式是降低成本，从保险角度看到的终点几乎永远不会与从恢复能力角度看到的终点相同。

为此，"医疗必要性"是一个虚构的术语，该术语由保险公司提供，用于说明一种不支付的情况，这种情况并没有真正考虑到患者的最大利益。

在我的诊所里，我们一直非常重视让人们摆脱疼痛，并尽可能以有效且高效的方式采取行动。诊所的命脉是转诊业务。我的假设始终是让人们变得更好、更快意味着他们会成为更快乐的患者，从而会推荐更多的患者。

当我回顾数据时，我发现最快摆脱疼痛的患者不一定是那些发送转诊信息最多的患者。很明显，与我们相处时间最长的人向我们推荐的人最多，这两者之间有着直接联系。这并不意味着最多的到访，只是意味着最长的护理时间。

让人们迅速脱离急性疼痛并没有让他们急着向其朋友和家人推荐我们，这似乎有悖常理。但是我们发现，那些不用担心弯腰、扭转和旋转或提拉动作的人是给我们带来最多业务的人。我们开始意识到这不是一场摆脱疼痛的比赛，这是一场恢复能力的竞赛。我们能促进的活动越多，人们就会变得越强壮，他们就有更强的恢复能力去追求那些带给他们快乐的事情，让他们更接近他们所爱的人和他们所爱的社区。

你绝对可以在5次到访中让患者变得更好，但是变得更好的是什么呢？疼痛吗？他们的动作？我告诉每位患者："你很快就会感觉'好转'，这很好。但是我们真的不想在接下来的两年里看到你再回来找我们，在此期间给我们介绍10个人。"

检测恢复力

也许人们在4次到访后就感到很棒，但我和他们说现在还不能出院，需要等到我知道他们不仅感觉更好，而且是真的好了。这意味着在两周内，我希望他们回来进行一次恢复力检测，那时我需要确保他们的动作筛查正常，并带他们进行一次锻炼。希望他们可以完成这项挑战。我们击掌庆祝之后再与他们进行约定，并安排他们下一次的到访时间，每次到访间隔都增加一到两周，直到我每12~16周跟进一次。

对一些临床医生来说，这可能有点可怕，因为当患者6周后回来时，他们必须面对事实。他们真的在生活中保持了更好的恢复力，改变了生活的行为吗，还是他们回到久坐不动的生活方式并出现退步？如果发生后者，我并没有真正采取行动，因为他们可能无法维持自己的生活方式。

不仅在患者的健康上投资，还需要投资患者的身心健康，这意味着你只能根据你为他们应对未来做好准备的程度来衡量成功。

一些临床医生会担心患者永远不会回来，或者认为患者永远不会同意为这样的就诊自掏腰包。在某些时候，我的患者最终都会为这类健康检测支付现金，因为我预先解释了它的价值。如果他们最终成为终身客户不是因为他们需要我，而是因为他们信任我。当我们建立了这种关系的时候，如果突然他们出现损伤，他们很快就会来到我的诊所，我们可以更快地解决问题，而不是在事情变糟糕后才反应迟钝地采取措施。

不要只看你能多快让患者摆脱疼痛，而要试着看看那些患者在为期2周或6周的恢复期中的就诊出现率。当你开放预约时间，让患者掌控自己的治疗进程，他们会到你这里就诊，这就是你所提供价值的最佳衡量指标。人们如果没有好转，就会去寻求其他人的帮助。

我的成功是由那些反复出现的人来衡量的，因为我改善了他们的生活方式或体能，他们可以通过这些来远离疼痛。

战术——监控"出现率"（菲尔·普利斯基）

我认为最好的业务跟踪指标是我从一位私人诊所老板那里学到的，他称之为"到达率"或"出现率"。这个数字比其他任何东西都更能预测财务底线。有些人关注取消率，但他发现，与其他指标相比，超过93%的出现率对财务底线的影响更大。

显然，生活会影响客户和患者的持续性，但通过每周、每月和每季度监测出现率，任何在93%左右的偏差都意味着需要进一步分析。这个通用数字可以作为一个评估流程的指标，并有望在趋势或原因成为系统性数据之前识别出它们。

从一开始，我就告诉每一个和我合作的团队和运动员，"我们有两个目标，第二个目标是提高你们的运动表现，首要目标是让你们保持健康并且能够出现在赛场上。"

——埃里克·达加蒂（Eric D'Agati）

依从与认可——迈克·孔特雷拉斯（Mike Contreras）

如果不得不说出我是如何成功的，那就是我已经做了30年的消防员……我的许多同事要么也是消防员，要么是类似的公用事业工人。消防员需要一定的自我意识，才能在熊熊燃烧的大火上方的屋顶上凿一个洞，就像公用事业工人爬上一根有16 000伏电压的电线杆一样。要获得某人的认可就需要了解这个人，如果不分享这种经历，就很难获得他们的信任。

在我的业务中，脚踝灵活性差给我提供的关于受伤风险人群的信息非常多。对公用事业工人来说，攀爬并悬挂在电线杆上所需的力量、平衡性和协调性令人印象深刻。几乎每个一线工人都需要保持充分的脚踝灵活性。

公用事业工人整天站着，穿着工作靴，小腿肌肉紧绷。这3个因素加起来就会导致脚踝被锁住。这种活动性限制可能会影响他们在工作或在家中从事的每一项活动。由于工作的重复性要求，做出重大改变的唯一方法是让松解关节成为重复流程的一个组成部分。

我知道，要产生明显的影响，解决方案必须非常简单，几乎没有理由不去这样做。告诉从事体力工作的人，他们需要在一天艰苦的工作之前或之后，挤出时间做一些日常活动性锻炼，但这样做是没有用的。短时间频繁地拉伸是最好的选择，所以我要求工作人员在下车时快速重置身体功能，进行小腿拉伸，并在爬杆前做一些手臂交叉前伸。通过这两个简单的动作，我测量了工人3年的数据，了解到他们的恢复力获得显著提高。在我经历过的最好的一年里，在我筛查的3000名员工中，有78%的人遵守了规定。这意味着什么呢？举个例子，如果依从率超过50%，大多数公司会付钱让你每年回来培训一次。

最小有效剂量

我可以想出一个更广泛的训练计划来解决更多的问题。但我知道，20%的动作情况可能展示了80%的问题，所以我需要让每个人都参与进来，改善这20%的动作。

我了解这些人——我只是要求他们在进出卡车时做几件简单的事情。但我意识到，如果我是他们，我可能也不愿意这么做。因为我们有共同的心态，所以我问自己："他们不愿意的原因是什么？"

公用事业工人通过他们的工作过着好的生活，但他们的身体最终会坏掉。他们有钱、有家庭，但他们的身体却毁了。我知道在身体疲倦、酸痛的情况下却又不得不回去轮班是什么感觉。

要找到一个人们愿意始终如一地执行的计划，就必须找到每日最小有效剂量。我们为10家不同的公司开发了10~30分钟的训练计划。我不认为30分钟的训练计划比20分钟的好，或者20分钟的训练计划比10分钟的好。

执行训练计划的好坏很大程度上取决于人们的动作得分和神经系统的反应能力，以及他们的持续性。

筛查和训练计划并不存在于真空中，它们提供了一个增强意识、教育和帮助人们将动作和生活方式联系起来的机会。如果想知道我们是否对行为产生了影响，我们应该像对待任何其他指标一样，监控和跟踪遵守情况。

筛查只是一个工具，人们更关心的不是这个工具，而是如何利用工具让自己变得更好。如果你无法将这些研究结果转化为对患者、客户或运动员有意义的东西，那么该工具并不重要。

跟踪服务对象是否将我们的建议内化并改变其行为是很有价值的，因为这是一种非正式的衡量方式，可以衡量我们将工作价值与他们的生活方式联系起来的程度。

永远不会有100%的依从率，但是总有机会在我们实施干预措施的同时改进交付方式。

当我们专注于确保每个人都了解他们所看到或所感受到的对他们生活质量的影响时，我们自然会看到依从率和认同度的提高。我们放大了工作的益处和持久性。

损伤—身体限制—障碍

身体结构受损或身体在执行某项活动时受限并不总是会让人们失去参与或履行生活角色的能力。

如果你的膝盖不好，很难下蹲，你会在很长一段时间内找到替代方案或解决方法。但是，如果你不能蹲下成为孩子棒球练习的接球手，或者你无法扮演教练、运动员或家长的角色，你就会更加努力地找到让你回归这些角色的解决方案。

风险因素不仅仅意味着一般预测。在个人层面上，每个人都会对我们的物质生活制造限制。随着时间的推移，我们有意识和无意识地选择拥有更少的物质生活。总有一天，那些有限的身体体验会到达一个无法回头的地步。

寻找机会发现问题和人们关心的事情之间的那些有意义的联系，并在这种情况下展示你的技能和能力。

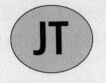

依从与认可——乔恩·托内里（Jon Torine）

在田径运动中，衡量一个队伍实力和运动表现好坏的标准通常是一个赛季中因受伤而损失的比赛次数或时间。教练希望运动员变得更快或更强壮，但最重要的是可用性。让球员留在比赛中是任何球队的首要任务。

当我为印第安纳波利斯小马队效力时，我真的为这个指标失眠了。一部分压力是知道这个指标最终将被用来衡量我对组织的价值，另一部分压力是因为这实际上是一个混乱的指标，它还包含一些无法控制的事情。

在像美式橄榄球这样的比赛中，很容易出现受伤，但人们期望能有一个有效的训练计划，将某些损伤（如拉伤或过度使用损伤）的发生率降至最低。人们的期望是，一个有出色的康复能力和运动表现能力的团队能够最大限度地减少这些类型的损伤，并加快那些不可避免会受伤的运动员的康复速度。

虽然教练或组织可能主要根据这个指标来衡量力量教练的有效性，但许多力量教练陷入了试图通过不惜一切代价提高这个指标来保护自己的陷阱。

他们可能会同意让运动员在做好准备之前回到赛场，或者他们可能会采取过于保守的训练方法，希望避免过多的额外压力。他们专注于尽可能降低这个指标，而不是关注其他关于训练有效性的指标。

然而，错过比赛的时间或次数并不是告诉我们该做什么的衡量标准。这只是衡量我们提供的工作质量的一个指标。

人们经常问如何让团队或客户接受动作系统。我的回应是，不要担心无法说服别人接受你的方法，只要将每个人的最大利益放在心上并付诸行动。

与大多数其他NFL球队相比，我们在球员受伤后让其缺阵的时间更长，因为我们为重返赛场设置了明确的基准。我们最关心的不是球员最初的受伤，而是再次受伤的发生率，因为每次连续受伤都会让损伤变得更严重，而且每次恢复的时间也会变得更长。

虽然外界和媒体对我们让球员缺阵的时间感到不满，但赛季末的数据显示，我们总体的因伤休赛或缺席比赛的次数是联盟中最少的。我们的决定不基于降低这个指标来让自己看起来更好——我们的决定基于将运动员的健康放在首位，以满足其安全返回赛场并在赛场上有所作为的要求。

标准透明

我们始终如一地测试并与每一位球员交流，向其解释他们的功能障碍模式表明了什么，以及为什么这会让他们走上一条看起来与力量房或训练馆中的其他队友不同的道路。我们通过正在收集的数据设定标准操作程序，一旦球员能够理解我们在标准和期望上的一致性，我们就开始看到他们掌握自己的得分和动作。

他们要求重新筛查，要么是因为他们感觉更好或更糟，要么是因为他们厌倦了做纠正练习而不是和其他队友一起训练。在那些时候，我们不需要做详尽的筛查——我们可以做一个快速筛查，让我们快速推进一个计划，或者证明我们为什么需要坚持这个计划。在许多情况下，我们开始看到球员进行自我检查，并部分依靠自己做出锻炼决定，因为我们根据他们的感受和测试结果提供了明确的指导方针和选项。

我们没有要求遵守严格的制度，而是让运动员进行自我监督，如果一切顺利，他们就正常训练；否则，他们知道自己必须做什么。并不是一开始就是这样做的，但随着时间的推移，我们创造了这种文化，并培养了相互信任的关系。

观察动作和筛查动作成了评估力量、体能以及是否能重返赛场的必要步骤。我关心的是监测和跟踪运动员的动作成绩，就像关心跑步时间或举重数字一样，但我更关心他们知道什么时候自己的动作质量不合格，以及他们需要采取哪些步骤来重新获得合格的动作。

通过教授这些，在我们不在的时候，他们能够拥有评估权。这让他们能够批判性地评估他们在赛前的准备工作，甚至是他们休赛期的训练计划，因为每个人都在使用相同的衡量标准。

在减少或管理损伤方面，你能控制的并不多，但你绝对可以控制你建立的系统和标准。为你希望在健康、功能或体能方面实现的结果设定一些标准，然后将注意力放在你的流程如何有效地帮助客户和患者实现并保持积极变化上。你可以看到结果是否会发生变化，这些结果包括球场上的表现、因受伤而损失的时间、损伤的复发率。

一个有效的系统应该告诉你，你什么时候可能因为自负心理，成了一个对结果产生负面影响的潜在风险因素。筛查只是更大的反馈系统中的一个组成部分，但我毫不怀疑，我在印第安纳波利斯小马队工作期间所产生的价值与我在预防损伤和提高运动表现方面的表现关系不大，几乎所有的事情都与以下方面有关：将运动员的成功置于我的成功之前，以及在不断质疑和完善流程和系统方面保持透明。

战术——在活动的休息时间进行重新筛查
（乔恩·托内里）

重新筛查动作的最佳时机是出现训练计划的阶段变化时。如果你是一名力量教练或一名有周期或分层训练计划的训练员，希望你有某种减量或恢复周，以便进入下一阶段的训练。在降低训练压力的那一周，你有机会更清楚地了解过去4~6周的训练中发生了什么。

为了确认你的训练计划是否有效，动作应该在力量、爆发力或速度指标中占有一席之地。如果你的测试显示某人跑得更慢或者力量没有变化，那么你应该去寻找原因。也许某人没有取得进步是有正当理由的，但是你应该准备好承认你正在做的事情是罪魁祸首。

动作数据点有时会像煤矿中的金丝雀一样发出警告，警告功能的负面变化可能会影响体能。在运动员们开始带着疼痛出现在训练馆之前，你难道不想成为第一个知道整个团队的肩部活动性是不是变差了的人吗？如果你是第一个知道的人，那么你就可以成为解决问题的人。

将训练计划中的休息或过渡期间的常规动作筛查与整个赛季中每位运动员的非正式筛查相结合是关键。你有机会不断地质疑训练计划，检查它多有效或者多不利。

准备就绪——埃里克·达加蒂（Eric D'Agati）

毫无疑问，向人们灌输依从和自我管理的行为是很难的。你不仅要为他们提供有意义的体验，让他们明白为什么需要做出改变，你还需要提供工具和教导，让他们明白该做什么以及如何检查自己的进度。

如果我们想赋予他人独立性，却不为人们提供一种衡量自己进步和能力的方法，我们就无法真正做到这一点。这就是告诉别人哪里出了问题和需要做什么通常不会转化为选择更好生活方式和运动方式的原因。

想象一下在医生办公室进行的一次年度体检。医护人员会测量你的血压，检查你的心率，可能还会抽取和分析你的血液。尽管这些数据点每天甚至每小时都在发生巨大变化，但他们还是制订了一个长期计划。当这些数字中的一个或多个数字出现问题时，医生会开药，然后在半年或一年后进行下一次会诊，以评估该计划的优点。

如果没有专业人士的帮助，其中一些指标很难自我评估，但血压或心率是任何人都可以学会测量和理解的基础指标。随着监控和跟踪血压或心率技术的飞速发展，几乎没有理由不指导和授权人们自己检查这些数值，以衡量他们的选择和行为是否有效。

动作也不例外。

每次进行筛查时，都会捕捉到那个时间点的动作快照。物理治疗师、整脊师和动作教练一直都在这样做——他们在治疗前后检查受伤关节或身体部位的活动范围，以测量是否发生了变化。我们知道，动作表现可以迅速而又有规律地发生变化，但很多时候，我们将所有长期训练或治疗计划的决定都建立在初始动作分数上。

如果我们相信动作是健康、功能、体能和生产力平衡的重要信号，我们应该同意定期测量动作是优先事项。但是，我们如果没有足够重视这些信息而持续收集它们，那么凭什么期望客户会这样做呢？

尽早筛查，经常筛查

我们在FMS和FCS课程中最常听见的问题可能是："你多久重新进行一次筛查？"有些令人不满意的答案是：只要筛查能为你的决策提供价值，就尽可能多地进行筛查。

通常，教练会在初次训练开始前进行一次FMS，也可能会做一次FCS，让客户执行一些纠正练习和一套训练计划，然后会发生以下两种情况之一。

1. 他们带客户进入更高级别的训练，在下一次问题出现之前，不再重新测试。

2. 他们设置定期的时间间隔进行重新筛查，带客户完成整套筛查流程，记录结果，并解决他们发现的所有问题。

你可能同意第一种方法不如第二种方法有效。从时间的角度来看，测试一次然后仅在出现问题时重新测试肯定更有效，但这种方法是完全被动的。这就像你只在开始出现胸痛时才检查血压一样。你可能需要花费10倍的时间来尝试纠正一个已经发展到导致明显功能障碍或疼痛的问题，而该问题可能在偶尔筛查中花费额外几分钟就可以解决。

第二种方法需要客户定期筛查。定期筛查意味着即使你可能没有发现任何问题，你也会在隐藏问题完全爆发之前发现它们。

如果你的健身客户在主动直腿上抬和弓步模式上获得了1分，那么你应该在每次训练中检查这些模式，直到客户至少获得2分。

定期检查这一两个模式可能足以确保积极的适应持续存在，除非你的眼睛告诉你可能是时候进行全面检查了。

如果有人最初在3个、4个或5个模式方面都获得了1分，那么持续进行全面的筛查比等到你开始看到动作或生产力停滞或下降时才筛查更有价值。但是这仍然没有回答"我应该多久重新筛查一次"这个问题。

我发现，至少在休息期进行完整的重新测试是有效的。对运动员来说，休息期是在季前赛开始时、赛季中的某个阶段，以及休赛期。对普通健身客户来说，这可能是在度假或商务旅行后返回训练时。对这些人中的任何一个人来说，在受伤或生病后恢复活动时，重新筛查动作至关重要。在休息期之后，动作可能会发生不少变化，但收集这些信息并采取行动，即使一年几次，也比常规检查要好。

我们应该像看待组织适应性一样看待急性和慢性动作适应性的概念。组织可以快速变化，例如经历了一次外伤，也可以缓慢改变，这是数小时、数天、数年渐进式训练累积后的产物，或者相反，是长期不活动或姿势长期没有变化的结果。

动作也可能因模式和行为的重复而改变，但它也可能因急性、非损伤性事件而发生深刻变化。我见过在FMS上得分很高的橄榄球运动员在接球回传过程中被撞晕，第二天，他就出现了呼吸和肩部灵活性功能受限的情况。这些变化可以源于一个不到一秒的事件，并且会持续存在。我想知道两次跨国飞行或两轮高尔夫球是否会对客户的动作产生负面影响，就像我想知道一场比赛或事件是否会影响运动员一样。

准备就绪筛查的示例

SFMA 首要层级

颈椎屈伸/旋转、上肢伸够、多部位旋转/屈伸、单腿站立、过顶深蹲

呼吸筛查

坐姿屏气

动作控制筛查

下肢伸够、上肢伸够

**有关 SFMA 的概述，请参阅第295页的附录。

战术——每次都筛查基础信息

如果你什么都不做，那么每次和客户或运动员共事时，都要检查呼吸和基本灵活性——尤其是脚和脚踝的灵活性。这些关键部位为高效的训练奠定了基础，为什么不确保系统每次都为成功做好准备呢？

更重要的是，指导客户和患者自己筛查和快速纠正这些区域。不利的变化可能很快出现，如果不及时发现，可能会导致一连串的后果，所以请帮助他们建立第一道防线。

对训练准备情况进行筛查

如果你与运动员或处于竞争环境中的人共事，时间有限，且风险很高，关键是在获得指示时能够快速改变路线。你可能每年只能对整个球队的球员进行3~4次正式筛查，以捕捉整个赛季的巨大变化，但更多可操作的数据要求全年进行持续的、非正式的筛查。

动作筛查的目的是获得基线，并查看你的训练计划是否需要修改。尽管一次筛查所用时间不到12分钟，但如果你在一节训练课中只有30或40分钟时间，对大多数专业人员来说，进行筛查可能会很麻烦或过于费时。

如果我对某人进行了一次筛查，然后此人打了36洞高尔夫球，乘坐了一次红眼航班，并在到达健身房之前经历了堵车，那么很多事情都会改变，不

仅是动作方面，神经系统在更大范围内也会发生变化。训练计划是根据客户一周前的情况制订的，但如果我不知道今天的情况，这个人可能还没有为计划做好准备。今天最好的纠正措施实际上可能是完全停止锻炼。

用力量教练乔·德弗兰科（Joe DeFranco）的话来说："你需要一个长期计划，而不是长期不变的训练计划。"

训练计划的长期有效性和人们实现目标的长期成功来自灵活的方法。根据写在纸上的内容进行训练，而不是用眼睛看到的或根据测量到的东西来训练，这可能是人们最终因训练而受伤的首要原因。除非你想成为当地医疗专业人士的最佳转诊来源，否则应该摒弃"训练永远要全力以赴"的心态。

在正式筛查期间，不要假设一切都很好。每天，这个世界都在破坏你的成果。一旦客户具备了基线的功能水平，那么你对客户或运动员承受训练的能力有信心，在任何给定的训练日，你都需要有效地确定他们承受压力的能力。

动作的情况及准备状态的快照可以让你知道你是否可以在训练环节中突破极限，或者你是否需要修改或放弃计划A，以支持计划B。

在这种情况下，每日准备就绪筛查可以指示什么时候一切顺利，什么时候可以安全加速，并告诉我们在一切并不顺利的日子里停止锻炼。无须执行完整的FMS，你可以在5分钟内做一些类似SFMA首要层级的动作、30~40秒的呼吸筛查和运动控制筛查，以发现问题的早期迹象。

你可以选择添加其他测量方法，例如心率变异性或别的揭示准备状态的指标，至少，你可以更好地收集客观身体数据。

我认为快速筛查提供了即时反馈。

▶ 一切看起来都很好，感觉也很好，我可以按计划进行。

▶ 有一些让我感到不舒服的事情（无论是存在功能障碍的动作还是疼痛），我可以做出改变并尝试用纠正措施来解决问题。

　▶ 如果纠正后一切都有所改善，我可以在稍微走了弯路后，继续执行计划。

> ▶ 如果我发现单腿平衡出现问题，我可以查看弓步模式。如果手触足尖受到限制，我可以查看抬腿模式。如果颈部、脊柱或肩部的活动受限，我可以在将重物放在客户背上或将重物推过头顶之前努力恢复其自由的活动度。

> ▶ 如果我没有看到任何改进，今天的计划就需要进行调整或取消，因为把一个方形的钉子钉进一个圆孔里不会有什么好处。

这就是运行中的绿灯、黄灯、红灯系统。这可能看起来有些过分，但是如果你了解当天的绿灯、黄灯或红灯练习或锻炼是什么样子的，那么你可以遵循三种可能需要临时改道的路径。永远不要拿你获得未来成功的机会去冒险。

可以在提供治疗或训练课时运用它，也可以将其作为比赛和热身前的快速评估，以确保所有系统都正常运行。通过数据识别出何时需要进行保护、何时要谨慎行事或何时要按计划行事。

衡量准备情况并指导人们如何衡量自己的准备情况，可以让你建立一个灵活且有弹性的结构。你不仅可以在训练或参加一项动作之前询问人们的感受，还有机会通过一些客观的数据来了解运动员当天的情况。

使用这种简单的实时反馈循环不需要使用测试套件或进行复杂的正式测试，它可以为你提供额外的数据来说明"今天我们需要做出妥协，这样才不会导致损伤。"

可以这样想：在一个赛季中，你有多大可能让运动员的运动表现或能力在每晚或每周的基础上显著提高？你的行为更有可能产生积极影响还是消极影响？当你意识到风险回报比更依赖于降低风险时，你会采取相应的行动。

——乔恩·托里内（Jon Torine）

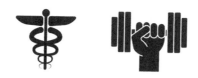

将测量付诸实践

对你收集的数据和遵循的指标充满信心，这是学会以更全面、数据驱动的思维方式来运营的第一步。没有一个指标是最好的或最有价值的，因为所有指标都密不可分。一个指标的变化会影响其他指标，而这些影响在短期内可能不会被感受到或看到。将单一指标作为衡量效率的指标，可能会让你看不到未来对业务健康和弹性的影响。

一个训练计划、专业实践或业务运营的长期成功与其说是对制订计划的反映，不如说是对决策背后过程的反映。即使是最精心制作的训练计划或业务模式也可能会分崩离析，因为你无法预测变量会在何时何地出现。

当你知道你想要达到的结果，并能将你的流程转化成一系列有二元答案的问题时，这条路就会变得更直，因为你的决策变得更有针对性。

FMS决策树

在出版物中看到它可能会感觉很复杂，但它是一个简单的分支逻辑树。当你从顶部开始时，进程会告诉你何时停止或继续。

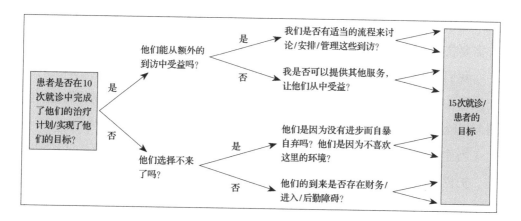

如果你的流程没有询问这些问题，你也许可以跳过这些步骤，但是你同样要

冒着不得不多次回溯以找到你离开路径位置的风险。自上而下开始这一流程可以让你建立一个相关信息的数据库，以便在情况变得更加复杂时做出更好的决策。

你做的事情相当于飞行员在起飞前检查和确认翻转的开关和转动的旋钮——遵循标准操作程序来支持飞机起飞后做出的复杂决定。

当你将要提出的问题集中在一起来制定你的流程时，请考虑一下你在此流程中能够收集的信息类型。

数据点可能与应该出现的结果相符，比如说，将每位患者的就诊次数从10次增加到15次。与其试图想出一个完美的计划来达到目的，不如考虑这两个数字之间的联系。你可以测试哪些假设？什么样的衡量标准可以为你的行动提供答案，你愿意容忍的每个衡量标准的最小值是多少（该值可以作为回答"是"并继续前进的阈值）？

身体数据	组织数据
疼痛行为（包括SFMA）	
活动范围	出现率
孤立力量测试	就诊和总体计划的遵守率
平衡测试（Y平衡测试或运动控制筛查）	每位客户的就诊次数
功能测试（包括FMS）	每月推荐来的客户的数量和转诊人数
体能测试（包括FCS）	每位客户每次就诊的收入
技能和运动表现能力测试	因伤缺席的比赛次数
恢复并重返赛场的时间	

这样的流程，应该可以阐明缺乏支持数据的假设。当你遇到未知的情况时，你需要收集能让你做出最明智决定的信息。

我们再次强调，你选择的具体策略或工具都是次要的，重要的是你制定的战略流程，它会指引你的方向。最成功的专业人士明白，当他们的数据告诉他们要限制风险时，以及何时利用机会成长和适应，他们会了解利润是多少。

当你在这个流程中使用最好的工具和策略来产生可测量的变化时，认识到这些"护栏"将使你一直走在正确的道路上。

改变的机会

- ▶ 了解自己的现状以及想要达到的目标。

- ▶ 寻找机会以可视化方式展示流程，以帮助你做出决策。

- ▶ 质疑你的假设。

- ▶ 从各种来源（患者、客户、企业）收集信息，以验证这些假设。

  - ▶ 数据越多，事实越清晰。数据收集越频繁，你的响应和适应能力就越强。但你只需要足够的信息来降低风险和继续前进。

- ▶ 设定最低标准或检查点来指导你的决策。

- ▶ 努力保持客观。

- ▶ 寻找机会对数据进行全面的重新评估或快速完成准备状态筛查，以确保你在正轨上。

第18章
建立社区，改变文化

- ▶ 你所在的社区是否有其他专业人士无法满足的需求？
- ▶ 你在当地专业人士中的独特作用是什么？
- ▶ 你是否与所在市场的其他实践者建立了关系并获得了资源？
- ▶ 如果没有任何东西可以同社区分享，拥有社区有什么好处？

我的一个核心信念是，在健康和健身业务中提供最大价值的不是销售补剂、配件或服装，也不是提供更多服务以获取更多收入。它与建立和加强关系网有关。

这并非总是与许多专业人士对该领域的看法一致。专业人士的营销方式让我们相信，竞争对手一直在寻找可击败我们的优势。因此，专业人士试图花更多时间保护自己的影响范围，并试图限制其他人可以做的事情，而不是促进合作，进行技能和信息交流。

我们的共同目标应该是为患者、客户和运动员服务。我们开发功能筛查的目的是找到动作中的共同联系，这样就可以使用和理解同一种语言，并欣赏每个人为实现这一目标而做出贡献的价值。

越来越多的专业人士在世界各地分享他们的知识和方法，这让我感到无比自豪，但我从未要求任何人成为FMS的传播者。采用系统的这些人所取得的成功，就是他们做好记录并让每个人都有机会从他们的技能和知识中受益的结果。

他们没有问"这对我有什么好处"，而是环顾他们的社区并询问"有什么需要我帮忙的吗？"或者"有谁做得更好，我可以向他学习？"知道可以在哪里展示价值，以及可以在哪里分享和扩展专业知识时，你就在社区中拥有市场。

建立一个社区或关系网的方法是培养一个顾问委员会。能否找到社区中的人来提供与你互补的技能和优势，同时让你改善自己的薄弱之处？能找到重视你提供的服务并且你想与之合作的教练或临床医生吗？

选择与谁合作时要挑剔——希望他们也会有同样的感觉。你们的声誉将会联系在一起，这就是寻找对动作和系统有着共同理解和支持的人如此有效的原因。

尽管你们可能开展不同的业务，但共同的沟通和相同的质量控制流程可让你们在追求共同目标方面保持一致。

战术——扩大你的关系网
可以登录相关网站在你的地区寻找认同FMS且与你志同道合的专业人士，但是找到那些已经拥有共同动作语言的人应该只是一个开始。 学习和继续扩大你的知识基础的最好机会是在你的地区找到其他合格的专业人士，他们可以提供互补的技能和产品，但他们可能没有接触过动作系统。 发送电子邮件，介绍自己；喝杯咖啡或啤酒，坐下来了解他们的独特观点。 并非每次尝试都会带来持久的友谊或客户推荐来源，但每次尝试都提供了挑战你的看法和系统的机会，甚至可以为那些从未谋面的人创造连锁反应，他们将从你与思想开放的同行分享的关于动作的新观点中受益。

我们努力寻找与我们有共同动作语言的人，因为如果我们将某人介绍给教练，或者教练给我们送来一位新患者，我们都有信心说："这里活动受限，我们需要解决。"

你如果是一名临床医生，会把一位俯卧撑得1分的患者送到健身专家那里，因为得1分通常是由于力量不足，而不是由于功能障碍，你可能没有时间通过临床治疗来解决它。你如果是一名教练，目前有客户或运动员受伤了，那么可以推荐他们接受治疗，因为你知道你发现的问题会得到妥善解决。在和与你产生联系的每一位专业人士交流相同的策略时，要自信、开放和透明，这意味着每个人在采取行动时都朝着相同的方向前进。

提升同行的专业水平

不幸的是，社区中可能没有其他专业人士有动作系统使用经验。随着你的流程和结果变得更加系统化，你也会对培养自己的社区感到更加自在。你应该支持那些试图使用FMS的人，并通过投资帮助提升社区内同行的专业水平。你有机会成为领导者。如果能将你在社区内部建立的文化和系统从健身房或诊所中解放出来，它们可以产生巨大的影响。

对休姆（Hulme）博士来说，这个想法让他质疑为什么他所在地区的运动损伤防护师没有提供系统的方法，让他知道什么时候将患者转诊，什么时候他们可以自己治疗。他找到了几位通过不同的体育学院接触过FMS和Y平衡测试的教练，并与他们接触。

他开始为所在地区的体育教练提供服务，从那些已经对FMS背景信息有一定了解的教练开始，对他们的队伍进行集体筛查。他发现，许多运动损伤防护师已经参加过一个我们的训练课程了，但由于在工作中遇到阻碍，所以他们并没有实施筛查。

他开始贡献时间帮助协调队伍筛查，将数据整合到报告中，并概述进行群组辅导和纠正的方法。筛查成了这些队伍的热身和训练计划的一部分，某些队伍开始蓬勃发展。在社区中，所有人都保持一致是件好事。它使动作交流可以更有效地发挥作用，增加了动作对教练的价值，并使动作练习为所有人带去好处。

毫无疑问，你可以帮助提升你想与之共事的专业人士的技能，在你所在的地区建立一个集思广益的专业网络。

积极地与同行分享你的独特经验和知识不需要额外的资金或人员，它可以像野火一样在整个社区中蔓延。

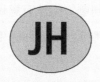

为你的推荐来源提供价值——贾森·休姆（Jason Hulme）

我能想象你花费了多少笔墨来解释如何让患者、客户或运动员走进大门。从头开始创业时，大约90%的努力都花在寻找可以合作的人上，这些人会将其他人介绍给你。营销本身就是一种职业！

推动新业务时可以采用许多策略，但运营的长期稳定性是建立在推荐策略的优势之上的——推荐是你所能拥有的最强大的营销形式。推荐几乎每次都会击败时髦的广告，因为如果人们不相信推荐有价值，他们通常不愿意用自己的名誉和个人关系冒险。

刚进入某个领域，或者你的价值缺乏独特性时，你需要重建一种价值，而不是仅仅寻求获得业务。

我的诊所刚开始营业并向医疗提供者推销时，我相信当初级保健医生在诊所看到肌肉骨骼病例时，他们会感到困惑，并讨厌与这些患者合作，因为他们没有办法治疗这些患者。我以为他们会看着我说："我每天有5个人要送到你那里——非常感谢你能来。"然而这与事实相去甚远。

他们以为自己已经把事情搞定了。对于许多肌肉骨骼疾病，医生制定了自己的治疗程序，即首先提供肌肉松弛剂或抗炎药物。如果这不起作用，他们会使用类固醇。如果这还不起作用，要么让患者去拍X光片或做核磁共振，要么直接去看骨科医生或接受治疗。治疗程序结束。

如果你是一名整脊师或手法治疗师，你属于这个治疗程序的哪一部分？如果你是一名物理治疗师，你会如何将自己与市场中的其他人区分开？

成功的唯一方法是将自己融入故事中，成为算法的一部分。

我所在地区的其他人说："不要费心去和医生说话，他们永远不会提到你。"对我来说，这是一种目光短浅的观点。

我们去找医生时是因为一个具体的问题，但没有意识到这是一个多么需要频繁交流的问题。我们让患者明显改善症状后返回医生那里来获得医生对我们的信任。

教导某人一个动作观点

对临床医生的能力充满信心，并要求最困难的患者认可我们，但提供价值的最有效策略是指导初级护理提供者实施SFMA中的一到三个动作。

我们询问了他们在诊所看到的最常见的肌肉骨骼病例，最常见的是腰痛、头痛或颈部疼痛。在我们找到解决方案之前，首先会请他们帮助我们了解他们是如何从药物方面治疗这些疾病的，这样我们就可以了解不同的管理方式——哪些有效，哪些无效。

我们先请求他们教育我们，然后我们开始教育他们。我们建议："如果患者出现颈部疼痛，请让他们将下巴抬向天花板。我们从内部数据中发现，如果下巴和前额与地平线所呈角度不在10度范围内，并且他们感到疼痛或无法做到这一点，我们可以提供极大的帮助。"我们将自己融入治疗叙述中，通过对患者进行一次快速测试来帮助他们意识到，"那个部位是受限的。你是去贾森办公室的最佳人选。这是他的专长。"

你需要做的就是给他们提供一两个简单的动作或一个分解流程，并解释功能障碍看起来可能是什么样子的，以及它出现时可能影响的其他区域。你只需将一位获得改善的患者送回，该医生就会开始使用功能模式。你可以创建一个初始循环让他们思考，"如果我看到_____，那位患者去找_____将受益。"

一个很好的顺带作用是，一些医生希望更深入地了解如何在解决功能问题中发挥更积极的作用。通过帮助他们更好地识别检查中的功能障碍，我们最终得到了比我们知道的更多的患者，因为我们已经通过多种方式确立了明确的价值。

那些持怀疑态度的医生呢？他们每一天都面临不同的供应商的推销。

　　我让他们知道我没有试图干涉他们的业务或他们与其他服务提供者的现有关系。我给他们展示了相同的一两个测试，并让他们对具有挑战性的患者使用相同的测试，再将患者送去治疗，然后带患者回诊所，重新测试。

　　我说我几周后再来，只是好奇他们是否测量到了变化。如果他们看到了变化，那就太棒了，这意味着他们和患者取得了成果。如果没有变化（我不能告诉你他们多久会意识到这些患者回来时毫无变化），这就是我可以展示我的不同之处的时候。

　　你可以通过一两个简单明了的客观指标来提供更好的反馈机制，帮助人们剔除那些可能影响结果的主观因素，并梳理出获得结果的从业者。当我们开始通过SFMA和重新评估对患者进行录像，并将视频带给他们后续诊疗服务的提供者时，他们对我们得到的一些结果感到震惊。

　　当与其他服务提供者交谈时，你必须展示你的价值，而不是告诉他们你的价值。每个人都会告诉医生患者的转诊来源，说患者正在好转，或者试图阐明正在使用的一种奇特或独特的技术。但是，能够向医生展示患者现在的活动更自如并且更开心了，比你能想象出的最好的推销都要更加强大。

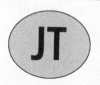

翻译困难的对话——乔恩·托内里（Jon Torine）

　　当我在为印第安纳波利斯小马队效力的时候，我们在淡季初期进行正式的动作筛查和体检。我们曾经签下了另一支球队的一名球员，医生在体检后批准他参加了训练。在动作筛查和其他身体测试后，我们不喜欢在他的动作中看到的一些情况。在那个时候，我们已经有了几年的动作筛查经验，在我看来这个球员存在一些问题。我去找教练组说："不要让这个家伙上场。我想他会受伤的。这是从测试中得到的已知和未知的信息。"不幸的是，我的消息去得有点晚，刚开始训练没多久，他就受伤了。

队医在训练结束后找到我，当他听到我向教练表达的担忧后，他说："我让这家伙通过了体检，但你说他会受伤，你是怎么知道的？"我认识这个医生很多年了。我们的关系很好，但我从未向他完整解释过FMS和我们正在进行的测试。我解释了我们是如何在工作中进行筛查的，以及为什么结果表明存在受伤风险。

我问他："是什么让你通过了他的体检？"我从未见过真正的骨科医学检查，那时，我没有意识到它是多么有限。体检测试主要是让球员移动手臂和腿，再手动对他进行肌肉抗阻测试，并要求他单腿跳跃。因为球员说没有感到疼痛，时间又很紧迫，队医就让他通过了测试，并让他立刻参加训练。

这不是借口——这只是NFL的生存之道，让球员上场是首要任务。他立即说："如果你有一个更好的看待这个问题的方式，我完全赞成。"

队医认为，如果我们有一个更好的工具，可以在某人上场或进行体检之前提供帮助，他希望我们成为第一道防线。他没有问也不需要知道1分、2分或3分意味着什么——他永远不会进行完整的FMS并给球员打分。他只需要理解我们的假设，当我们用这个工具发现功能障碍时，他就可以深入研究潜在的问题。

为此，我们需要将我们的语言转换成他可以使用的术语。他要求如果我们注意到了什么，就将这些问题记录下来，并在体检前告诉他这些信息，这是初步的信息。简单地说，我们怀疑下背部或脚踝是动作功能障碍的原因。当运动员站在医生面前时，医生可以更好地从临床模式开始，更有针对性地研究他以前可能没有仔细观察过的地方。

随着时间的推移，他深入学习了筛查。从第一次有机会为另一位专业人士翻译FMS开始，我们就可以作为一个团队更有效地工作。从那时起，筛查就成了计划的一部分，包括：我们把球员送到场上之前如何看待他们；选择球员的时候我们如何看待自由球员和新秀，以及我们如何设计球队的训练计划。力量和体能团队不再与医疗团队分开，而是成了其中的一个重要组成部分。

与其他专业人士一起制订计划

像职业体育那样以结果为导向的领域并不多。任何可以视为竞争优势或提供直接利益的东西都可以很快占据市场。我之前从训练高中运动员中积累过很多工作经验，从业余水平来看情况大致相同，尽管如果不立即明确动机，采用某些工具的冲动可能会有点减弱。

在一个案例中，我有一个运动员在肩部手术后获准参加训练。当我对他进行筛查的时候，很明显他仍然感到疼痛且行动不便，这意味着我不得不与他进行一次艰难的对话。他还没准备好让我训练他，在他还有疼痛的感受之前，我也不会训练他。

当我解释理由时，我发现他在其治疗师允许他训练后停止了物理治疗。这意味着我必须与他的治疗师进行交谈，这样我才能理解他的想法，因为我面前的运动员仍然表现出了术后未恢复迹象。

我打电话给治疗师说："我刚刚对这位运动员进行了筛查，我认为他需要和你一起待更长的时间。尽管你让他归队了，但我认为他还没有准备好。"

我不得不与运动员的家长进行了第二次艰难的对话，告诉家长为什么他的训练暂停了。

几周后，在他的某次治疗快结束之前，我和治疗师谈了谈，告诉他我下次见到该运动员时会对其进行筛查，如果他第二次还没有准备好，我会将他送回去接受治疗。这在我和治疗师之间创造了一个对话，因为治疗师虽然熟悉FMS，但从未想到这是患者出院流程的一部分。

一旦我们建立了使用同一种语言的联系，一切问题都迎刃而解，治疗师成了一个我向别人推荐的人，他也将人们推荐给了我。

很多人会认为这只是召唤一个治疗师并告诉他如何做好工作，而我所做的只是打电话告诉他那个运动员仍然感到疼痛。如果我在FMS的简单动作中看到了疼痛，我宁愿那个人去接受医学专业人士的帮助，而不是接受我（一个没有医学背景的力量教练）的帮助。

抛开自尊心，以专业人士的身份工作对每个人都有好处，而且这种筛查和治疗相结合的系统让我和一个我最初不认识的专业人士一起工作，因为我们找到了一个共同的策略。

当你可以教授某人如何读懂动作语言，并帮助将其转化为特定的角色或技能时，你就加强了动作层面之间的联系，并在你的专业关系网中建立了更牢固的联系。

与教练建立联系——乔恩·托内里（Jon Torine）

将筛查转化为体育或技能训练的最大挑战是，那个领域的教练和专业人士是透过体育测试的镜头来看待大多数事情的。而FMS看起来不像是一项体育测试。FCS有体育动作，但当最好的运动员并不总是有最好的成绩时，动作控制筛查或负重行走很容易让教练感到困惑。

我们知道，那些拥有最佳运动指标的运动员并不总是能保持健康或发展成为赛场上表现最好的运动员，然而最受关注的指标仍然是谁能举起最多、跳得最高或跑得最快。如果没有一个工具来解释这些力量房数据和现场观察数据，许多运动员被认为是缺乏天赋或不可教的，而事实上，他们目前可能无法充分发挥运动潜力。

基本的体育素养是体育运动的基础。拥有较强的肩部灵活性或控制能力并不能使某人成为投掷或投球运动员，但如果这个人不能展示这些品质，他的投掷和投球潜力将永远无法得到充分发挥。我们仍然需要教授投球的具体技巧，但当运动员同时接受由FMS所决定的训练指导时，教学效果才是最好的。

我们不会走到教练面前说"让我来解决运动员的问题"，而是说"我们这里有一些东西可以添加到你们的训练中"，从而使教练承认这些让他们取得成功的工具和策略。

在美式橄榄球比赛中，大约有一半的时间，教练都在对球员大喊大叫，让他们将髋部放低，以实现更低的姿态。如果提示、指导或叫喊不起作用，而运动员们正在尽最大努力表现自己，则要么是教学有问题，要么是运动员身体无法做到要求他们做的动作。

如果他们因为脚踝受限或髋部功能障碍而无法蹲得更深怎么办？如果因为脊椎和髋部不能协调一致，导致外接手在跑路线时不能很好地旋转接球或改变方向怎么办？

基本上，教练会因为运动员不能做的事情而大喊大叫，或质疑他们的智力或承诺，因为他们没有工具来识别基本能力何时出现了问题，以至于无法让运动员做某个姿势或执行某个动作。

当我访问球队和大学时，我一天中的大部分时间都在将不同的员工聚集在一个共同的筛查系统周围，就像我做印第安纳波利斯小马队的队医时所做的那样。我要求教练让运动表现专家每天花几分钟时间帮助一位苦苦挣扎的运动员——不是承诺解决问题，而是让他们有机会发现可能的动作限制，并消除获得成功的障碍。

当运动表现专家能够识别那些苦苦挣扎的运动员在学习动作技能方面遇到的障碍实际上是功能障碍，然后能够证明该运动员的动作方式和对指令的反应有明显的改善，那么在实施更大的以动作为重点的策略时，说服教练的工作就会容易很多。

战术——自愿提供你的经历（迈克·孔特雷拉斯）

无论是与运动员还是与教练建立联系，业务的开展都是从建立关系开始的。很少有人能够拒绝免费。只要你能证明自己所带来的好处，就有机会成为志愿者，获得重复学习实践的机会。

走出你的诊所或机构，在教育、锻炼或自我护理服务行业进行演讲，是参与到竞争激烈的体育环境的必要条件，但你首先需要打破文化。用他们理解的语言与他们进行交流，这样做可以更好地了解他们需要做什么，以及他们面临什么样的挑战。

无论你怎么做，请寻找你希望对其产生影响的环境或人群。在你尝试实施一些宏伟的设计或新战略之前，你必须建立信任，这种信任来自你善意的帮助和支持。

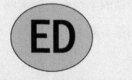

与教练交流——埃里克·达加蒂（Eric D'Agati）

当我第一次开始向职业运动队进行咨询时，我希望表现得不具威胁性，因为这些团队中没有任何人会从 FMS 的角度来观察动作。我不是来当损伤防护师或力量教练的——我是来观察动作并帮助两者互相交流的。

他们希望通过足够的交叉合作来保持球员的健康，让他们变得更强壮、更快，从而让事情顺利进行。我的作用是帮助他们构建一个清晰的系统，把他们可能没有时间或能力独自完成的工作联系起来。

当我有机会与美式橄榄球队纽约巨人队合作时，我没有告诉任何人该怎么做——我只是要求训练馆和力量房的工作人员尝试对动作系统进行相同的分级和评估，看看我们是否能就一名无法深蹲的球员或一名拉伤腘绳肌的球员背后的原因达成一致。

即使他们从动作整体范畴的两端（康复和训练）了解球员，他们也更容易在两端之间看到机会。这几乎立即创造了更好的工作关系，因为他们认识到，在更好地处理运动员的康复和训练之间的过渡方面，有一些尚待挖掘的潜力。

如今，大多数专业动作康复团队都采用一种更加注重动作的方法来预防损伤，但即使如此，人们仍然从负荷管理而不是恢复功能性动作的角度来看待更多的损伤。

教练和球员认为，如果他们不经常把车从车库里开出来，就可以减少轮胎磨损，而没有考虑如果轮胎不平衡，无论他们采用何种保护方式，轮胎都会磨损得更快。

将你的发现与生产力和表现能力联系起来

我在体育行业中建立的许多关系都是从促进系统与运动表现之间的联系发展而来的。我会看着教练给我之前训练过的运动员进行训练，并寻找他们难以将某个概念传达给运动员的那些时刻。

例如，一个投手正在努力试图将他的重心放到前腿上。我怀疑有功能障碍正在影响该动作。在一次休息的时候，我对旁边的教练说："我不认为他有能力做到这一点。"

一旦我解释了理由，大家的注意力就会集中在我身上，要我做点什么，否则我就存在失去这名教练信任的风险。筛查单一的动作模式（特别是主动直腿抬高）显示了为什么该运动员缺乏控制力来感受如何正确做髋铰链动作。

我做了几个快速的纠正练习，让那个投手明白如何更好地做髋铰链动作，神奇的是，他可以按照教练的要求去做了。这不是向教练展示如何执教，而是让教练认识到有些时候他的话其实是对牛弹琴。我向他展示了一个新工具，他可以用这个工具来做一些事情。

作为一名试图与专项或技术教练以及主教练建立关系的体能和力量教练，你的目标应该是帮助一个具有很强可塑性的运动员，随时做好准备按照教练的指导行事。你需要帮助其他专业人士避免浪费运动员的时间来不断练习不好的动作。每天重复200次只有在强化一项良好的基本技能时才有用。如果不是这样，运动员只会感到越来越疲倦，更糟糕的是，运动员在把一个糟糕的动作模式练得更加熟练。

动作系统可以让你在观察专项教练的执教时变得更高效。你会发现有些人只是在进行练习，并没有真正重视教学方面，而另一些人则根据他们所看到的东西来积极调整训练方法。

有效地教授一项技能和有效地重新训练一种动作模式的方式相同：调整任务的难度和复杂程度。为教练们提供工具，让他们认识到什么时候成功的障碍是观念、灵活性受限、缺乏稳定性或控制力、模式不佳或能力有限，这可以让你成为值得信赖的推荐人。

战术——关系网有用

即使你在专业上高度关注身体成长和适应的某个单一层面，如果没有认识到组建并使用一个团队通常符合客户的最佳利益，这也是一种短视行为。团队将对你作为资源的协调者产生积极的影响。

根据你的技能组合，你的团队至少需要一名能帮你的客户处理疼痛或健康顾虑的专家、一名能管理风险因素并充当健身守门人的心理健康专家，以及一名健身专家、运动表现能力专家，或能为有更高维度目标的客户提供服务的专项教练。

协作发展

如果赚最多的钱是你想要的结果，在追求成功的过程中，每个人都是你的竞争对手。我和足够多的专业人士合作过，我知道成功的人不是那些将其他治疗师、整脊师、教练视为敌人的人，也不是试图从客户身上榨取每一分钱的人。那些成功的人了解团队的力量，并建立和分享一种合作、整合和动态的文化，以满足社区的需求。

　　如果你可以通过建立和加强关系网来满足客户的需求，那么你可以成长为更强大、更稳定、更包容的人。

改变的机会

▶ 在你所在的社区中寻找思想开放、志同道合的专业人士。

▶ 通过为他们提供价值来建立合作关系，从而为你的客户获取更多资源。

▶ 相信为你的同行提供服务和拓展人际关系网可以促进长期发展。

▶ 创造共同学习和成长的机会。

第19章
建立你的团队

▶ 选择某人加入你的团队时，你寻求的价值观是什么？

▶ 你的团队需要什么才能做出与你相同的决定？

为实现个人成长和职业发展，你需要找到其他思想开放的人。找到所在社区中的人并与他们合作对帮助业务发展至关重要，但当你看到那些推荐来的患者，以及你的预约时间被填满时，你会不可避免地遇到情感和身体方面的障碍：如果想继续发展，就需要寻求他人帮助。

对于能容忍的工作量，我们都有不同的阈值，成功的企业家在开始幻想去度假、陪伴家人时，说明其工作量就已经达到了阈值。经营一家企业的时候，身兼数职，任何时候离开企业都意味着你扮演的角色在度假。

聘请某人处理行政事务的同时，还需要寻找另一位从业者提供治疗或训练，以分担你的工作量。在业务发展到这个阶段时是一个令人激动的时刻，但大多数人出于需要会为团队添加一个或两个成员。企业家根据技能或新成员需要担任的角色来进行招聘，因为在他们忙碌的时候的确需要帮助。

当目标是开展一个可持续发展的业务时，也需要考虑寻找合适的人。

没有良好的专业技能和领导力是很难做到这一点的，而如果没有一个能提出正确的问题和正确反馈的系统，以确保雇用的人不仅仅在纸上谈兵，那么招募和雇用合适的人会变得非常难。你肯定想要一个可以同业务一起成长的人。

找到你需要的人

寻找合适的人来扩展团队就像在社区中寻找可以与之合作的专业人士一样。谁将是支持你和客户的最有价值资源？谁能为业务提供支持，帮助业务继续发展壮大？你看重身边人的哪些特质和品质？

找到这些问题的答案很大程度上取决于你的个人偏好或需求。与其让直觉或第一次互动来指导你的决定，不如写下你认为不可协商的品质或特征。如果你在与你相处时间最长的5个人中处于平均水平，那么需要招募一个能不断提高集体平均水平的员工。

幸运的是，对团队有价值的人通常拥有相同的特征。

▶ 他们提供了独特或互补的视角。

▶ 他们不自负。

▶ 他们有幽默感。

▶ 他们的维护成本低。

▶ 他们非常尊重他人。

功能性动作系统的团队成员不必是专家，也不必拥有最耀眼的简历。他们只需要具有良好的态度，确保接受正确的指导就很容易。

明确那些你重视的品质是第一个筛选过程。如果他们的专业技能未达到最高水平，或者如果他们无法完全掌握你的系统或方法，不要立即取消他们的资格。大多数技能都是可以学习和提高的，但要想教导一个成年人更加尊重他人或拥有幽默感，那只能祝你好运了。知道哪些品质是不可协商的可能是最重要的事——没有比招入一个会破坏已建立文化的人更容易影响你的业务了。

教练弗兰克·多兰（Frank Dolan）在为他的运动和体能表现训练机构招聘新员工时，会寻找6个基本特质。

▶ 个人责任——享有完全的自由来选择自己对外界环境的反应，并通过自己可以影响的事情来改善生活。

▶ 成长心态——相信每个人都可以通过知识、实践和经验来获得改变和成长，挫折和失败不仅是过程的一部分，也是变得更好的必要条件。

▶ 奥林匹克精神——专心为赋予自己生活意义和目标的事情做好准备，这需要全力以赴，充分展示才能和价值。

▶ 关注质量——以专业的态度对待工作，始终做到最好，关注那些可以产生重大影响的小事。

▶ 关心——花时间真正了解人们想要什么，相信人们能做到，为了让人们做到最好而挑战他们，并在整个过程中支持他们。

▶ 积极——坚信事情会朝着最好的方向发展，为做的每一件事注入活力。

尽管每种特质对不同的人来说可能意味着不同的东西，但很难不聘用那些愿意学习和成长、关心他人、乐观热情地与他人交往的人。如果能找到拥有这些特质的人，就应该能够教会他们决策流程或成功所需的专业技能。

随着时间的推移，所寻找的特定技能可能会随着业务需求的变化而变化，但这些特质就像你的原则一样，应该是不可协商的。建立一个成功的团队需要的不仅仅是具有正确特质和性格组合的专业人士。

成功是那些兼容并蓄的人围绕一个共同愿景、共同目标，遵循系统流程的产物。

不要让学位、证书或经验妨碍你找到那些对挑战感兴趣、有动力、能成为团队一员的人。

如果想让团队成员展示出核心价值观，请将这些价值观付诸实践，并投入时间帮助员工茁壮成长。将这些人带入一个流畅的、开放的交流和协作环境时，就为快速扩张和成长奠定了基础。

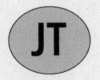

对内投资——贾森·休姆（Jason Hulme）

我们聘请加入团队的专业人士都是主动学习和有意愿提高自己的人，我们依然要将时间投入团队培训中，因为效率取决于最薄弱的环节。

每周一，我们会召开两个小时的全体员工会议，审查诊所中的活跃患者，并讨论团队面临的挑战。每周三从九点到中午，我们关闭诊所进行员工培训。员工的薪水照常支付，但每周有5个小时的专门时间会审核个人能力，全体员工问自己以下问题。

▶ 患者进展如何？患者更需要什么？

▶ 哪些技术和方法在起作用？

► 某人在哪里需要更多的支持或需要采取什么行动？

► 我能做些什么来更好地支持其他团队成员的工作？

在这一周的5个小时里，我们既是老师也是学生。如果有新员工，我们会对其进行测试，或者让团队人员教授他们正在研究的技术，以保持护理的无缝连续性。团队成员的互动让团队变得更好。回去工作的时候，我们会在一天的剩余时间里充满激情。

将这段时间视为5小时的收入损失是一种短视行为。如果不花时间关注正在发生的事情，你甚至不知道正在发生什么，患者和客户也会流失。

当自己成为业务增长的瓶颈时，大多数人都会陷入困境。我们的诊断方法让患者变得更好，更快出院，这会为我们带来更多的转诊患者，但当诊断系统的闸门打开时，如果你是唯一了解它的人，这个系统就会受到考验。如果患者或客户只是因为你拥有团队中其他人都没有的"秘方"而想见你，那么你就永远无法最大限度地拓展业务，因为你无法最大限度地提高团队中其他成员的价值。

当推荐人打电话说"我们只想让客户见你"时，就大事不妙了。当患者出现，并且因为没有得到"最好的"临床医生的治疗而感觉自己接受了不合格的护理时，你就走上了一条充满挑战的道路。被视为"大师"的感觉很好，但应该将此作为一个警告——有些东西在你和员工之间是不可互换的。

协同作用不是自然发生的。按照标准化流程正式培训和组建团队需要时间、努力和领导力。如果已经聘用了思想开放、有好奇心的人，那么实施这些流程不应该限制每个团队成员在实践方面的自主权，它应该有助于提高每个人的能力标准。

一个好的系统应该首先提供反馈，它可以为那些有动力从反馈中学习的人创造一个想法和方法的孵化器。当团队文化出现时，每个人都有自己的角色和责任，而患者无论和谁在一起，都能获得相同的护理标准，此时我们就会看到一种转变。患者并不觉得他们没有与诊所里"最好的"人合作，实际上他们会茁壮成长，因为背后有一整个团队的支持。

只有处在好的团队中，在标准操作程序下一起工作，才能自信地开展自我管理的实践。如果目标是构建一个系统，让你可以在不危及整个运营连续性的情况下离开，请投入时间和资源来促进团队的成长。

尽早并经常为团队投资是你可以做的最佳投资之一。

创建真正团队的方法——乔恩·托内里（Jon Torine）

印第安纳波利斯小马队有一个医疗管理团队，其中包括体能训练、损伤防护、康复和运动医学人员，以及队医、主教练、主席和其他一些人员。我们挤在一个大会议室里召开会议，在会议中，如果有人无法出席会议，我们可以通过桌子上的免提电话与他们通话。我们组建了这个团队，因为我们知道沟通障碍是大多数组织成功的最大障碍。

组建这个团队的目的是让我们更有效地完成工作，但实际上，这是教练和高层领导发出的指令，他们会问，"我们如何才能确保这些信息得到广泛共享？"

我们召集了原则和价值观一致、致力于提高透明度的人，就创造了一个公开对话和讨论分歧的机会，这有助于我们保持一致。

"一致"这个词很有意思，因为创造一致并不意味着"同意"一致，并不意味着我们就实现目标的特定方法达成一致，也不意味着我们要牺牲掉某人的主张来使团队达成一致。"一致"意味着致力于相同的问题、相同的结果和相同的成功衡量标准，并在此过程中相互支持。

当我们围绕一个系统保持一致时，系统中的信息和方法每分钟都在发生变化。大多数人都会因为选什么方法而争吵，因为情感左右了做法，这是错误的方法。

你的方法总会有机会得到应用。如果系统的反馈显示该方法起作用了，你应该多了解它一些。如果你的方法不起作用，那它仅仅是在特殊的案例上不起作用，还是反馈表明是时候抛弃它了？

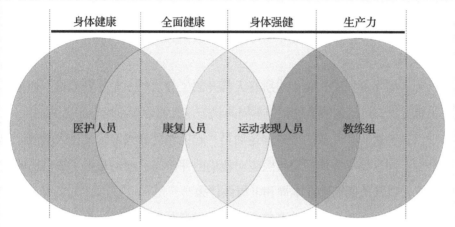

每个人都能在问题核心的最大瓶颈/障碍/指标上保持一致吗？
每个人都可以评价和衡量它吗？
谁最有能力解决这个问题？

每周一晚上，我们都会去会议室聚一下，查看名单上每个受伤球员的情况。谈话通常是这样进行的。

运动损伤防护师和康复人员：

他恢复得怎么样了？你需要多少时间？

队医：

你认为呢？康复人员说需要三周，医疗团队说需要两周，训练人员说需要两周。我们来制定一个计划，明确预期。

力量和体能教练：

在等待着归队的这段时间，这个运动员该做些什么？

教练人员：

我们需要对名册人员做哪些调整？

如果有外科医生或组织外的人为球员提供服务，我们也会让这些人加入讨论并收集他们的意见。对于那些难搞的个例，我们会努力找到我们可以致电的专家，以获得更明确的答案。

这个会议可能会持续10分钟，也可能会持续两个小时——我们的预期是，只要有需要，就尽量在前进的道路上保持一致，让球员乃至整个团队都处于成功的最佳位置。这是一个易于实施的概念，但并不总是易于维持。它要求每个人都放下自我，敞开心扉接受反馈和辩论。

欢迎反馈

为了增强责任感，我们对所有人都开放了会议——尤其是球员。如果有球员想听我们讨论他的情况和他本周的状态，我们会欢迎他参加会议。

以这种透明和开放的方式与运动员一起工作既令人害怕又让人解放。他们会有不同意见吗？他们想听医生对他们的评价吗？他们是否了解自己的康复情况，以及他们需要在本周和下周做什么？

这是一个真正意义上的开放会议，如果房间里的每个人都认为运动员已经准备好了，而该运动员不认为自己准备好了，我们怎么能在最佳前进路线上保持一致呢？

还是那句话，一致并不意味着同意。

我看到一位高层管理人员和一位明星球员在训练馆大喊大叫，因为这名球员觉得他已经准备好上场比赛了，而会议决定不让他参加即将到来的比赛。当一个团队的文化是将某人的长期健康和身心健康置于比赛结果之上时，冲突不可避免，但是当球员明白这是为了保护他时，你认为球员会如何反应？

事实上，我过去常常通过运动员被拒之门外时的愤怒程度来判断他们何时做好了准备。当球员们没有打架，也没有一直表达他们想参加比赛时，我知道他们并没有真正准备好重返赛场。当他们看起来愤怒得青筋暴起的时候，我知道他们已经准备好了，也有能力再次上场。

当运动员知道你的兴趣在于他们的成功而不是你自己的成功时，你认为他们是不是或多或少会对你做出让步？从上到下，从教练和工作人员到运动员的文化是：所花费的时间不要比你需要的时间长，但绝对不要短于你需要的时间。

任何受过伤的人都知道，恢复运动需要遭受身体和精神上的折磨。当你催促球员重返赛场并且他们再次受伤时，这对个人和球队来说可能都是毁灭性的。

我效力于印第安纳波利斯小马队期间，与我一起工作的那些人的智力水平是令人震惊的，但该组织的成功与其说是因为他们拥有大楼里最聪明的人，不如说是因为合作机制。组织任务要求透明度和问责制。该组织的成功在很大程度上与将每个运动员作为中心并创造正式、非正式交流和交换想法的机会直接相关。

"歧视的首要方式是对每一个人都平等对待，因为他们不需要或不应该被平等对待。我们需要以一种使他们走上进步之路的方式对待他们。"

——约翰·伍登（John Wooden）

4×4矩阵完美地展示了这种观点，因为每个框中都包含了解决个体受限的行为和策略。

避免成为瓶颈

建立一个值得信赖的专业团队为扩大运营规模奠定了基础，但在业务发展的这个阶段需要采取平衡措施。一方面，让每个人在系统中探索自己的方式最终会导致更多的挫败和误解，而不是产生协同效应。另一方面，试图在过程的某个部分保持过于严格的控制，可能意味着业务增长的瓶颈或许就是你。

在整个业务或团队中应用系统的最大挑战是在操作人员充分理解系统之前应用系统。如果你还没有自己解决问题，当你无法控制每个人的流程时，让每个人都保持相同的进度会变得更加困难。

当我最初制定遵循动作筛查和评估的流程时，我不知道如何在整体的工作中交付它。我没有进行彻底的改变，也没有试图教给每个人一个还没有完全成型的流程，而是自己主动承担起工作，完成诊所里其他人两倍的评估量。我承担了额外的评估和文书工作，这样我就可以在实验流程中测试模式。到我35岁的时候，我做的肌肉骨骼检查次数可能是同龄临床医生的2~3倍。

我最初做了2~3次治疗来测试我的流程。当病例按我预期的方式发展时，我可以将他们交给我的一位同事，让他按照我的护理计划进行护理。与其他大多数人相比，这种方法让我可以在更短的时间内获得更多的结果，相当于我对后面需要做的事情给予了认可。我的助手喜欢发现我的错误。

我必须抛开我的自负心，因为我设定的期望是，当我错误判断了某种情况时，我应该是第一个发现它的人。这培养了一种竞争精神，让我保持诚实，同时给自己和团队施加压力。如果诊所经营不好或患者表现不好，那是因为我——我可以比改变其他人更容易地改变自己。

我对我的临床医生和助手的技能和能力充满信心，他们最初的工作是审查我的策略，而不用担心评估部分。患者治疗结束的那天我不需要在场。我只需要设定对结果的期望，并在需要的时候进行重新评估。我想知道我错在了哪里，我想处理那些不合乎常规的患者、装病的患者和难搞的患者——我想知道我什么时候需要脱离系统，或者系统什么时候能解决问题。

当我对自己看到的数据和反馈有足够的信心时，我将评估流程教给了团队中的每个人，对在诊所中添加层级反馈充满信心。这些我个人单独吸取的经验教训确保了共同努力不会产生更多的噪声或混乱。如果我一直在努力实践的领导力中有一个决定性的特征，那就是不断改进沟通，以肩负起更大的责任。

动作系统将所有人都校准到同一个方向，以至于谁接触患者变得几乎无关紧要，因为我们都在使用相同的步骤，朝着同样的结果前进。

围绕系统建立一种文化

如果你的目标是扩展业务，同时又不愿意在质量上妥协，你需要考虑如何部署这些系统，最终把自己从这个流程中脱离出来。如果你不能放松对每个人的日常管理，就很难将注意力集中在发展业务的决策上。

是自负心驱使我们去治疗每一位客户，并给出我们认可或不认可的评价，以此让我们觉得自己对最终结果有责任。如果你想在你的社区产生更大的影响，并成长为不仅仅是一名会治疗的临床医生或私人教练，你就必须抛开自负心，专注于如何提高你周围每个人的效率。在一个有足够综合培训支持的真正团队环境中，即使每个人的重复次数或洞察力可能不同，但他们在没有你的情况下也能继续工作。

你需要认识到你的时间价值在哪里。不幸的是，这种认识往往来自艰难困苦。就临床医生而言，许多人看到该行业的方向正转向医疗保险，后者可以减少支付并采用基于结果的统一费用模式。这种想法是为了激励那些想要产生更好结果的专业人士，而不是那些花最长时间陪伴患者的专业人士。

在这种情况下，无论我们花一分钟还是一小时来陪伴患者，都会获得同样的收益。用你目前的出诊次数来推算一下，你会发现，你一年的收入蒸发了40%以上。我不在乎你从事什么行业，如果你发现你的收入会减少40%，你最好花时间优化内部流程，以纠正这种不平衡，否则你会破产。

解决方案通常会带来更高的效率——缩短花费在每位患者身上的时间，或者减少熟练员工需要花在每个患者身上的时间，让他们可以治疗更多的人或专注于更高价值的活动。询问患者将治疗时间缩短一半的感觉，他们更可能责怪面前的医生，而不是让他们支付账单的保险公司。最大化生产力和你的时间收益始终至关重要，但是我们不能忘记生产力是一个等式：生产力＝总产出÷总投入。

你可以通过减少投入（花费在患者身上的时间）来提高生产力，同时尝试维持或增加产出（治疗的患者数量），但如果我们还要考虑质量，问题就会变得更难解决。这与"首先动作好，然后常运动"没有太大的区别，试图从任何系统中榨取更多的东西只会增加输出质量受损的可能性，尤其是在流程一开始无法确保质量如一的情况下。

生产力的障碍是每个流程都有一个限速步骤——也就是最慢的步骤，该步骤会影响整个步骤序列的完成速度。快餐店受到准备食物所需时间的限制，身体反应受限于可用的酶或催化剂以及它们发挥作用需要的时间。如果你减少了步骤数量或试图缩短步骤的持续时间，那么流程本身的完整性就会开始崩溃。

将团队融入流程中，或将流程融入团队中

团队的美妙之处在于，与其从更少或更短的步骤中榨取更多，不如通过缩短步骤之间的间隔来提高效率和生产力。当每个人都与系统和它所要求的行动保持一致时，减少团队成员之间交流、解读和响应信息所花费的时间，尤其是在交接时，可以提高我们的产品质量。

当团队中的每个成员都知道如何获取一致数量和质量的信息时，每个人都可以学会用相似的眼光看待患者。学习如何定义信息，这可以让人们理解如何以自己独特的方式说话和行动，同时仍然与团队的进程保持一致。这就像在篮球比赛中盲传，因为你相信你的队友正在扮演一个特定的角色，而且处理和响应信息的方式与你相同。

你需要引导团队沿着你在掌握筛查交付和解释方面所采取的相同路径，以便自然地创建一个更高效、更有弹性的业务模式。这会使你从不太重要的责任中解放出来。

"我们提供3种服务……你可以选择速度快、服务好或价格便宜，但你只能选择其中两种。"

服务好又便宜则速度会打折。

服务好又快则肯定不便宜。

速度快又便宜则服务不好。

——我祖父桌子后面的一个牌子

从高中志愿者到退休的场地管理员，任何人都可以学习如何测量血压和心率、测量活动范围、测试反应能力、进行SFMA的首要层级测试，或者为FMS或FCS评分。而综合这些信息则需要高级的技能和对其含义有更深入的理解。

即使是出现率、平均就诊和治疗次数或推荐率等业务指标，也可以作为系统有效性的指标轻松地传授给员工。如果健身房或诊所中的每个人都了解所需的测试和信息，并且他们都有能力收集这些数据，那么每个人都可以根据相同的参考做出更好的决定。

如果你与一位新客户坐下来交谈时，你的助理或初级团队成员已经为你做好

了基本检查和登记，你的时间和精力就可以用于动作的分解、诊断性测试或完善干预措施。这要么意味着你可以在相同的时间内变得更有效率，要么意味着你可以用更少的时间完成你需要做的事情。

在这两种情况下，你应该更有信心将计划委托给员工，然后根据需要进行检查，因为你知道每个人都理解并赞赏使用相同的标准来监控改进。

初次就诊的潜在工作流程

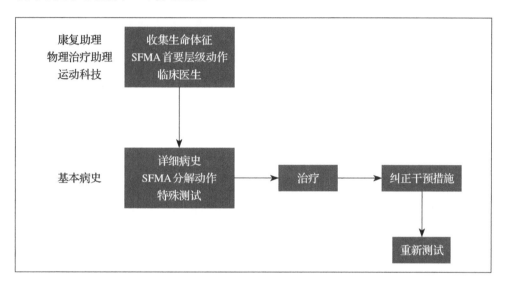

患者后续就诊的潜在工作流程

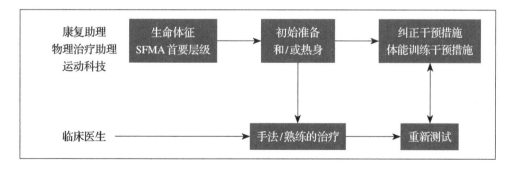

随着团队在共同的动作语言交流方面变得越来越顺畅，队友的技能或角色之间的差距越来越小，几乎所有团队成员都可以无缝地加入并与他人合作。每个从业者的技能水平应该只决定了他们操作决策树的广度。当数据表明需要进行更高级的审查时，对于由谁介入此工作不应有任何犹豫或困惑。

建立一个团队本身就是一项具有挑战性的工作，因为它不仅仅意味着寻找拥有合适技能的积极进取的人。这就是最有天赋的运动队并不是总能赢得冠军的原因之一，拥有最有天赋的员工的公司也并不总是最成功的。

创建一个每个人都受益的稳固的基础沟通机制，要求你帮助每位员工了解现有的系统，并向他们展示他们的进入位置和出口位置。

这使得每个人都可以在他们能力范围内工作，并扩大他们在团队中的价值和效力。如果你希望有一天能从日常运营中抽身出来，扩大业务规模，那么团队努力的方向必须集中和协调于构建和强化自身。

改变的机会

▶ 确定你希望在团队中展示的特征和品质。

▶ 实施系统和流程来教育和培训你的团队，以建立协作文化。

▶ 抓住每一个机会分享你的知识——不要成为信息孤岛。

▶ 制作一个计划和流程，让每个团队成员都能够扮演好自己的角色，并让他们一起成长。

▶ 系统地将自己从流程中脱离出来，看看你构建的东西是否可以独立存在。

第20章
扩大业务

- 你把资源投到哪个领域最有助于发展业务？

- 能否通过其他方式提供服务或技能，以触达更多的人或产生更大的影响？

- 成功对你来说是什么样子的？

脱离日常业务运营的想法可能非常吸引人。很多人都希望能够将大部分注意力集中在开设新场馆或扩大运营上。但是，如果没有处理好之前的步骤，比如进入社区、建立和培训团队，并且没有建立可靠的流程和指标来跟踪进度，那么不应该考虑扩大业务。

也许你已经组建了一支优秀的团队，取得了巨大的成果，业务正在增长，想要获得更多的动力。也许你已经像许多企业家一样达到了认为自己需要大幅发展业务的时刻。

当人们到达想要增加新的或提供不同的服务的转折点时，阻碍其进步的很少是资源问题——而是缺乏牢固的基础系统。人们无法在一个虚弱且存在功能障碍的身体上发展出卓越的长期运动能力，也无法在虚弱且存在功能障碍的团队和流程上开展可持续的业务。

你已准备好考验自己所构建业务的弹性了吗？首先，想象一下如果离开一周或一个月会发生什么。如果这个想法立刻让你感到不寒而栗，那么你可能像大多数企业家一样，因为没有坚实的结构来提供支撑而陷入日常运营琐事中。

当然，一些企业家决定留在团队里，想要高质量的生活，并成为社区中的重要资源。他们也许在生活的不同方面获得了满足感。运用以流程为中心的运营方法仍然可以提高业务的有效性和效率，并减轻工作压力，但并非每个人都有从根本上扩展业务的目标。

然而，对那些动机和成就感来自想要扩大自己的影响力或提升职位的人来说，其需要为继续成长而奋斗，无论是个人方面还是专业方面。你如果已经成为成长过程中的瓶颈，就永远无法推动更大规模的变革。

▶ 识别和响应问题的内部流程有多严格？

▶ 对培训团队并将团队融入这些流程的情况有多了解？

▶ 团队成员对品牌、价值观和工作场所的热爱程度如何？

你如果不弄清楚这些问题，就永远无法摆脱日常运营工作，并且会因为一千个原因而不断地被拉回来挑起大梁。你无法通过足够的营销措施来获得足够多的客户，或许有很多患者，但是团队文化给人们的感觉是大家都是通过个人努力来获得报酬的，所以不愿意互相支持。

成功扩展意味着你可能已经最大限度地利用了运营资源。问题变成了在哪个领域投入宝贵的资源来获得成功。这可能意味着更多的人、更多的空间、更多的产品，或者三者的某种组合，在这条道路上走的每一步，你都可以在尊重自然成长和适应的前提下，遵循自己的原则做出决定。

投入你的资源

在身体健康和全面健康业务的基础结构中，资源和足智多谋之间的平衡尤为重要。你不可能有足够的空间或足够多充满热情的人，这两种资源都是很昂贵的。在真正需要它们之前追逐得过多将导致快速失败。

预算的限制，总会迫使你决定将钱分配到哪里。在以图像为导向的健康和健身领域，太多的预算往往花在了最新的机器、工具或黄金地段的商业空间上。这可能会引起人们的注意，但这是一个失败的提议，因为你需要不断地配备最新最好的东西才能使自己与众不同。

我发现最成功的方法是，将预算分配给可最大限度提高团队成员质量的用途上，以及专用于练习动作的空间。提高资源的质量可以保护产品的质量。我希望我已经让你相信投资于团队成长和发展的价值，但如果目标是让人们动起来，所建立的环境最好充满动作练习的机会。

每当我开了一家新诊所，带着一位医生参观时，我都会听到："嘿，设备在哪里？"我想听到他这么说，我就可以说："我们不能让人们坐下。我们想让人们动起来。"我指出，他们想到的设备中可能有一半都是有座位的，但我们仅有的椅子或桌子是用于治疗、等待或休息的。在他们听到我这么说之后，我得到的回应几乎总是："我从来没有那样想过。"

如果有人试图让我相信他们可以安全地重返运动或训练，我不会仅仅考虑他们可以在腿部伸展或腿部推举机上移动多少重量。如果一些父母想知道他们的孩子能否参加某项运动，我希望这个空间能够向他们展示孩子可以进行立定跳远。

功能性练习是一个不受欢迎的概念，因为有一种错误的观念认为，它是由特定设备或通常类似于马戏表演的练习决定的。如果你有一家致力于以功能性的方式促进身体健康、全面健康、身体强健或生产力的公司，这应该意味着无论你有什么工具或设备，环境都允许充分表达和发展动作。

我们的案例如果可以涵盖神经发育进程中的模式或FMS的模式，就可以轻松涵盖日常生活中的动作和终身保持发展的动作。

你衡量诊所是否运行良好的标准是什么？

正如系统一样，我们需要为日常运营的效率和有效性建立基线。有些基线可能是主观的，而其他基线需要客观对待。我们有财务指标、患者或客户的依从性和进步、员工的幸福感和进步、团队整体情绪等，需要权衡这些基线指标。

在我经营过的最好的诊所里，我经常听到那些在治疗期间观察过工作场所的患者说一句话："我希望我能在这里工作。"

这些人不是物理治疗师，他们是来自各个领域的人。但他们知道如何欣赏一台运行良好的机器——这台机器能让他们感觉更好，并且动作更好。

从功能的角度确定空间有两个目的。首先，可以更灵活地利用空间，能把更多的人放到一个不被巨大的、固定的运动器械占据的地方。其次，可以让你合理地使用预算，购买可用于多种用途的设备。高质量的杠铃、哑铃、阻力带、泡沫轴、肋木、垫子和药球提供的投资回报率比最新的健身器械高出大约100倍，因为它们允许你在功能和财务方面更为灵活。

最大限度发挥空间和员工的作用

建立一个强大的团队，并优化工作空间，在空间里加人手，直至你感到空间太过紧张。以动作为中心的方法的唯一缺点是，如果你成功了，在某些时候，患者和客户在锻炼的时候会互相影响。接下来的挑战变成了在房间里找到不影响护理质量的临界人数。

太多的人过早地进行了空间的扩展，他们相信将空间扩大一倍会使他们产生的收入也增加一倍，结果却发现，他们没有最大限度地利用之前空间中的机会。记住，空间既受面积限制，也受时间的限制，在时间的安排上，你能多灵活？

有太多患者或客户需要接待的压力有时可能是团队作为一个单位工作效率低下的原因。尽早确定内部流程并最大限度地利用现有的团队和空间是多么重要，我怎么强调都不为过。增加更多的租金和工资后，风险会更高，此时你不希望系统崩溃。

首先在团队中投入资源，其次才是在空间中投入资源，这样可以让你以更自然的方式成长。为每个人提供承担更多角色和责任所需的工具和知识，将质量放在数量之前，并防止你无法适应失败。

我总是在寻找优秀的人才，并支持和我一起工作的人。我确保诊所里每一个员工都有资格参加力量和体能教练的考试，并在工作的前6个月内获得认证；我希望他们能更深入地参与诊所活动和社区活动。他们能够为高中运动队提供支持和价值，并建立通往诊所的桥梁。

我也喜欢从社区或当地大学引进实习生或学生，因为这让我能够培养潜在的未来员工。

如果我提供了物理治疗学生最喜欢或最有价值的实习经历，我就有机会雇用他们，或者他们可能选择雇用我继续在他们的职业生涯中教导他们。将我的大部分资源集中在人员身上，并最终将其转化为在实践中更好、更有能力的成员和领导者，更多的潜在员工和合作者，以及提供更多资源的庞大专业关系网。

扩展或开展一项新业务总是伴随着风险。提供关于外观的具体指导纯粹是一个学术练习，因为在需要扩展业务的时候，有许多因素都在起作用。没有两个人会有相同的财务或人力资源，感觉是时候扩展业务时，空间的可用性（甚至个人因素）可在更大程度上决定企业家是否愿意或能否跨越风险门槛。

你是唯一能最终决定这是不是正确的道路的人。了解你最擅长的是什么，然后构建你的环境，投入你的资源来支持你提供的服务，将质量置于数量之前。

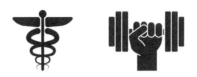

扩展你的产品——格雷·库克（Gray Cook）和迈克·戴布勒（Mike Deibler）

我已经提到过，我喜欢与各个动作层面的专家进行协作。如果我需要指导某人进行奥林匹克举重或周期训练计划，我虽然可以做，但我更愿意请专家在我的基础上将他们最擅长的东西注入其中。这种方法有助于我在最擅长的方面不断进步，同时在专业领域之外也学习一定的知识，以便能够提供明智的建议，并知道何时退让。

在这一领域，我看到更多的成功来自那些认识到自己擅长什么，然后找出新的方法来实现价值的专业人士，而不是来自那些试图依靠他们平庸技能增加更多服务的专业人士。

如今，我最感兴趣的是提供独特技能和服务的新方式，其中最让我着迷的是健康、体能或运动表现能力的虚拟交付。在没有健身房和训练设施的情况下，许多人将继续追求健身，并且在指导下，许多人更喜欢在家锻炼或进行康复运动的便利性。

市场中充斥着各种技术，还为消费者提供了越来越先进的自行车、跑步机和抗阻器械，消费者可以获得比以往更快、更便宜、更方便的物理治疗和个人训练。但在没有了解风险和建立动作基线的情况下，他们基本上只是通过更方便的技术提供相同的旧程序。

面对停工，大多数教练和医疗保健专业人员迅速转向提供虚拟服务，这样做实际上只是为了维持财务状况。在完全改变工作性质的同时保持相同水平的高质量服务和结果已经够难了，但是，与如此多的其他对手进行竞争，迫使一些企业家不得不接受这样一个事实，即他们提供的服务质量在急剧下降。对许多人来说，使用高档设备、接受严格监督的治疗或指导，都不如按照自己的时间表进行锻炼重要。

人们转向在家里使用最新的健身器械进行训练，这种转变趋势肯定比过去更加明显。我怀疑它会完全取代人与人面对面所产生的联系和形成的社区，但目前，人们需要的是虚拟的健康和健身选择。以一种新的方式管理他们的身体健康、全面健康、身体强健和生产力，许多人可以获得成功。

现在，提供虚拟服务是保持业务活力的手段。从财务资源的角度来看，以虚拟方式提供服务可以说是成本最低的选择，并且在提供服务的地点和方式的灵活性方面具有潜在优势。通过更广泛的虚拟或数字模型提供服务，你可以接触大量的在线潜在客户，但如果你询问任何有丰富经验的人提供虚拟训练或治疗有多棒，他们可能会告诉你要小心事与愿违。

圣迭戈高级训练中心的迈克·戴布勒（Mike Deibler）是在虚拟培训领域取得成功的一个很好示例。迈克以虚拟的形式训练来自世界各地的客户和运动员，其中一部分人正在训练以参加斯巴达勇士赛和障碍赛跑。本书的很大一部分致力于讲解通过动作的体验来指导患者、客户或运动员——迈克的成功很大程度上来自他认识到虚拟模型需要极高水平的沟通和反馈。

不管客户是谁，他总是问自己："我能否以虚拟方式满足这个人的需求？"转变为以这种方式治疗或训练客户可能会比亲自训练他们更费力、更耗时——尤其是在你没有建立"护栏"和更紧密的反馈回路来保持正常运转的时候。

如果你已经制定了成功与客户和患者面对面沟通的策略和流程，只要你从一开始就清楚自己和客户的期望和标准，你就可以成功过渡到虚拟模式。

这个人会成功吗？

这可能是一个很难回答的问题。尽管我们可能想为尽可能多的人提供远程筛查，但它并不适合所有人。没有人想拒绝客户，但如果人们受到伤害或没有得到他们想要的结果，你难辞其咎。

无论是进行虚拟训练还是进行面对面训练，我们应该采取同样的方法，如果远程工作阻碍了故障排除和扩大培训范围的能力，我们可以把注意力转移到哪里来解决成功路上的障碍呢？

在这里，更加勤奋地对待你的首次评估过程为以后工作的开展奠定了基础。对他们来说，在网上进行训练可能也是一种不同的体验，有些人可能从未考虑过在网络上接受教练的远程训练。在前期花费更多的时间，尽可能多地了解客户及其生活方式，绝对会让你在后期设计流程时效率更高。

我们的首要任务是识别动作中的疼痛或重大问题，并始终通过识别任何其他风险因素来跟进该优先事项。你可能想知道如何远程执行此操作，远程进行动作筛查并没有不可逾越的障碍。我撰写的第一本书《人体运动平衡》（*Athletic Body in Balance*）向读者介绍了如何进行自我筛查。该书帮助许多人只用一根长杆、一个门框和一条胶带找到了正确的纠正道路。

有理想的方法（亲自进行筛查或评估），根据目前的情况也有最佳的方法。不要让完美成为美好的敌人。如果我们承认数据质量会自然而然地受到一些侵蚀，那么我们就有责任获取足够的数据来规划一条安全有效的前进道路。

作为虚拟评估的一部分，许多从业者已经执行了某种版本的FMS或SFMA，并且已经能够捕捉足够优质的信息来做出决定，而无须深入进行评分或评估。

有时候真的需要现场筛查，在一些指导下，人们可以独立完成筛查，并拍摄自己进行筛查的过程。正确的方法能让你有信心收集可接受的信息，帮助你做决策。

如果一个人的生命体征、动作评分或生活方式表明需要更深入的评估或关注，而在线上无法有效提供这些，你会非常有信心将其介绍给当地的医疗或健身专业人士。努力远程解决问题会让所有相关方感到沮丧，并可能产生一个无法令所有人满意的结果。

但是，如果我们能够帮助人们对我们有信心解决的问题建立哪怕是一点点的信任，我们仍然可以让人们更容易继续走在正确的道路上。

目标是什么？

查看目标，让我们了解这个人是在寻求增强独立性还是寻求提高运动表现能力。一个具有良好身体意识和自我激励意识的客户可能有足够的独立性，可以通过指导和互动取得成功，但不是每个客户都具备这些品质。

对于所有客户，我们需要了解他们是否可以安全地从事体育活动，是否能够独立参与体育活动，然后我们才能专心拓展他们的能力界限。我们不需要在客户的每一次动作练习中都陪伴他们，但是如果他们不够独立，就无法通过一个单独的虚拟计划取得成功。

在与客户远程协作时，收集数据至关重要。如果没有意识到成功的潜在障碍，也没有能力解决它们，获得积极结果或体验的可能性就会急剧下降。

我们越了解客户与其目标之间的差距，就越能更好地预测可能出现的挑战。这将有助于选择正确的策略组合，使客户走向独立并获得最佳结果。

大部分答案来自设定好的基线和最值得关注的机会。

FMS是迈克的筛查中不可协商的事项。尽管这不是一个完美的解决方案，但他可以用一根木杆、一根绳子和几把椅子引导客户完成筛查，以便至少识别出那些明显得分为1分或0分的动作模式。

而任何其他测试的选用在很大程度上取决于其是否可以提供有价值的、可操作的数据，这些数据可以指导客户该怎么做，并且对客户来说是安全的。这可能是一部分的FCS测试，例如定时1.5英里跑步，或者如果客户觉得另外一个人/搭档一起进行力量测试感到很舒服，可以进行力量测试。远程获取高质量的健康和健身数据变得越来越容易，没有理由不收集有价值的数据。

问题变成了"我们能否收集足够的信息来判断这个人相对于目标的位置？我们和客户是否有自信、有能力和有资源以半独立的方式实现该目标？"

有时答案是否定的。我们需要在考虑客户最大利益的情况下，轻松地与客户进行沟通。有时答案是"也许"，而面对面交流和远程交流相结合的方法可能有利于建立独立性。

但是，即使答案是明确的，"是的，这个人可以通过完全远程指导取得成功"，最有效的策略仍然取决于客户的独立性和我们提供的护理和服务水平。

> ### 战术——寻找当地的认证专家
>
> 如果你真的想在给远程客户训练之前获得真实的FMS分数，请查看在客户所在的地方是否有人可以代表你执行筛查。我们有一个全球范围的专业人士网络，他们接受过完成动作筛查方面的培训，我们有很多关于某些教练会在线下为别的教练的线上客户进行筛查的案例。
>
> 与当地的教练进行对话表明了你对客户成功的承诺，这远远超过了客户流失可能带来的风险。

提供虚拟护理的策略

实时视频会议	预先录制的视频	带说明的静态图像
机会：	机会：	机会：
更容易从直接观察中收集信息和提供反馈	客户可以按照自己的时间表执行操作	客户可以按照自己的时间表和节奏执行练习
有机会调整你的口头指示，以确定什么是有效的	客户可以多次观看视频进行强化	如果存在互联网访问障碍，可以将计划打印出来使用
有机会从多个角度展示练习，以便客户更好地理解	允许客户按照自己的节奏练习	可扩展的解决方案（可以作为更通用的模板化计划进行出售）
	可扩展的解决方案（你的日程安排不影响计划）	
挑战：	挑战：	挑战：
只能扩展到一定程度（受时间表限制）	反馈不太即时	通常是一刀切的方法
全面捕捉某人的动作方式很难	口头指令或有限的动作视角	没有口头指导和指令
	可能会限制客户理解	可能在解释书面指示方面存在障碍
		静态图像会模糊动作的细微差别

最佳策略是通常需要准备多个解决方案。任何单一解决方案的利弊都需要根据客户的需求和能力以及你能够投入的时间和资源进行权衡。

不管你们认为什么是最佳行动方案，糟糕的行为、习惯、生活方式和动作可能会阻碍他们实现目标。任何人都可以设计和发布在线训练或康复计划，但是支持生活方式的改变会对其他促进独立的积极行为产生复合作用。这些都不需要你的持续参与来产生积极的影响，尽管它们确实需要你优先考虑并监控它们的影响。

提供成功所需的服务水平很重要，但是你还需要考虑如何具有产生关键反馈所需的沟通水平，以使你走在正确的道路上。

你将如何沟通？

在一个无法获得即时反馈的环境中，你将如何响应客户的需求？你如何避免不同时区的客户在午夜发来的短信或者读起来像小说一样的电子邮件？

首先，永远不要假设客户理解你对他们的要求，或者当遇到他们没有完全理解的练习或指导时，他们会保持适当的谨慎。你不可能想到可能出现的每一个问题或场景，但是你需要考虑如何准确地传达你希望他们做什么，以及他们应该如何做和为什么要这样做。

当你不能用手或身体来演示时，你会了解到清晰沟通和有效指导的更高价值。在实时虚拟会议期间，或者通过预先录制的音频或视频，你无法捕捉到功能障碍的一些细微迹象，或者无法对身体某个部位施加一些纠正的力量。如果你能够以人们最容易理解的方式传递你的信息，他们就会取得成功。

在新客户引导流程中，清晰是关键。你与远程客户的互动可能不如他们实际出现在你的诊所中那样频繁，在你与客户进行第一次对话时建立明确的期望可以节省你的时间和精力。

明确流程如何运作以及为什么他们需要或多或少的指导或监督，这样可以建立协作关系。没有什么比失去一个在前几次锻炼中苦苦挣扎的客户更糟糕的事情了。你甚至都不知道，直到你询问客户情况的时候，才会发现客户已经选择了退出。

一个比较好的方式是以某种形式每周交流两到三次。这可以通过电子邮件、电话或短信的形式实现，让他们知道你在为他们提供支持——任何能让你了解依从性和动机的方法在这里都至关重要。根据你愿意投入的时间或某人的反应，交流次数可能会多一些或少一些，但最好一开始就选择频繁的交流。

围绕沟通方式和沟通时间建立一个流程是关键。我们已经看到从业者在一周的某几天安排与客户进行正式沟通。内容包括回顾和确定下周的目标，其中包括关于遇到的障碍、疼痛或问题。为客户设定具体的沟通日期和跟进日期，这样做可以防止在一天中的每一分钟都会收到电子邮件和信息，并让你更有效地安排你的通信时间。

在一个简单的电子表格中填上正式会议期间要收集的信息并进行跟踪，这可以帮助你发现趋势或新出现的障碍。

客户跟踪日志示例

客户姓名	沟通日期	会话编号	目标	实现目标的进度	问题	障碍	疼痛

你在捕获和解释这些数据方面做得越好，交流就变得越容易。依从性更强的客户需要更频繁和更即时的反馈，以及更广泛的沟通策略来保证他们的参与度。在为这些客户服务的早期阶段，通过预先录制的练习视频或教程以及更频繁的沟通来辅助新阶段或新练习的现场指导变得至关重要。

随着客户独立性的提高，他们对实时反馈的需求可能会减少，一对一交流的时间也会减少，而且他们会以更自给自足的方式管理其训练计划。那些遵循纯粹书面计划或预先录制视频计划的完全独立的客户，可能会取得良好的进展，你只需要每周发送一封电子邮件或一条短信，以及每月进行一次实时沟通。

战术——为常见问题制订计划
（迈克·戴布勒）

写下你遇到的每个问题和答案，因为你可能会再次看到它们。一旦你开始看到最常见的5个或6个问题出现，帮自己一个忙，创建一个常见问题文档，以节省将来的时间。

你始终必须在监督和指导之间找到适当的平衡，在这些客户表现出对计划的良好理解之前，始终保持谨慎行事。远程客户可以安全地进行运动一般需要更多的时间。如果有人不了解做某个独特的新练习时应该产生什么感觉，或者做这些练习会产生什么效果，那么将这些练习加入训练组合中似乎没有什么好处。

你要收取多少费用？

那么，在以虚拟方式交付你的服务时，它的价值是什么？

我需要告诉你，每个市场都不同，并且只能容忍特定的价格点。当你考虑提供这种服务或任何其他服务的价格时，有必要考虑一下提供这种服务要花多少时间。你会花几个小时为每个客户制订一个计划，并一对一地训练他们吗？还是你会从模板化的计划开始调整，并减少沟通的频率？

如果你考虑对每个客户按小时计费，请在正常价格的基础上制定一个价格。对于每月花费的小时数，相应地进行收费，就像你亲自提供服务时的收费一样。

对一些专业人士来说，收取这样的价格可能会感到不舒服，我相信那是因为他们觉得这是一款更低级的产品。如果你所做的只是教练习，那没错——你提供了人们可以在互联网上免费学习的东西。你收取任何金额都会太多。

如果你投入同样的时间和精力来提供全面的虚拟体验，那么你应该对你提供的产品质量感到满意。如果你通过使用模板来节省时间，那么收费可能会更低，但如果你提供的是一对一的治疗或训练、定制的训练计划，甚至比面对面时花费了更多的时间和提供了更高的可用性，价格应该反映你提供的价值。

根据客户想要和需要达到的独立程度设计两到三种产品，可以帮助你提供个性化体验，或者更自动化、更具成本效益的选择。

我们都需要承认，许多人将物理治疗师、整脊师、私人教练，甚至一些专项教练的服务视为一种商品。当你成为一种商品时，价格和便利性是人们做出选择的主要考虑因素。

在线培训市场是一个饱和的市场，由免费选项和模板化、一刀切的计划组成。在这个市场竞争是一场逐底竞争，是一场重数量、轻质量的竞争。

市场中未达到饱和的是那些打算脱颖而出的专业人士，他们花时间去理解和思考他们在这个新领域中所采取的方法。在你开始在服务价格上妥协之前，请记住，只要你拒绝在你提供的价值上妥协，就有足够多的人愿意忍受一点不便（无论是时间、承诺还是成本）。

如果你愿意并且能够抓住机会，机会就在那里。

改变的机会

▶ 在提供新的服务或解决方案之前，请确定你是否最大限度地利用了现有的资源。

▶ 在你能够实际感受到当前环境的拥挤并已将效率最大化之前，不要扩展新的空间。

▶ 首先在你的团队中投入资源，其次在你的空间中投入资源。

▶ 为团队中的每个人提供承担更多角色和责任所需的工具和知识。

▶ 在扩大空间之前，考虑以虚拟或混合模式提供服务的机会。

▶ 确定你花费的时间对你来说是不是值得的，并询问你的努力是否与你提供的价值相符。

▶ 优先考虑沟通和反馈，以便与你一起工作的每位患者/客户/运动员（无论是面对面合作还是虚拟合作）都能取得成功。

第21章
成为变革型领导

▶ 如何区分管理者和领导者？

▶ 做出的专业决定对谁的影响最大？

▶ 你对你的职业有什么回馈？

对大多数人来说，经营企业最艰难的转变不是从员工变成老板，不是从独自奋斗发展到建立和管理一个团队，甚至与从一家诊所或健身房扩展到多家门店无关。

最艰难的转变是从管理者转变为领导者。

一个好的管理者在技术上是可靠的，在战术上是可行的。这个人能够理解并传达成功所需的技能，能够适应并应对不断变化的情况。正如埃里克·达加蒂所说："优秀的教练在技术上表现出色，他们慢慢会变得过时。但如果他们在战术上非常擅长，你就不能没有他们。"

> "如果你的行为能激发他人更多的梦想、更多的学习、更多的努力和更多的成就，那你就是一个领导者。"
>
> ——约翰·昆西·亚当斯（John Quincy Adams）

如果你能够有效地进行教育和沟通，你的技术影响力会使团队即使没有你也能继续高水平运作。战术使你变得不可或缺，因为并非每个人都愿意寻求反馈，并学习找到正确的工具或方法组合以获得成功。一个伟大的教练，他的技术知识已经被运动员牢记，他可能会缺席一周的训练，但团队中的每个人仍然会表现良好。但是如果他在比赛日不在场边，战术的丧失会带来非常明显的后果。

管理者和领导者的区别在于，管理者在后面推动，领导者在前面引领。一个好的领导者拥有取得成功所需的技术和战术，但更重要的是，领导者愿意为失败负责，并分析哪里出了问题以及如何解决问题。

在体育运动中，当人们从助理教练变成主教练时，他们很快意识到提出建议比做出决定更容易——尤其是这些决定需要被广泛应用时。

承担领导者的角色意味着现在不仅有更多的事情要做，还要承担责任。你不仅是让人们遵守绩效标准，还要制定标准。团队未能达标的时候，你应该调查个人哪些地方可以做得更好。

战术——授权给你的团队（弗兰克·多兰）

我为我的业务制定了"战略会议"。我告诉我的教练，在给客户训练的任何时候，如果他们觉得有必要，他们应该有权安排与客户或运动员进行一场30分钟的会议。

他们如果觉得某人的目标已经发生了变化，或者某人需要改变行为或加强营养，可以自主安排时间进行交谈，我会为此支付额外的费用。

客户无须支付额外费用。我想激励团队去思考。从客户的角度来看，他们会获得远远超出预期的价值。从训练员的角度来看，这是一个比训练课程更深入、更有意义的对话机会，有助于获得更好的结果。

我想帮助每一个为我工作的人发展他们的技能和能力，我的业务也能从他们的转变中受益。

克服交易心态

在追求新想法的过程中，愿意承担责任、义务和风险并不是所有人都具备的素质。失败、批评和犯错都是在前面引领的真实后果，而对尝试与标准不同的东西所带来的对批评的恐惧往往会阻碍人们前进。世界上的其他人正在坚持传统或保护他们的立场，直到普遍共识给予他们确认和改变的许可，因为他们看待改变的视角是交易性的。"X如何才能让我们获得更多的钱、客户或关注？我必须放弃什么才能尝试X？"

这就是"速效"已经成为一个独立行业的原因——承诺在很短时间内以很小的风险获得回报。你有时可以破解某些方法来获取短期收益，但这种行为缺乏可持续性。你提供了一个承诺了结果的解决方案，而没有了解需要做什么（或者不做什么）。如果一切都被视为交易，这不可避免地会导致你把自己放在客户和患者的前面，因为你要问的问题是："我的回报风险是什么？"

你可以用这种交易心态取得成功。等待外部确认或缩短流程甚至降低失败的风险。不幸的是，它也限制了你利用更大机会的能力。任何领域前沿的新概念都很少获得证据证明。新的想法来自那些率先采用实验的方法，以不同思维方式思考或看待要解决的问题的人。

他们有了一个想法，花了数年时间（也可能是10 000个小时）创造了一致的价值，并评判性地审视一切："这是否明显更好？更好地完成X能让我变得更客观、更足智多谋或更有效吗？"

动机不是如何获得更多的X，而是如何为你提供的服务增加更多的价值。你可以在其他人赶上并跟随你的前进步伐之前，充分利用你所能提供的服务相对于竞争对手的价值差距。这是从交易型思维向变革型思维的转变。

与那些高估短期收益重要性的人相比，对你的成功进行再投资本身就能让你的业务稳定持续地增长。

领导者希望改变传统中过时的部分，并保留传统中仍然有效的部分。这并不意味着所有的领导者都是创新者，甚至是新概念或新技术的早期采用者，但他们都努力保持客观和完全透明，他们在不断突破界限。

领导者的价值观与为个人、社区、团队或组织的发展服务所采取的行动直接相关。这种奉献最终可能会以更多的金钱、关注或荣誉的形式得到回报，但这纯粹是一个真正的领导者为了转型而不是为了交易的附带作用。

如何拥有变革的心态？

▶ 使用自然障碍来测试策略和塑造性格。不要试图通过购买或破解的方式来解决问题，因为你会一次又一次地看到类似的问题。

▶ 证实领导力是一种责任，而不是一个头衔——要么赢得它，要么失去它。

▶ 在发展技能的同时培养毅力和内在价值——没人喜欢有才华的混蛋。

▶ 庆祝个人成就，但不要让个人成就超过团队服务。比如一个球队里，当核心球员都不认为自己是特殊的一员时，球队就会变得更好。

▶ 抓住一切机会取消权利。做好自己的工作，拥有可靠的数据。

▶ 吸取失败带来的教训。

▶ 通过客观、透明的系统来重塑文化，并不断更新。

▶ 向上游看，开始识别风险并采取行动。

第22章
寻找自己的道路

我自愿在我孩子所在的小学每周教一次体育课。这门课有时并不像大多数人所期望的那样。我们让孩子们从第一排看台跳下来，试着落地，然后让孩子们头上顶着一个小沙包去做同样的动作，再继续增加复杂性和要求。我可以让他们在半泡沫滚轴上保持平衡，或者在平衡木上行走。我的课程没有教案，也没有"练习"。

在课程的最后10分钟，我们会讨论谁做得好，谁想做得更好，以及我们可以为此做些什么。

他们学会了相互模仿、互相观察并学习，我的工作就是扩展这种能力——使他们处于自己能力的边缘，发现身体障碍并解决自己的动作问题。他们发现自己处于一种不舒服的境地，这要求他们培养自己的心理韧性，并通过体验来直观地学习。

不能在大家都参与活动的时候让某个孩子坐在看台上等着，可以指导一群孩子中的某一个人，并让每个孩子都做同样的事情，但要调整难度，以促进动作学习和发展运动中的适应性反应。从那以后，只需要让他们玩耍、探索——让这些活动自然地锻炼他们的体能和韧性。

我提到这个故事，并不是因为我认为你应该去当一位志愿者，带10岁孩子们上体育课，而是因为它反映了我们在工作中应努力实现的一切东西的本质。这是一种文化，是我们已经失去的东西，也是患者、客户和运动员带给我们许多挑战和问题的根源。

> "总有这样的时刻：我们需要停止将人们从河里拉出来，而且需要逆流而上，找出人们陷入困境的原因。"
>
> ——德斯蒙德·图图（Desmond Tutu）

我们如果希望产生足够大的影响来改变体育文化的轨迹，就需要尽自己的力量从源头上重建每一层动作。这不是通过开处方、重复练习或纠正干预的措施就能解决的，而是通过从根本上改变我们向服务对象传递和增强身体意识的方式，以及为他们提供工具来更好地参与运动。不是每个人都会接受你的提议，但这并不意味着你不应该努力教人们如何更好地生活。

人们总是很容易看到可以添加什么——更多的补剂、更多的锻炼形式、更多的工具、更多的认证。人们认为"适者生存"是指只有那些拥有最多力量、金钱、时间或资源的人才能够崛起。但自然和历史告诉我们，最强大、最聪明或拥有最多资源的人并非总是坚持最久的人。

丰富的资源可能会在充满挑战的时期提供更多的保护，但长期的成功仍然归结于谁能更轻松地应对和适应不断变化的环境。几乎在每个示例中，都是那些最足智多谋、用更少的资源勉强度日的人最终生存下来并茁壮成长。

毅力和决心是个人持续成长及发展的必要因素。如果存在一个我们都可以从这些品质的应用中受益的领域，那首先追求更多的智慧，其次才是追求更多资源。保持这种心态与患者和客户互动、制定治疗和训练方法、开展业务以及生活，可能会阻碍你的快速增长，但会确保你在开始为主干添加分支之前，已经牢牢扎根于土壤中。

向动作的业务上迈进

我希望本书能提供一个全新的视角，帮助你建立整体性的方法，来了解如何与客户合作以及如何经营业务。我相信我们对功能性动作系统的研究成功地建立了一些关于人类动作质量客观上应该是什么样子的共同语言。如果不出意外，它暴露了一个困扰我们的问题，这个问题对现代社会人们的健康和健身产生了负面影响——许多人只是简单地应用了相同解决方案的变体，却无法解决最常见的动作问题。

在这个已经变得极其重要且日益拥挤的领域中脱颖而出，意味着要提供超越标准的价值和服务方法。

我们的目标始终是创造一些有效且一致的工具来支持我们自己的工作和客户，但在教授别人的过程中，我们已经评估出系统和工具是否能在更大范围内提供相同的价值。随着时间的推移，该流程被重复、扩展、完善和修改——总是通过收集的数据提供支持，并通过相同的过滤器以防我们的自负或动机阻碍进步。

4×4矩阵旨在将我们的工作细化为一个更完整的决策制定系统，我们希望它能为你的实践提供信息，并以与功能性动作系统相同的方式提供价值。

对教条说不。无论使用什么样的筛查或评估，应该始终有一个原因和一个流程，使你能客观地测试和评估你的感知和行为。没有单一的方法，也没有正确的方法，但如果我们都用同样的标准来衡量工作，就可以开始对看起来更好的方法达成一致。

不要让别人的数据（包括我们的）决定你的道路。以批判的方式看待所有新事物。选择你的课程，选择测量工具，并通过一个系统过滤它们，以查看数据对该选择有何影响。

身体适应					
		意识	保护	纠正	发展
身体成长	生产力	?	−	+	=
	身体强健	?	−	+	=
	全面健康	?	−	+	=
	身体健康	?	−	+	=

再次查看4×4矩阵。

▶ 你最大的专业影响力出现在哪个动作层?

▶ 哪一行或哪几行提供了提高你的价值或增长专业知识的新机会?

▶ 你可以向患者、客户或运动员传授哪些价值或战术，以提高他们的独立性?

▶ 你正在做些什么来为自己和他人填满这些表格?

这些问题（以及之前的所有问题）的答案将和与你共事的每个人一样独特。但是，每个人都可以通过相同的系统流程过滤输入和输出，从而在个人行动中找到相同方向。

我们都必须抓住机会，承担责任，以自然、系统且可持续的方式帮助他人培养身体成长和适应能力。

我们都必须致力于在这一旅程中引导和增强他人的能力，使他们走向独立。

我们都必须坚持最高标准的问责制和透明度——以客观为基础，不自负，始终为患者、客户、运动员、同行和社区服务。

如果我们能够在这个基础上团结一致，朝着同一个目标努力，我毫不怀疑，每个人都会找到最好的工具、战术、策略。

附录

系统概述

SFMA

SFMA是一项针对疼痛患者的临床评估。这是一个基于动作的诊断系统，让医疗专业人员在结构化、可重复的评估中分解功能障碍的动作模式，系统地找出疼痛的原因，而不仅仅是来源。

当你因手臂疼痛而去医院时，医生立即采取的行动是检查心脏，而不是手臂。手臂上的症状是身体其他部位出现问题的结果。同样，SFMA着重关注潜在的功能障碍动作，以寻找疼痛的原因。这一概念更广为人知的名字是区域相互依存——看似不相关的问题实际上会导致功能障碍。SFMA满足了评估稳定性和/或运动控制功能障碍以及动作功能障碍的临床需求。

SFMA是第一个系统化考虑到运动控制改变、无法协调正确动作的系统。该系统使我们能够正确识别问题（灵活性与运动控制），为临床医生提供最好的建议，以帮助临床医生获得成功。SFMA使用神经发育的观点创建一个系统，即我们在婴儿时期学习运动的方式，会重新教导大脑如何与身体交流，重塑运动控制。

虽然我们鼓励所有健身和健康专业人士学习SFMA初级，但实际认证是留给医疗保健专业人士的。继SFMA初级之后，SFMA高级教授医疗保健专业人员如何使用SFMA的研究成果来指导干预措施，强调3R（重置、强化和重建）方法，以便立即将灵活性技术和运动控制再次制定的程序整合到临床实践中。

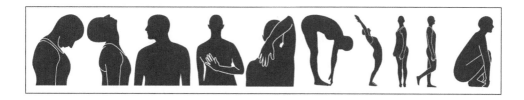

FMS

FMS是一个标准化的动作模式过滤器，用于衡量一个人（无论年龄大小）在日常生活中的运动情况。它同时考虑了灵活性和稳定性，并为专业人员提供信息，使他们能够准确且有目的地制订训练计划。这些信息使专业人员能够快速筛查动作，为客户找到最大的成功机会。

FMS可以用于识别一个人良好的动作模式，这些模式可以被训练，以达到健身效果。它还可以识别不理想、需要保护和纠正的模式。在FMS结束时，我们将获得基线和有价值的信息，以创建一个针对个人的计划，从而营造一个有利于实现目标并保持个人健康的环境。

我们鼓励所有健身和医疗保健专业人士学习FMS，因为它让我们更好地了解动作模式对健康、体能和生产力的影响。FMS高级为训练计划编排奠定了基础——通过创建定制的练习内容，实现从动作功能障碍到能力正常的平稳过渡，同时限制阻碍进步的因素。

FMS是标准操作程序的关键，用于确定客户是否可以安全地走上健身和锻炼的道路，或者他们是否需要解决疼痛或功能障碍。这是他们走出伤病或肌肉骨骼健康问题，并进入一个运动表现新策略和独立的体育活动新策略的流程之一。

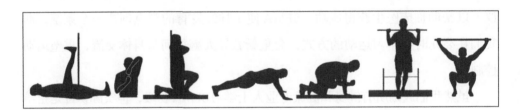

Y平衡测试

功能不对称是增加受伤风险的主要因素。Y平衡测试是用来量化一个人的运动控制能力和功能对称性的工具。Y平衡测试允许我们将身体"四等分"——左与右、上与下，以测试核心和四肢在自身体重负荷下的功能。

Y平衡测试是基于对预防受伤和确定受伤后发生的运动控制变化的多年研究而开发出来的。它可用以识别一个人在康复和运动表现方面所出现的障碍。

Y平衡测试适用于所有医疗保健和健身专业人士。学习和实施该测试可以提供清晰的、可衡量的基准，以确保动作的基本质量完好无损。

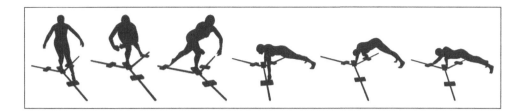

FCS

FCS是一种创新的身体素质测试方法，可用以剖析阻碍客户发挥真正潜力的基础体能问题。FCS旨在测试运动能力的四个关键组成部分，并发现影响以下能力的问题：

- ▶ 控制平衡；
- ▶ 在负荷下保持姿势；
- ▶ 产生爆发力；
- ▶ 储存和再利用能量。

FCS适用于任何专注于这四个关键组成部分的专业人士。了解为什么和如何测试这些关键组成部分，并为运动员和活跃人群提供纠正措施和体能训练策略，有助于其恢复一定水平的体能训练质量。

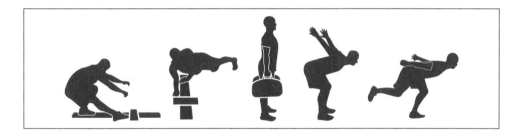

FBS

FBS是围绕"EAARS"呼吸功能模式构建的新型筛查，为健身和医疗服务提供者而设计，用于捕捉功能正常和功能障碍的呼吸模式。功能性呼吸是：

- ▶ 高效的（Efficient）；
- ▶ 可适应的（Adaptive）；

▶ 适当的（Appropriate）；

▶ 积极反应的（Responsive）；

▶ 支持（Supportive）健康的。

最近的研究表明，呼吸功能障碍实际上是多维的，包括三个主要类别或功能障碍维度：生化维度、生物力学维度、心理生理维度。呼吸功能障碍的存在会影响整体健康和肌肉骨骼系统的表现。它会导致许多症状和功能障碍，包括影响肌肉骨骼系统的症状和功能障碍。它可能会导致疼痛阈值降低、运动控制能力和平衡性受损，以及随后的动作功能障碍，这些都会对健身和康复的表现产生不利影响。

功能性动作系统的呼吸课程介绍了筛查和几个相关工具，以评估和测试呼吸功能障碍，还搭配了呼吸再训练方法。基于与其他纠正策略相同的神经发育进程，恢复自然呼吸模式的方法在健身和康复环境中都很有价值。

肌肉骨骼健康风险

我对风险因素的兴趣源于对动作的好奇心，这种好奇心推动了FMS的发展。

在早期，我并没有打算在训练或康复中添加一些新东西。我只是一个年轻的、有点沮丧的物理治疗师，被许多缺失的部分弄糊涂了。在20世纪90年代，医学忽视了严重的肌肉骨骼问题，因为一般体检中没有动作的部分。

随后出现了FMS。FMS在它擅长的事情方面做得很好，但正如我经常说的，如果FMS所做的只是识别出了那20%左右的人在筛查动作中出现了疼痛，而他们之前却被允许活动，它就有很大的价值了。（它不仅可以做到这一点，还可以做得更多）

尽管现在FMS的使用率已经稳步增长，但仍然不太可能在全科医生办公室中使用。动作仍然不是判断一个人是否"健康"的体检的一部分。

我们现在已经身处21世纪20年代。一半的美国成年人的肌肉骨骼健康存在问题，肌肉骨骼健康是18~64岁美国成年人中最常见的健康问题。如果你不认为这些数字很惊人，那么如果我告诉你，美国每年的肌肉骨骼健康支出超过了国防支出，你会怎样想呢？

然而，动作仍然不是体检的一部分。

目前关于肌肉骨骼损伤风险因素的研究强调了我们在医疗保健方面的缺失。

我喜欢把这些数据分为6类：疼痛、身体成分、医疗或行为史、平衡、动作和活动水平。以下是我对每个类别的看法。

疼痛：[1,2]这个简单。某个人是否在问卷调查中、活动中或任何动作评估、测试或筛查中报告过疼痛？

身体成分：[8-11]这个也简单。25或更高的体重指数是一个显著的肌肉骨骼风险乘数。你可以计算这个乘数，问一些问题仍然很有帮助。

医疗或行为史：[1-4]这可能会引起常见的危险信号，值得注意的是，以前的损伤导致的缺赛时间被认为是肌肉骨骼健康风险因素。更强大的客户或患者问卷可以收集大量信息。这取决于你如何提出问题以得到最客观的答案，但不要只想到以前的手术，因为这还与生活方式和行为有关，想想睡眠时间（每晚睡几个小时）、水合作用（每天喝几杯水）等。

平衡：[2-5]四分法平衡测试中的低分和不对称是肌肉骨骼健康的风险因素。

动作：[6-7]一般动作功能障碍和不对称，以及肌肉力量不对称，都被认为是危险因素。

活动水平：[9]这是另一个简单的数据。减少身体活动会使个人处于肌肉骨骼健康问题的风险中。

所有这些类别都在你的关注范围之内，但是你应该已经特别关注了其中的3个类别。

哪3个？就是今天可以立即采取行动的那3个：疼痛、平衡和动作。这3个类别拥有快速有效的反馈机制。

这3个也恰好有与之相关的客观测试，使得我对肌肉骨骼健康与一般健康相结合的回应变得简单。首先，让我们拓宽视野，将我们已经标记为健康风险的因素（例如高体重指数和心血管健康状况不佳）也纳入肌肉骨骼健康的风险因素中。其次，在结束康复训练后和改变活动水平之前，通过FMS和Y平衡测试尽可能地采取行动。

现在让我们回到算法。对类别的讨论显然是非常笼统的——在这种情况下必须如此。但是这项研究的指导性并不普遍。这些肌肉骨骼健康风险因素有相当具体的衡量标准。功能性动作系统目前正在研究一种算法，该算法通过基于FMS和Y平衡测试的自我动作筛查，以及涵盖睡眠、营养和身体活动的大量健康问卷，考虑了这些风险因素。组织和权衡这些信息，并提供适当的指导，将注意力集中在最薄弱的环节上，以减少风险，并达到身体健康、全面健康和身体强健的效果。

1 Teyhen, D. S. et al. What Risk Factors Are Associated With Musculoskeletal Injury in US Army Rangers? A Prospective Prognostic Study. Clin. Orthop. Relat. Res. 473, 2948–2958 (2015).

2 Teyhen, D. S. et al. Identification of Risk Factors Prospectively Associated With Musculoskeletal Injury in a Warrior Athlete Population. Sports Health 1941738120902991 (2020).

3 van Meer, B. L. et al. Which determinants predict tibiofemoral and patellofemoral osteoarthritis after anterior cruciate ligament injury? A systematic review. Br. J. Sports Med. 49, 975–983 (2015).

4 Toohey, L. A., Drew, M. K., Cook, J. L., Finch, C. F. & Gaida, J. E. Is subsequent lower limb injury associated with previous injury? A systematic review and meta-analysis. Br. J. Sports Med. 51, 1670–1678 (2017).

5 Plisky, P. J., Rauh, M. J., Kaminski, T. W. & Underwood, F. B. Star Excursion Balance Test as a predictor of lower extremity injury in high school basketball players. J. Orthop. Sports Phys. Ther. 36, 911–919 (2006).

6 Busch, A. M., Clifton, D. R. & Onate, J. A. Relationship of Movement Screens with Past Shoulder or Elbow Surgeries in Collegiate Baseball Players. Int. J. Sports Phys. Ther. 13, 1008 – 1014 (2018).

7 Kiesel, K. B., Butler, R. J. & Plisky, P. J. Prediction of injury by limited and asymmetrical fundamental movement patterns in american football players. J. Sport Rehabil. 23, 88–94 (2014).

8 Bastick, A. N., Runhaar, J., Belo, J. N. & Bierma-Zeinstra, S. M. A. Prognostic factors for progression of clinical osteoarthritis of the knee: a systematic review of observational studies. Arthritis Res. Ther. 17, 152 (2015).

9 Chapple, C. M., Nicholson, H., Baxter, G. D. & Abbott, J. H. Patient characteristics that predict progression of knee osteoarthritis: a systematic review of prognostic studies. Arthritis Care Res. 63, 1115–1125 (2011).

10 Nicholls, A. S. et al. Change in body mass index during middle age affects risk of total knee arthroplasty due to osteoarthritis: a 19-year prospective study of 1003 women. Knee 19, 316–319 (2012).

11 Reyes, C., Leyland, K. M., Peat, G. & Cooper, C. Association between overweight and obesity and risk of clinically diagnosed knee, hip, and hand osteoarthritis: a population-based cohort study. Arthritis (2016).

红/黄/绿灯练习

下面列出的练习不是完整的，但提供了关于如何在功能障碍的动作模式下进行练习的指导。

其中的许多练习（和更多练习）可以在相关网站的练习视频库中找到。

	红灯练习（保护）	黄灯练习（谨慎发展）	绿灯练习（纠正并发展）
主动直腿上抬	髋铰链（硬拉动作） 跑步 跳跃	蹬台阶弓步 分腿练习	双膝跪地和单膝跪地 下劈上拉 上肢训练 核心锻炼
肩部灵活性	过头推举 过头下拉 倒立锻炼	水平推举和划船 部分土耳其起立 前架位行走	硬拉 壶铃摇摆 农夫行走和提物走
踝关节灵活性	弓步 分腿练习 跑步和跳跃	硬拉 壶铃摇摆 单腿硬拉	半土耳其起立 单膝跪地下劈上拉 上肢锻炼
旋转稳定性	不对称负重练习 （单臂抓举、 壶铃摇摆）	部分土耳其起立 单膝跪地下劈上拉、推举 硬拉和深蹲 （对称负重）	地面卧推 对称负重练习 上肢锻炼
躯干稳定性俯卧撑	推举（站姿） 壶铃摇摆 弹震式练习	硬拉 深蹲 俯卧撑	蹬台阶 分腿练习 单腿硬拉
直线弓步	弓步 分腿练习 跑步和跳跃	硬拉 壶铃摇摆 单腿硬拉	半土耳其起立 单膝跪式下劈/上拉 上肢锻炼
跨栏步	单腿练习 跑步 提物走	硬拉 深蹲 （对称负重）	半土耳其起立 单膝跪地下劈/上拉 单手硬拉
深蹲	深蹲变式	单腿深蹲 分腿弓步 跑步	土耳其起立 硬拉、单腿硬拉 双膝跪地和单膝跪地下劈上拉

续表

	红灯练习（保护）	黄灯练习（谨慎发展）	绿灯练习（纠正并发展）
动作控制	过头推举 跑步 跳跃	单腿训练 水平推举	熊爬（上肢训练） 单膝跪地投掷 平衡木练习
	高冲击力和大负重的平衡练习		
姿势控制	跑步 跳跃 弹震式运动	单膝跪地单臂壶铃推举 土耳其起立	六个位置的提物走 壶铃保持和转动 单膝跪地壶铃绕头举
	高冲击力和大负重的脊柱练习		所有动作控制类绿灯练习
爆发力控制	跑步 跳跃 弹震式运动	药球投掷 跳绳	体操棒摇摆 战绳波进阶练习 所有动作控制和姿势控制类绿灯练习
	高冲击力和大负重的高强度练习		
冲击力控制	奔跑 跳跃 弹跳	跳绳（单腿和高级技术）	体操棒甩摆 基本跳绳练习 所有的动作控制、姿势控制和爆发力控制类绿灯练习
	高冲击力和大负重的加速、减速、变向练习		

动作的标准操作程序

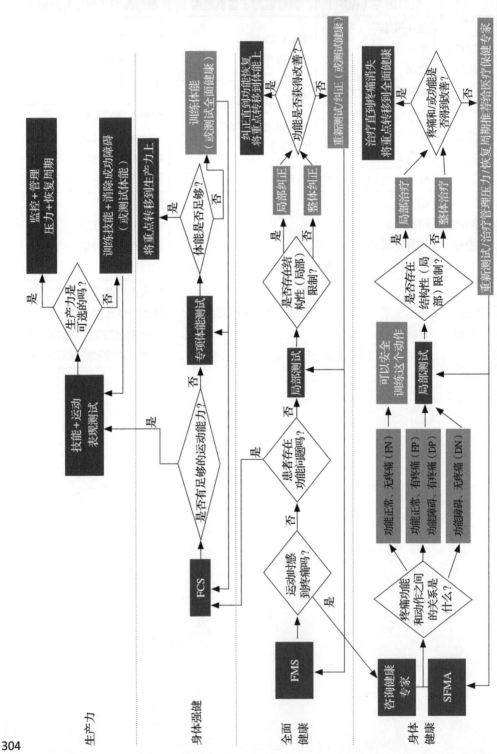

304

患者进展记录示例

亲爱的布朗（Brown）医生，非常感谢您将珍妮特·约翰逊（Janet Johnson）推荐到我们的诊所进行腰痛的评估和治疗。我们已经让其就诊6次，她表示疼痛减轻了30%。她的动作模式和日常功能同样获得了30%~40%的改善。

我仍然担心平衡问题，因为她试图只用左腿站立，我觉得这是她最初抱怨腰痛的主要原因。我们已经确定了她左下肢的两个关键损伤，这在很大程度上是她左侧平衡问题的原因。这两个关键损伤是：左髋伸展存在45%的力量不足，左脚踝活动性有20%的限制。请参阅随附的功能和损伤表。

我预计她还需要再进行3~4次物理治疗，但我希望将就诊时间安排为每周一次。该安排应该使我们能够监测到她的疼痛减轻和功能完全恢复。如果你对本说明有任何问题或疑虑，请随时与我们联系。

一种简单的疼痛量表

SFMA和运动控制筛查是我的动作模式工具

该陈述以合乎逻辑且合理的方式将功能和症状联系起来

该声明将一般功能与特定损伤测试联系起来

展示一个解决问题和使患者走向独立的计划

运动控制筛查
（平衡筛查）

正常

初始测量

左　右

借用条形图来展示患者左侧平衡问题

左髋部伸展力量

正常

初始测量

左　右

左脚踝背屈活动性

正常

初始测量

左　右

推荐读物

本书特别提到了来自不同学科的许多作品。无数没有被引用的其他作者的作品也极大地影响了我的思维过程，无论是一般思维还是关于运动的思维。以下是有一些有影响力且让我获益良多的作品。

《一万小时天才理论》（*The Talent Code: Greatness Isn't Born. It's Grown. Here's How*）

丹尼尔·科伊尔（Daniel Coyle）

《哪来的天才？练习中的平凡与伟大》（*Talent is Overrated:What Really Separates World-Class Performers from Everybody Else*）

杰夫·科尔文（Geoff Colvin）

刻意练习，反馈快速失效。

《原则》（*Principles*）

雷·戴利奥（Ray Dalio）

极度透明和算法思维不仅仅是金融模型中的资产。

《成长的边界》（*Range: Why Generalists Triumph in a Specialized World*）

大卫·爱泼斯坦（David Epstein）

谨防专业化的牺牲，了解泛化的好处。

《清单革命》（*The Checklist Manifesto*）

阿图尔·葛文德（Atul Gawande）

标准操作程序不会破坏专业精神，这是它的标志。

《做不可替代的人》（*Linchpin: Are You Indispensable*？）

赛思·戈丁（Seth Godin）

发挥你的创造力，成为不可或缺的人。

《上游思维——变被动为主动的高手思考法》（*Upstream: How to Solve Problems Before They Happen*）

丹·希思（Dan Heath）

不要让别人发现你的上游问题。

《21世纪进化论》（*A Hunter-Gatherer's Guide to the 21st Century: Evolution and the Challenges of Modern Life*）

希瑟·海英（Heather Heying）和布雷特·温斯坦（Bret Weinstein）

我们已经忘记了形式和功能是有内在联系的。

《障碍就是道路》（*The Obstacle Is the Way*）

瑞安·霍利迪（Ryan Holiday）

用固定资源挑战你的足智多谋，障碍永远都会存在。

《魔球：逆境中制胜的智慧》（*Moneyball: The Art of Winning an Unfair Game*）

迈克尔·刘易斯（Michael Lewis）

改变视角，挑战固定思维模式的正确方法是用统计学武装自己。

《风险：用户指南》（*Risk: A User's Guide*）

斯坦利·A.麦克里斯特尔（Stanley A. McChrystal）

威胁 × 漏洞 = 风险

你知道风险是什么以及如何测量风险吗？

《为食物辩护》（*In Defense of Food: An Eater's Manifesto*）

迈克尔·波伦（Michael Pollan）

将"全食物"的概念转变为"全运动"。

《从为什么开始》（*Start with Why*）

西蒙·西内克（Simon Sinek）

提炼出你关于"为什么""如何""什么"的陈述。你不会第一次就做对，所以要练习。

《团队领导最后吃饭》（*Leaders Eat Last*）

西蒙·西内克（Simon Sinek）

沟通和问责制是从最高层开始的。

《极限控制》（*Extreme Ownership: How U.S Navy Seals Lead and Win*）

约茨科·威林克（Jocko Willink）

拥有你的原则，并用行动和言语表达你的原则。

贡献者简介

埃里克·达加蒂（Eric D'Agati）

作为ONE Human Performance的创始人，埃里克为许多顶级运动队和组织提供咨询服务，包括纽约巨人队和纽约岛人队。埃里克拥有美国威廉帕特森大学的运动生理学学士学位，以及包括美国国家体能协会（NSCA）在内的众多组织颁发的专业证书。他曾在不同的大学和诊所讲课，其中包括梅奥诊所、新泽西州校际体育协会（NJSIAA）、Frank Glazier & MegaClinics足球教练诊所，以及数十个速度和体能训练营。埃里克曾担任纽约州和新泽西州Juggernaut职业快投垒球的力量和体能协调员，是表现进步金字塔训练系统的发明者，是用5种工具指导棒球和垒球力量训练的创造者，还是儿童课后健身计划Strong Kids的创始人。

乔恩·托内里（Jon Torine）

乔恩在NFL担任了17年的力量和体能教练，他负责力量和体能训练计划的所有方面，而且还是医疗管理团队的一员。除了力量和体能训练，他的职责还包括管理团队营养和补水、管理团队昼夜节律、制订实习生计划、协助大学和自由球员评估，以及与康复和物理治疗人员密切合作，努力让患者重返赛场。在此期间，他使用FMS指导他的训练决策。他在高水平团体比赛中使用FMS的经验非常丰富，他在与精英运动员合作方面的专业知识也非常突出。

贾森·休姆（Jason Hulme）

贾森擅长在位于田纳西州亨德森维尔的脊椎治疗诊所、活动脊柱和关节中心与遭受疼痛的患者和各种水平的运动员一起工作。他为纳什维尔跑步社区提供支持，并担任了3年的亨德森维尔半程马拉松医疗主任。2017年，贾森被州长哈斯拉姆（Haslam）任命为田纳西州脊椎按摩治疗师委员会成员。仅在他担任委员会领导两年后，脊椎按摩治疗许可委员会联合会就任命他为认证脊椎按摩治疗师临床助理（CCCA）项目的委员会主席。

贾森被田纳西州脊椎按摩治疗协会认定为2020年度脊椎按摩治疗师，以表彰他在十年实践中取得的杰出成就。他是一位广受欢迎的全国演说家，以能够用激励他人的方式有效地分享他的知识而闻名。

迈克·孔特雷拉斯（Mike Contreras）

迈克当了30多年的消防员。迈克是NSCA认证的力量和体能专家（CSCS）和NWCG安全官。他曾与消防部门、大型公用事业公司合作，实施基于运动的解决方案，以降低患病、受伤的风险。

迈克凭借丰富的教育经验开发了FMS健康与安全（FMS HS）计划。他的独特能力在于能够解决复杂的问题，并提供简单的解决方案。FMS HS计划专注于提升人的表现、识别风险和降低风险，可用于日常工作场所，而且可以定制，以适应任何环境。

迈克·戴布勒（Mike Deibler）

迈克是一名私人教练，拥有美国运动委员会（ACE）、NSCA（CSCS）和功能性力量教练（CFSC）认证。他曾经是跳高运动员，有着运动科学的背景，这曾帮助他在表现和健身教练方面积累了丰富的知识。他在加利福尼亚州圣迭戈拥有高级培训中心，并在健身领域从事教育工作多年。他是健身专业人士继续教育公司Exercise ETC的主管，也是美国圣地亚哥米拉马学院的兼职教师。迈克还出现在多个出版物的文章中，其中包括《男士健康》（*Men's Health*）、《女性健康》（*Women's Health*）、《健康与健身杂志》（*Health and Fitness Magazine*）和《形体》（*Shape*）。

弗兰克·多兰（Frank Dolan）

弗兰克是Sports and Fitness Performance Training Centers（纽约）的所有者和经营者，自2001年以来，他一直担任运动表现教练。其间，他训练了来自美国职业棒球大联盟（MLB）、美国国家篮球协会（NBA）和美国国家冰球联盟（NHL）的青年、高中、大学和职业运动员。弗兰克目前是美国霍夫斯特拉大学（Hofstra University）和萨福克县社区学院（Suffolk County Community College）的兼职教授，他与妻子和两个孩子一起住在纽约长岛。

献词

在我撰写本书的过程中，有两个要素一直影响着我，它们是我之前从未考虑过的两种生活经历。

首先，我会写一本商业书。为此，我要感谢我的合作伙伴，因为他们让我成为一个更好的商人。

其次，在我快40岁的时候，我再次成了一名父亲。在写本书的时候，我的泽娜（Zena）已经10岁了。她的成长是见证运动发育和健康适应奇迹的又一个可喜机会。

所以，泽娜，谨以此书感谢你和你的所有伟大之举！

格雷·库克（Gray Cook）

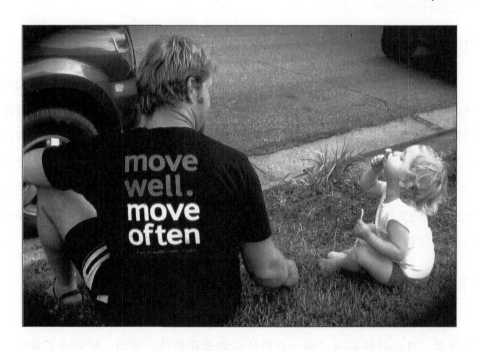